Yoga
高校瑜伽教程

王珉　徐燕军 ◎ 主　编
　　　　文红为 ◎ 副主编
丁嘉雯　王　烨 ◎ 拍摄模特

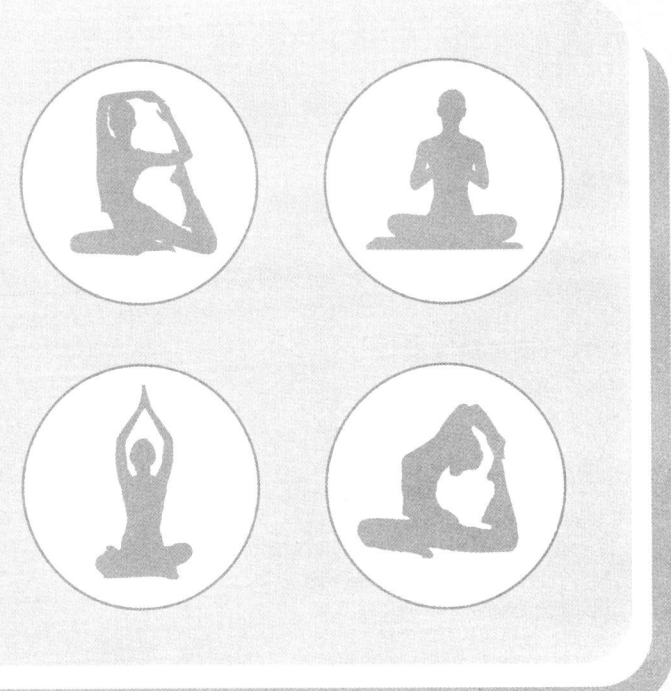

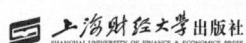

图书在版编目(CIP)数据

高校瑜伽教程 / 王珉,徐燕军主编. --上海:上海财经大学出版社, 2025.4. -- ISBN 978-7-5642-4593-1

Ⅰ. R161.1

中国国家版本馆 CIP 数据核字第 2025MG6829 号

本书由上海财经大学本科课程与教材建设项目资助出版

□ 责任编辑　黄　荟
□ 封面设计　贺加贝

高校瑜伽教程

王　珉　徐燕军　主　编
文红为　副 主 编
丁嘉雯　王　烨　拍摄模特

上海财经大学出版社出版发行
(上海市中山北一路369号　邮编200083)
网　　址:http://www.sufep.com
电子邮箱:webmaster@sufep.com
全国新华书店经销
上海新文印刷厂有限公司印刷装订
2025年4月第1版　2025年4月第1次印刷

787mm×1092mm　1/16　13.25印张　187千字
定价:68.00元

序　言

　　教育是国之大计,在党的教育方针指引下,高校体育教育承担着立德树人的根本任务,要培养德智体美劳全面发展的社会主义建设者和接班人。瑜伽课程进入高校,是丰富体育教育内容、落实素质教育的重要举措。党的二十大胜利召开,为我们的教育事业和体育工作指明了方向。作为一名大学体育教师,我深感责任重大,在这样的时代背景下,我们编写了这本《高校瑜伽教程》教材,希望能为高校体育教育贡献一份力量。

　　党的二十大报告明确指出,要广泛开展全民健身活动,加强青少年体育工作,促进群众体育和竞技体育全面发展,加快建设体育强国。瑜伽作为一种深受大学生喜爱的体育运动,正与这一精神高度契合。它不仅能够帮助学生增强身体素质、塑造良好体态,更有助于培养学生的专注力、意志力和身心协调能力,对促进青少年的全面发展具有重要意义。

　　本教材以党的二十大精神为引领,从大学生的实际需求出发,结合高校学生的身心特点和学习要求,系统介绍了瑜伽的基本理论和实践方法。在理论部分,我们阐述了瑜伽的起源、发展、流派以及瑜伽对身体和心理的益处。在实践部分,我们精选了适合大学生练习的瑜伽体式,并配有详细的图解和说明,旨在帮助学生正确掌握瑜伽体式的基本要领和技巧。同时,我们还特别强调了呼吸调控和冥想的重要性,并提供了相关的练习方法和指导。

在编写过程中，我们注重教材的实用性和可操作性，每个体式下配有练习方法、练习功效、动作要点、辅助练习和进阶练习的详细说明，以及流瑜伽的体式串联练习序列的图文对照，旨在帮助学生更好地理解和应用。此外，我们还邀请了经验丰富的瑜伽教师参与教材的编写和审核工作，确保教材内容的准确性和权威性。

我们希望通过这本教材，能够帮助大学生深入了解瑜伽的精髓和魅力，掌握正确的瑜伽练习方法，从而在繁忙的学习生活中找到一片宁静的天地，提升自己的身心健康水平。同时，我们也希望这本教材能够激发大学生对瑜伽文化的兴趣和热爱，养成终身体育、终身瑜伽的习惯。

最后，我们要感谢所有为这本教材的编写和出版付出辛勤努力的人员，包括作者、动作示范者、编辑、审稿人，以及所有支持和关注瑜伽教育事业的朋友们。希望这本教材能够得到广大师生的喜爱和认可，为瑜伽教育事业的繁荣发展贡献一份力量。

王　珉

2025 年 1 月

目　录

第一章　瑜伽概述　/ 001

第一节　瑜伽的起源与历史发展　/ 001

第二节　瑜伽的分支与流派　/ 003

第三节　瑜伽的功效　/ 007

第二章　瑜伽呼吸法和冥想　/ 010

第一节　瑜伽呼吸的解剖学原理　/ 010

第二节　三种呼吸法的要领与功效　/ 012

第三节　冥想　/ 016

第三章　人体肌肉和骨骼系统　/ 021

第一节　结缔组织　/ 021

第二节　骨骼系统　/ 023

第三节　肌肉系统　/ 031

第四章　瑜伽体式详解　/ 035

第一节　站姿体式　/ 036

第二节　身体前弯及髋关节伸展体式　/ 071

第三节　身体后弯及扭转体式　/ 103

第四节　身体倒立及手臂平衡体式　/ 139

第五节　流瑜伽　/ 179

第五章　瑜伽的教学与实践　/ 193

第一节　瑜伽教师必备的素质　/ 193

第二节　瑜伽课程设计　/ 195

第三节　瑜伽教学的实践与建议　/ 196

第四节　女性经期和产后的练习　/ 198

参考文献　/ 203

第一章

瑜伽概述

第一节　瑜伽的起源与历史发展

一、瑜伽的起源

"瑜伽"（Yoga）这个词来自梵语词根 yuj，意为联合、加入、结合和束缚，即把人的注意力集中起来加以引导、运用和实施，也有结合或交融的意思。这个源自古印度的神秘词汇，承载了数千年的历史与文化。它不仅是一种身体练习的方式，更是一种精神修行的工具，追求的是身体、心灵与精神的和谐统一。在本章中，我们将探讨瑜伽的起源、历史演变及其在世界范围内的传播与影响。瑜伽的起源可以追溯到古印度，距今已有 7 000 年的历史。那时，瑜伽的概念已经出现，并逐渐发展成为一个完整的哲学体系。瑜伽最初的目的是探寻"梵我合一"的道理与方法，即实现个体灵魂（我）与宇宙最高精神（梵）的合一。瑜伽的起源地被认为是印度北部的喜马拉雅山麓地带。古印度瑜伽修行者通过观察、模仿动物的姿势，并亲自体验，创立出一系列有益身心的锻炼系统，也就是我们现在所说的瑜伽体位法。这些体位法不仅能够帮助人们改善身体状况，还能够调整呼吸、进入冥想,达到身心合一的境界。

二、瑜伽的历史发展

瑜伽的历史发展是一个漫长而丰富多彩的过程,大致可以划分为以下几个关键时期:

(一)原始时期(公元前 5000 年—公元前 1500 年)

从公元前 5000 年开始,是瑜伽原始发展的时期。最初瑜伽的修行者们在原始森林中观察动植物的姿势并模仿它们,由此创立出一系列有益身心的古老瑜伽体式。在这个阶段,瑜伽由一个原始的哲学思想逐渐发展成为修行的法门,其中的静坐、冥想及苦行是瑜伽修行的主要方式。婆罗门文化宗教经典《吠陀经》中首次提出了瑜伽的概念,将瑜伽定义为"约束"或"戒律",并包含了无体式及呼吸控制的一些内容。

(二)前古典时期(公元前 1500 年—公元前 5 世纪)

随着《吠陀经》和《奥义书》等经典文献的出现,瑜伽的发展有了更明确的文字记载。瑜伽在这些经典中得到了更具体的描述,并逐渐成为婆罗门教(印度教的前身)的一种主要修持方式。在这一时期,两种主要的瑜伽流派开始盛行,即业瑜伽和智瑜伽。业瑜伽强调宗教仪式,而智瑜伽则着重对宗教典籍的学习和理解。

(三)古典时期(公元前 5 世纪—公元 5 世纪)

大约在公元前 300 年,印度圣哲帕坦伽利创作了《瑜伽经》,这是瑜伽历史上的一个重要里程碑。《瑜伽经》中详细阐述了瑜伽的定义、目的和方法,将瑜伽行法正式定为完整的八支体系,包括持戒、精进、体式、调息、制感、专注、冥想和三摩地。帕坦伽利因此被尊为瑜伽之祖。随着《瑜伽经》的出现,瑜伽完成了从一种民间的灵修实践到正统修行方式的转变。同时,瑜伽也逐渐与吠檀多哲学等印度哲学流派相结合,形成了独特的瑜伽哲学体系。

(四)后古典时期(公元 5 世纪—公元 19 世纪)

在《瑜伽经》之后,瑜伽得到了更广泛的传播和发展。各种瑜伽分支和流派开始涌现,这些流派在继承古典瑜伽的基础上,结合各自的修行理念和方法,形成了各具特色的瑜伽体系。随着时间的推移,瑜伽逐渐传播到世界各地,成为一项全球性的身心锻炼修习法。在欧美、亚太、非洲等地都有大量的瑜伽练习者,瑜伽的国际化趋势日益明显。

(五)现代发展时期(公元 19 世纪至今)

在现代社会,瑜伽不断演变和创新,出现了各种新的分支和流派以及练习方式。同时,瑜伽也融入了现代医学、生物力学、解剖学等科学方法,以保证在修习瑜伽体式时能够安全有效,规避运动损伤。瑜伽已成为一种世界性的身心锻炼修习法,其心灵减压和生理调节的作用得到了广泛的认可。越来越多的人开始关注并参与到瑜伽的练习中来,享受瑜伽带来的身心益处。

第二节 瑜伽的分支与流派

一、瑜伽的分支

瑜伽的分支通常是指瑜伽哲学和实践中的不同领域和方面,这些分支共同构成了瑜伽的完整体系。在瑜伽的传统和现代实践中,最常被提及的是帕坦伽利在《瑜伽经》中提出的八支分法,也被称为八支路线或八分支瑜伽。这八支分法不仅是瑜伽哲学体系的重要组成部分,也是瑜伽修习的八个核心步骤。它们分别是：

(一)持戒(Yamas)

这是瑜伽的根基,是指控制行为的准则和规范。它要求练习者遵循不伤害、真实、不偷盗、节制和不贪婪等原则,以此改进外在行为,培养自律和道德意识。

(二)内修(Niyamas)

内修是内在的行为规范,旨在改善内心环境。它包括纯净、自足、自律、内省和向神的臣服等方面,帮助练习者净化心灵,培养内在的力量和平衡。

(三)体式(Asanas)

体式是指通过各种体位和姿势来改善身体状况,增强身体柔韧性和力量,提高人体内部器官的功能。体式练习是瑜伽实践的重要组成部分,有助于促进身体健康和心灵平静。

(四)呼吸控制(Pranayama)

呼吸控制是指通过各种调整呼吸的方法来调节身体内部的能量,扩充呼吸的容量,增强肺部和循环系统的功能。呼吸是生命之源,通过控制呼吸,练习者可以更好地掌控自己的身体和心灵。

(五)收摄(Pratyahara)

收摄是指通过控制感官,使练习者从对外关注转移到向内在专注的状态。这是瑜伽修行中的一个重要阶段,有助于练习者减少外界干扰,深入内在世界。

(六)心灵集中(Dharana)

心灵集中是指意识集中在一点,大脑不再波动,而是集中在一个事物上。

这是进入冥想的初始步骤，也是瑜伽修行中提升专注力和觉知力的重要方法。

（七）禅定（Dhyana）

禅定是指在心灵集中的基础上，进一步深入冥想状态，达到一种宁静、平和的境界。在禅定中，练习者的意识完全集中在冥想对象上，身心合一，体验到超越物质世界的内在平静。

（八）入定（Samadhi）

入定，即三摩地，是瑜伽修行的最高境界，也是瑜伽修行者追寻的最终目的。在这个境界中，练习者的身体和感官都处于修习之中，如睡着一样，而其精神和理智则保持警醒，其意识与宇宙万物融为一体，体验到无限的喜悦、智慧和爱。

二、瑜伽的流派

除了上述八支分法外，瑜伽还有许多其他的分支和流派，如哈他瑜伽、艾扬格瑜伽、阿斯汤加瑜伽、流瑜伽和阴瑜伽等。这些流派各有特色，但都以八支分法为基础，以下是一些主要的瑜伽流派：

（一）按传承脉络划分的瑜伽流派

1.哈他瑜伽（Hatha Yoga）
定义：是所有瑜伽流派的基础，强调体式和呼吸的同步，以冥想与收束法为辅。
特点：练习过程动作缓慢、轻柔、平和，适合初学者。
效果：有助于身体柔韧性、力量和平衡性的提升，同时促进心灵的平静。

2.艾扬格瑜伽（Iyengar Yoga）
创立者：由瑜伽大师 B. K. S. Iyengar 创立。
特点：强调体式的精准度，常使用瑜伽辅具（如瑜伽砖、瑜伽带等）来帮助练习者达到正确的体式。

效果：适合初学者和身体较硬的群体，有助于身体各部位的深度伸展和放松。

3. 阿斯汤加瑜伽（Ashtanga Yoga）

创立者：由 K. Pattabhi Jois 创立，以帕坦伽利八分支《瑜伽经》命名。

特点：是一种严格、系统的训练体系，体式内容相当具备挑战性，需要有一定体能才能完成。

效果：有助于提升身体的耐力、力量和柔韧性，同时培养自律和专注力。

4. 流瑜伽（Vinyasa Yoga）

定义：可看作哈他瑜伽与阿斯汤加瑜伽的混合体，练习风格和难度介于两者之间。

特点：体式编排如行云流水一般，灵活多变，强调呼吸与动作的同步。

效果：适合健康的年轻人和有一定瑜伽基础的群体，有助于提升身体的灵活性和协调性。

5. 阴瑜伽（Yin Yoga）

特点：结合中医经络理论、疗愈冥想和道家养生精髓，强调身体的放松和呼吸的配合。

效果：适合体质差、生活压力大的群体，有助于缓解压力、放松身心。

（二）按练习环境或方式划分的瑜伽流派

1. 高温瑜伽（Hot Yoga/Bikram Yoga）

特点：在加热的房间内练习，室温通常达到 35℃ - 40℃，通过高温环境帮助身体深度伸展和排毒。

效果：适合想要减肥、排毒和提升身体柔韧性的群体。

2. 空中瑜伽（Aerial Yoga/Anti-Gravity Yoga）

特点：利用空中瑜伽吊床完成体式，借助悬吊的原理减轻身体重量，帮助练习者更轻松地进行高难度体式。

效果：具有高效的放松、疗愈和瘦身效果，同时增加练习的趣味性和互动性。

3. 香薰瑜伽（Aroma Yoga）

特点：在练习过程中使用香薰精油等自然香气，营造轻松愉悦的氛围。

效果：有助于放松身心、缓解压力。

（三）按特定人群或需求划分的瑜伽流派

1. 孕妇瑜伽（Pregnancy Yoga）

特点：针对孕妇设计的瑜伽练习，注重呼吸和体式的调整，以缓解孕期不适和促进分娩。

效果：有助于孕妇保持身体健康、缓解压力，并为分娩做好准备。

2. 亲子瑜伽（Family Yoga）

特点：适合家长与孩子一起练习的瑜伽，通过亲子互动增进感情。

效果：有助于培养孩子的身体协调性和专注力，同时增进家庭成员之间的情感交流。

综上所述，瑜伽的流派多种多样，每种流派都有其独特的魅力和效果。在选择适合自己的瑜伽流派时，可以根据个人的身体状况、兴趣爱好和练习目的来做出决定。

第三节　瑜伽的功效

一、增强身体柔韧性、平衡性和力量

瑜伽中，伸展体式的练习能够活动身体各关节、牵拉关节周围的肌肉和软组织,有助于增强身体的柔韧性;站立和支撑体式的练习能够提升关节的稳定性和肌肉力量,并且达到改善体态和塑身的效果。

二、促进血液循环与新陈代谢

瑜伽运动通过把压力施加到肝脏等内脏器官,加速血液循环,促进排毒,增强身体抵抗力。同时,瑜伽体式能够帮助按摩身体的内脏器官,促进消化,有助于改善身体血液循环、提高心肺功能、促进新陈代谢。

三、调节内分泌系统,提升消化功能

开髋和开胸等体式的练习可以调节内分泌系统,特别是对女性而言,有助于滋养卵巢,促进体内内分泌腺的分泌,改善月经不调等问题。一些特定的瑜伽姿势,如扭转、前屈等可以刺激内脏器官,促进肠道蠕动,帮助消化系统更好地运行。

四、改善睡眠质量

通过睡前的冥想或简单的姿势练习,能够帮助身心逐渐放松,降低紧张度,创造一个舒适的睡眠环境,使人更快地进入梦乡。

五、提升自我意识、增强专注力

冥想和呼吸练习帮助练习者专注于呼吸的节奏和身体的感受,科学家也发现规律的冥想练习可以改善大脑结构,有助于集中注意力。练习者专注于当下,关注自己的身体和精神状态,从而更好地认识自己。通过一系列练习,逐渐发现自身的优势与不足,并学会接纳自己的每个部分,这种自我认知的提升,不仅有助于在瑜伽练习中保持进步,还有助于在生活中增强自信,积极应对各种挑战。

六、缓解压力和焦虑

现代社会快节奏的生活给人们带来各种压力,通过练习瑜伽,尤其是呼吸控制法(Pranayama)和冥想(Dhyana),有助于专注呼吸,逐渐摆脱对外界的焦虑和担忧。深长的呼吸能直接影响大脑,释放更多的"幸福激素"——内啡肽,使人更放松,情绪更稳定。

第二章

瑜伽呼吸法和冥想

瑜伽呼吸是一种生命能量呼吸法,它通过规律、深长的呼吸练习来配合瑜伽的体式练习,强化呼吸的联结功能。正确的瑜伽练习必须先从呼吸练习开始,而不是先从体位开始。在进行呼吸法的练习之前,我们要先了解呼吸的解剖学原理。

第一节 瑜伽呼吸的解剖学原理

一、呼吸系统的组成

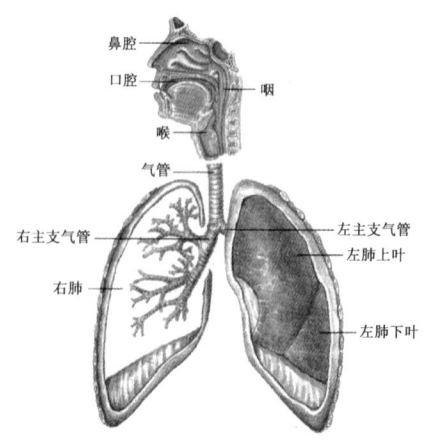

图 2-1 呼吸系统结构(图片来源于百度图片)

呼吸系统包括呼吸道和肺(见图2-1)。肺是最重要的呼吸器官,位于胸廓中。在呼吸过程中,胸廓运动是通过横膈膜的收缩和放松来实现的。收缩横膈膜可以扩大胸腔,并产生负压,迫使体外的空气由气管进入肺部,实现吸气;横膈膜放松时,胸腔容积减小,呼吸肌运动使气体从肺部排出,实现呼气。此外,横膈膜收缩也能温和地按摩腹部器官。横膈膜虽然是骨骼肌,但与其他骨骼肌不同的是,它是由自律神经系统通过膈神经支配,能够规律地进行收缩和放松,所以我们平时不会留意到横膈膜的运动与功能。在瑜伽呼吸中,需要有意识地去收缩横膈膜,控制呼吸,借此让意识和潜意识能够连接在一起。图2-2显示横膈膜的收缩与放松。

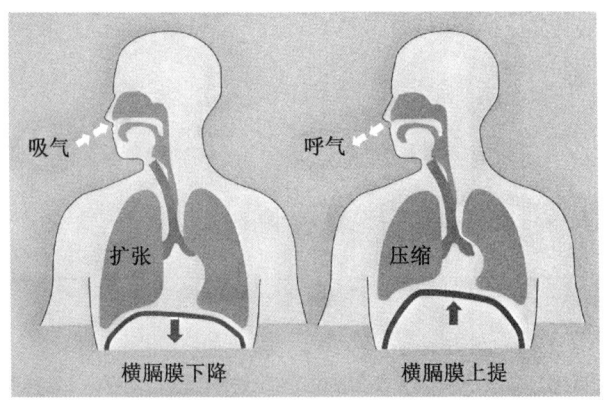

图2-2　横膈膜的收缩与放松(图片来源于百度图片)

二、参与呼吸的肌肉

呼吸一般分为浅呼吸和深呼吸。浅呼吸动用的肌肉只有膈肌和肋间外肌,而深呼吸则会涉及更多的肌肉,如膈肌、肋间内肌、肋间外肌、腹壁肌肉(腹横肌)和盆底肌。

(一)膈肌(横膈膜)

膈肌位于胸腔和腹腔之间,是非常重要的呼吸肌,膈肌收缩可减轻肋骨和胸骨呼吸肌的疲劳。它每次下降的时候都会推动腹腔脏器的移动,对胃、肝、肠等内脏器官起到积极的按摩作用。

(二)肋间肌

肋间外肌位于各肋间隙的浅层,肋间内肌位于肋间外肌的深面。在平静呼吸时,肋间内、外肌随呼吸加深而依次加入活动。当呼吸量达肺活量的80%时,所有肋间内、外肌都参与。吸气的时候肋间外肌收缩,肋骨上升、打开,呼气的时候肋间内肌收缩,肋骨下降,肋间内、外肌的共同作用可以使胸廓各部紧张成为坚固的圆桶状,从而增高胸膜腔内压,提高胸廓承受能力,减轻重力对椎间盘的压力,并且为起止于胸廓上的肌肉提供稳固支撑。

(三)腹壁肌肉

腹肌协助呼气的肌肉包括腹直肌、腹横肌、腹外斜肌和腹内斜肌。呼气时,腹肌收缩帮助膈肌松弛,随腹腔内压增加而上提,胸腔容积缩小,协助呼气。

(四)盆底肌

盆底肌是位于骨盆底部的肌肉。盆底肌对于呼吸来说是必不可少的,是呼吸运动的基础结构。吸气时,膈肌收缩并向下移动将空气吸入肺部,腹壁膨胀同时盆底向下放松,为腹部内脏腾出空间;呼气时,盆底肌和腹横肌、腹外斜肌在膈肌放松之前收缩,将腹内压从腹腔转移到胸腔。在呼吸过程中,通过盆底肌收缩可以促进膈肌运动,提高肺活量。通过呼吸练习也可以提高盆底肌的力量,为腰椎提供更有力的保护。

第二节 三种呼吸法的要领与功效

瑜伽呼吸法按照部位分类,可以分为胸式呼吸法、腹式呼吸法和完全呼吸法。

一、胸式呼吸法

姿势(见图2-3):以自己最舒服的姿势坐定,腰背挺直,坐骨下压,脊柱向上拔高。把两手放在胸两旁的肋骨上,以帮助自己感受呼吸时胸腔的隆起和收缩。

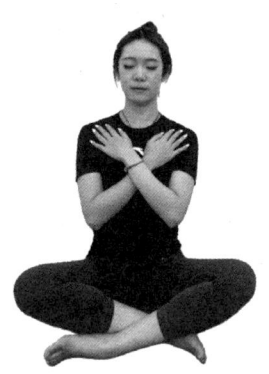

图2-3 胸式呼吸法

步骤:用鼻孔深深吸气,感觉胸部的隆起(胸腔向外、向上扩张),然后用鼻孔缓缓呼气,向内、向下放松肋骨。这样重复做几次,熟练了之后可以把手放下来练习。

功效:是让头脑平静、激活身体关节和肌肉的一种呼吸法。经常练习这样深长的胸式呼吸,可以帮助把体内的废气、淤气排出体外。

二、腹式呼吸法

腹式呼吸又叫做横膈呼吸。横膈膜是把肺与腹腔器官分开的强有力的膜状肌,吸气时横膈膜运动越向下,吸入肺部的空气就越多。

姿势(见图2-4):以自我感觉最舒服的坐姿坐定(仰卧亦可),腰背挺直,坐骨下压,脊柱向上拔高。两手放在肚脐下方小腹的位置,或者肚脐两侧的肋骨上,帮助感受呼吸时腹部的收缩。

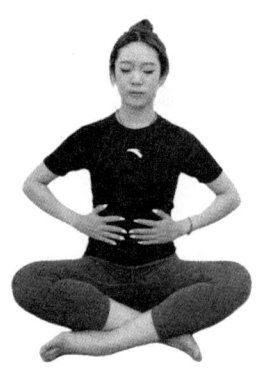

图 2-4 腹式呼吸法

步骤：先随着呼气把腹部收紧，然后用鼻子深深吸气，手随腹部隆起而上升，横膈膜下降，将空气压入腹部底层。缓缓呼气时，腹部向脊柱方向慢慢收紧，横膈膜上升，吐气时间是吸气的 2 倍。

要领：把腹部想象成一个气球，吸气是在向气球里吹气，呼气是把气球里的气放出来。

功效：腹部是气血交汇的场所，经常做腹式呼吸可以促进全身的气血循环。平时我们的呼吸都不能到达肺底，而腹式呼吸可以通过按摩腹部内脏，帮助把肺底的废气排出来。

三、完全呼吸法

完全瑜伽呼吸是瑜伽体系的一大基石，练习者把瑜伽完全呼吸法融入日常生活，并使之成为一种习惯。假以时日，就会感受到身体发生的奇妙变化。

姿势（见图 2-5）：穿着宽松的服装，采用一种放松的姿势（坐姿、卧姿或站姿），采用站姿和坐姿的时候，脊柱和头部保持垂直地面，双臂自然下垂或放在腿上，全身放松。

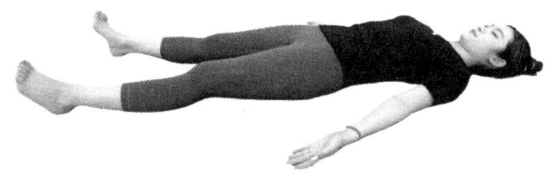

图 2-5 完全呼吸法

步骤:(1)呼气阶段:开始时缓慢呼气,用收缩腹部的方法把气体赶出腹腔,感觉肚脐贴近腰椎时,开始缓慢地收缩胸廓,将体内剩余的气体赶出胸腔,直到气体呼尽为止。这个过程约 5 秒钟。完全瑜伽呼吸同自然呼吸的区别在于先呼后吸,先让肺变空,其精髓在于横膈膜的运动。呼气时,节奏均匀地慢慢向小腹施力,腹部受压会逐渐向内收紧,直到有肚脐几乎贴到后腰的感觉,这样才能最大限度地对内脏进行按摩,促进内脏的血液循环。(2)屏息阶段:在腹腔和胸腔完全凹陷时停止呼吸,保持 2~3 秒钟。在屏息过程中,腰杆应挺直,同时保持敏锐的感觉,如果屏息给大脑、神经和身体带来了紧张的感觉,就应该立即做出调整,否则神经系统会出现异常。(3)吸气阶段:与呼气是完全相反的过程,我们先放松肋骨,让气体缓慢充满胸腔,尽量吸气最大限度地扩张胸膛,然后轻轻吸气,缓缓放松腹部,使腹部渐渐鼓起,吸气耗时约 5 秒钟。至此,我们完成了一组完全瑜伽呼吸。

要点和提示:吸气时,肩膀不要用力,上半身尽量放松,整个感觉是下实上虚。若肩膀用力,则会不由自主地向上半身施力,力量就不会用在下腹部。

功效:完全呼吸排出的二氧化碳是自然呼吸的 3 倍以上,这种方法可使新鲜空气按照所排出的二氧化碳量被吸入体内。在吸气的过程中,横膈膜会松弛地下降,内脏从挤压的状态中恢复原状,从心脏输送出的新鲜血液会充分进入内脏。这就能给大脑和内脏补充更多氧气,增强消化系统和内脏的功能,提高人体免疫力,减少压力和紧张,对培养集中力、注意力都有很好的效果。此外,这种呼吸法能消除肌肉、内脏的疲劳,对剧烈运动后的自主神经系统紊乱、内分泌不正常的应激状态具有平息作用,为肌肉输送更多的营养和氧气,促进人体的健康。

不论使用哪一种呼吸方式,在练习时要注意调整呼气、吸气和屏息的时间。练习一段时间之后,可以适当延长这三者持续的时间。特别要掌握好屏息的时间。瑜伽将屏息分为两种,即呼气后的屏息(外悬息)和吸气后的屏息(内悬息),完全呼吸法采用的是外悬息。屏息的目的是使神经系统恢复活力,所以必须在大脑平静的状态下进行,如果在屏息的过程中眼睛发红、身体懒倦、心情焦躁,这些都是危险的信号,说明屏息过度,应立即停止。而如果在练习中只是头顶微微出汗,则不必担心,这说明身体内的毒素正慢慢被排出体外,身体得到净化。

第三节 冥　想

"冥想"这个词来源于梵文的 dhyana。瑜伽冥想起源于古印度,与瑜伽的发展紧密相连。Yoga 是瑜伽的梵语,意为联结、联系,是为了达到冥想而集中意识的方法。冥想通过专注和内省来实现身心平衡和增强意识状态,被认为是瑜伽实践的重要组成部分。

一、瑜伽冥想的定义

瑜伽冥想是一种通过深度放松和专注,将心、意、灵完全集中在某一对象或观念上,以达到内心平静和自我意识增强的练习。它旨在帮助人们超越日常的纷扰,实现身心的解脱和升华。正如瑜伽大师艾扬格在《瑜伽之光》一书中所写的那样:"当专注持续不断时,人便进入了冥想状态。当获得不间断的电流时,灯丝才会发光发亮,同样,瑜伽练习者也会通过冥想练习而得到精神的觉悟。"通过冥想,"处于一种无拘无束的意识状态,并感受到了一种无上的极乐"。

二、瑜伽冥想的练习步骤

瑜伽冥想的方法多种多样,但通常包括以下几个环节:

1. 准备阶段:选择一个安静、舒适的环境,穿着宽松的衣物,并设定一个明确的冥想时间和目标。初学者可以从每天几分钟的冥想开始,并逐渐延长时间。

2. 坐姿调整:采用舒适的坐姿,如莲花坐(见图 2-6)、半莲花坐(见图 2-7)或简易坐(见图 2-8)。保持身体放松,脊柱伸展,双手可以放在膝盖上或合十于胸前。

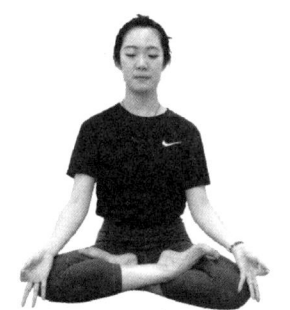 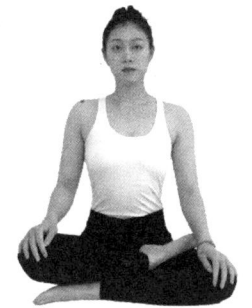 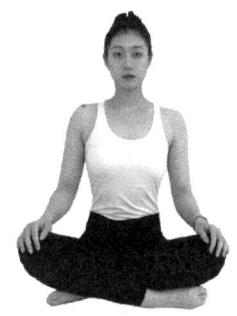

图 2-6　莲花坐　　　　图 2-7　半莲花坐　　　　图 2-8　简易坐

3. 呼吸观察:将注意力集中在呼吸上,感受气息在鼻腔中的流动。通过深吸气和缓慢呼气,帮助身体放松,进入冥想状态。

4. 专注内心:在呼吸稳定后,将注意力转向内心,感受平静和安宁。想象自己在一个美丽的环境之中,如阳光明媚的海滩或翠绿幽静的森林,进一步放松身心。

5. 思维观察:在冥想过程中,可能会出现各种思绪和杂念。当这些思绪出现时,不必抗拒或评判它们,而是慢慢将注意力带回到呼吸或冥想目标上。

6. 结束冥想:当冥想结束时,缓慢地睁开眼睛,感受周围的环境和身体的感觉。可以花几分钟时间进行简单的伸展运动,帮助身体从冥想状态中恢复过来。

三、瑜伽冥想的作用

随着现代社会的快速发展，人们的生活节奏加快，工作、学习和人际关系等方面的压力也随之增大，从而带来各种生理和心理的健康问题。在这种环境下，经常进行瑜伽冥想练习就更为重要。

（一）提高专注力和工作效率

现代社会的信息爆炸和信息碎片化，导致人们的注意力容易分散。瑜伽冥想练习可以提高专注力和思考的清晰度，帮助人们更好地处理信息、应对挑战，忽略干扰和杂念，从而提高工作效率和创造力。

（二）减轻压力和焦虑

研究证明，冥想可以通过深度放松，帮助人们调节自主神经系统，平衡交感神经和副交感神经的活动，降低身体的应激反应，从而缓解身体的紧张状态，有助于减轻压力带来的不适感，使人感到更加平静和舒适。

（三）增强自我意识和自我觉察

冥想通过观察自己的思维、情绪和身体感受，增加对自己的理解和认识，有助于人们更加清楚地认识自己的内在世界。当面对压力时，人们可以更加敏锐地察觉到自己的情绪变化和身体反应，从而采取更积极的应对策略来缓解情绪和压力。同时，通过冥想来增强自我意识还能够帮助提升个人的情绪管理能力，减少因情绪波动而带来的焦虑。

（四）促进身心健康

瑜伽冥想不仅关注心灵的平静，也强调身体的健康。通过瑜伽的体位练习和呼吸调控,人们可以增强身体的柔韧性和力量,改善姿势和体态,减少疼痛和不适。瑜伽冥想中的呼吸练习和冥想元素有助于降低血压,改善呼吸系统的功能,提高身体健康水平。

(五)扩展意识和提高灵性

冥想被认为是一种超越日常意识状态的实践,有助于人们与内在自我和周围世界的连接。通过冥想,人们能体验到更深层次的意识和存在,提升对生命的意义和目的的认知。

四、瑜伽冥想引导词

瑜伽冥想引导词能够帮助练习者集中注意力、促进放松、提高专注力和觉察力,为练习者提供清晰的方向和指导,使练习者更容易进入冥想状态,减少杂念和干扰。

以下是一些瑜伽冥想的引导词示例:

"现在,请轻轻闭上眼睛,让身体完全放松。深深地吸一口气,感受气息从鼻尖缓缓流入,填满你的胸腔,再缓缓呼出,释放所有的紧张与疲惫。每一次呼吸,都是与内在的自己连接的过程。继续这样的呼吸,让呼吸成为你唯一的关注点,慢慢地,你会感到自己越来越平静。"

"现在,让我们从头顶开始,进行一次温柔的身体扫描。想象你的头顶正被温暖的阳光照耀,温暖而舒适。接着,这份温暖慢慢向下流动,经过你的额头、眼睛、鼻子、嘴巴,直到颈部。感受颈部肌肉的放松,再向下,肩膀、手臂、手指……每一个部位都逐渐变得柔软而松弛。继续这份放松的感觉,直到你的脚趾尖。现在,你的整个身体都沉浸在深深的宁静之中。"

"想象自己正站在一片无垠的草原上,天空湛蓝,云朵悠闲地飘过。微风轻拂,带来阵阵花香和草的气息。你脚下的土地坚实而温暖,给予你无尽的安全感。在这片宁静的天地间,没有烦恼,没有忧虑,只有纯粹的平和与喜悦。让这份感觉充满你的心灵,成为你内在的力量。"

"现在,当你感觉准备好时,可以慢慢地睁开眼睛。将注意力带回到这个房间,回到你的身体上。记住,无论外界如何变化,你都可以随时回到这个宁静的内心世界。让这份平静和力量伴随你度过每一天的每一个时刻。"

第三章

人体肌肉和骨骼系统

在瑜伽体式练习之前,我们还需要了解人体的肌肉、骨骼、关节的解剖学知识。学习解剖学,可以帮助我们认识身体各部位的结构和功能,从而在练习中精准地找到需要发力的肌肉群,有助于提高对身体的觉知,提升练习效果。通过解剖学知识,可以了解不同体式对身体各部位的作用,对体式进行优化和调整,使其更符合自己身体的结构特点。另外,掌握解剖学知识能够帮助了解自身肌肉和关节的承受能力,合理控制练习强度和时间,避免过度练习导致损伤。

第一节 结缔组织

结缔组织是身体具备柔韧性的关键部分。它反映了我们身体各个部分之间相互关联的本质,因此,从结缔组织开始探索解剖学更合适。身体的某一区域发生了最细微的变化也必然会对全身产生影响,比如大脚趾的轻微动作会影响到足部、踝关节甚至可能影响骨盆的位置。而大脚趾与这些部位的关联就是通过结缔组织构成的网络。一般结缔组织是指固有结缔组织,如韧带、肌腱和筋膜。这种组织由两种蛋白质组成:胶原蛋白和弹性蛋白。胶原蛋白具有较大的强度,而弹性蛋白则更柔韧、更有弹性。这两种蛋白质以不同比例和密度组成了我们身体里的结缔组织。

一、韧带和肌腱

胶原蛋白的含量越高,结缔组织就越致密、越强韧。韧带和肌腱中胶原纤维的比例很高,而且排列得很紧密,这使得它们非常强韧。韧带既可以使运动朝不同方向,也可以对运动范围加以限制。它们通常存在于关节或骨连接的周围(见图3-1)。韧带没有直接的血液供应,韧带深部没有动脉分布。包绕在韧带周围的组织鞘为其输送完成生理功能和愈合所必需的营养物质。缺少血液供应是韧带撕裂后不容易愈合的主要原因之一。

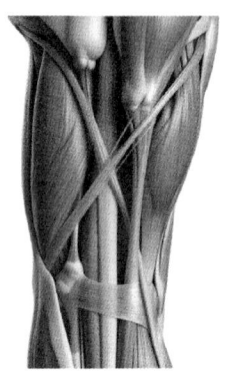

图3-1 人体腿部的韧带和肌腱(图片由文心一言AI生成)

肌腱与韧带相似,但功能不同。肌腱是与骨骼相连的肌肉末端,它将肌肉和骨骼连接在一起,使肌肉能够收缩并以特定的方式移动骨骼。韧带和肌腱中的胶原蛋白与弹性蛋白的比例相近,因此它们具有相似的强度。

二、筋膜

筋膜是贯穿身体的一层结缔组织(见图3-2),人体中主要有三类筋膜。浅筋膜就位于皮肤之下,含有能帮助维持体表温度的脂肪细胞。内脏筋膜包绕着肠道、心脏和肺,同时起到悬吊这些器官的作用。第三类筋膜就是我们最常说的深筋膜,它们包绕在肌肉的周围,人体的每一块肌肉都有肌筋膜包裹着,肌肉与肌肉之间的空隙中有血管、神经及淋巴分布,它们都在结缔组织鞘中。大量的筋膜与肌肉完全融为一体,因此我们常常表述为"肌筋膜"。

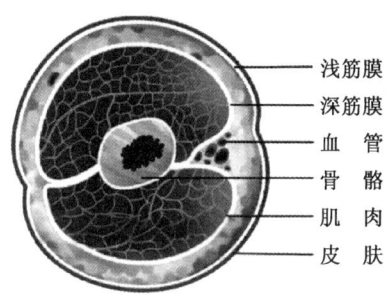

图3-2 人体筋膜解剖图(图片来源于百度图片)

三、小结

肌腱、韧带和包绕骨骼的组织都属于结缔组织,它们之间的结合和相互作用非常奇妙。肌腱没有明显的末端,它会一直延伸到骨骼周围的结缔组织层内并相互交织在一起。同样,韧带也没有任何明显的起点和止点,它们会延伸到骨组织之中。人体在很多项目(如舞蹈、瑜伽)中所展现的能力,是在上述结缔组织的共同作用下实现的。

当结缔组织的柔韧性提高时,我们的骨骼就会位于合适的位置,人体会呈现健康的姿态。通过消除长期存在的紧张状态,身体和心理都会体会到轻松的感觉。瑜伽是锻炼结缔组织的较好的练习方法,通过运用一些肌肉的力量来伸展另一些肌肉,或者利用地面或自重作为阻力来主动伸展身体内的结缔组织,由此,我们的骨骼和关节得以归位。

第二节 骨骼系统

骨骼是形成身体架构的活性组织,骨质由有机物和无机物组成,如钙盐和结缔组织,以及位于骨基质中的细胞和血管。这样的组成让骨骼拥有接近钢一般的强度,但又能维持些许弹性。骨骼也是身体储存钙的地方,钙对肌肉收缩等生理活动非常重要,骨骼、内分泌和排泄系统会进行复杂的交互作用,控制体内的血钙浓度。维持血钙浓度对身体健康具有非常重要的生理意义。

一、骨骼的结构和形状

骨骼的外表面包裹着一层厚厚的结缔组织,即骨膜。骨骼内部有髓腔,其中含有骨髓。髓腔的内表面还有一层结缔组织,即骨内膜。这些结缔组织间是结晶矿物质,其成分主要是钙和磷,正是这些矿物质使得骨骼十分坚硬。这些矿物质构成中空性结构,使血管和神经可以穿行于其中(见图3-3)。

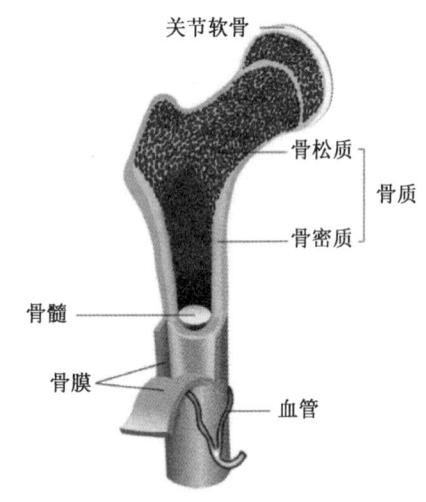

图3-3 人体骨骼结构(图片来源于百度图片)

骨细胞有三种:形成骨骼的细胞,被称为"成骨细胞";成熟的骨细胞,通常被称为"骨细胞";使成骨细胞凋亡的细胞,被称为"破骨细胞"。在骨骼形成的过程中,矿物质发生结晶,成为骨骼的一部分。如果血液中的钙和磷"供不应求",破骨细胞就可能使成熟的细胞凋亡,将矿物质释放到血液中。长此以往,就会使骨密度下降、骨质疏松。研究显示,阻力运动可以维持骨密度,对骨骼施加适度的压力可以降低罹患骨质疏松症的风险。

骨骼的功能主要是构成身体框架、产生红细胞、保护内脏器官、储存矿物质及产生运动。从骨骼的形状我们可以得知骨骼在运动中的功能。例如，长管状的长骨，如肱骨和股骨，在运动中提供杠杆作用；扁骨，如肩胛骨，可提供较大的面积以供肌肉附着；短骨，如腕骨，能承载身体的重量。瑜伽的很多体位练习就是利用骨骼的这些特点而设计的。例如，运用长骨的杠杆作用来深化瑜伽动作；运用扁骨及附着其上的肌肉来增强平衡；运用短骨来承载身体重量。

二、主要的骨骼名称

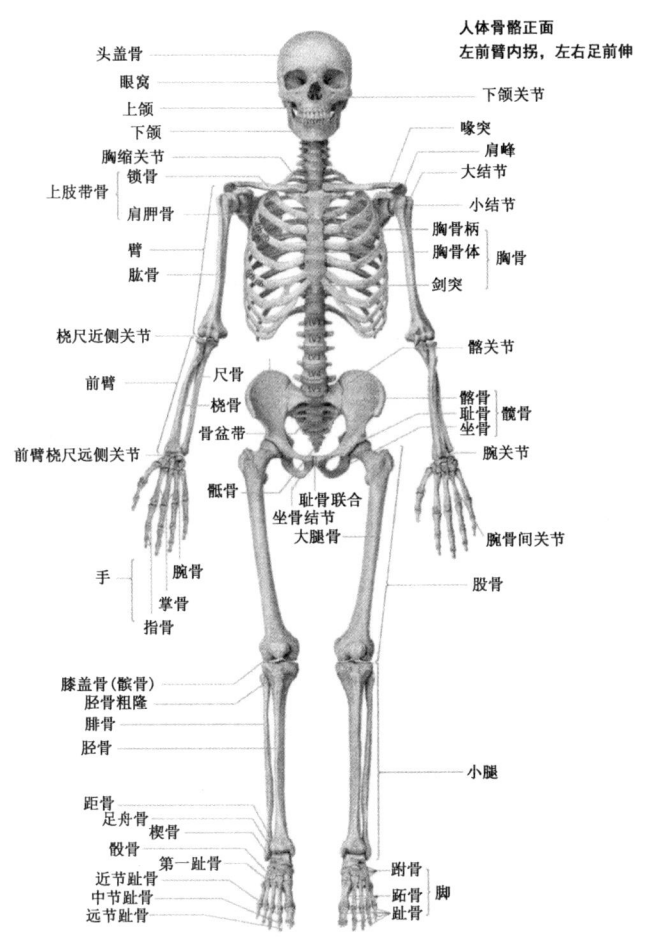

图 3-4　人体骨骼正面解剖图（图片来源于百度图片）

三、关节

骨与骨之间的连接称为"骨连接",骨连接分为直接连接和间接连接,关节就是间接连接的一种形式。关节由三部分构成:关节面、关节囊和关节腔。除了连接身体各处骨骼之外,关节还具有维持肢体正常活动和运动、减缓运动中产生的震动和冲击等作用。在本书中,我们着重介绍肩关节、髋关节和脊柱的解剖学特点。

(一)肩关节

肩关节(见图3-5)实际上是一个复合关节,由多个关节组成,主要包括:

1.盂肱关节:位于肱骨与肩胛骨的连接处,是一个球窝关节,可在三个平面上执行动作。这个关节由软股环包围,并有许多韧带和旋转肌群(如棘上肌、棘下肌、肩胛下肌、小圆肌)加以支撑和稳定。

2.肩锁关节:位于肩胛骨顶端肩峰与锁骨外端连接处,是一个滑液关节,可在几个平面做回转的动作。

3.胸锁关节:位于胸骨与锁骨内端的连接处,是上肢与躯干之间唯一的连接点。

4.肩胛胸廓关节:位于肩胛骨与胸廓的交会处,属于滑动关节,许多肌肉在此区域运作。

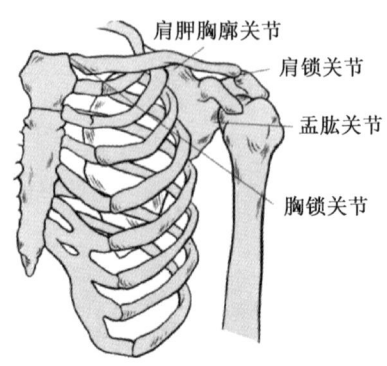

图3-5 肩关节解剖图(图片来源于百度图片)

由于肩关节的复杂结构和关节面的特殊形态（肱骨头较大，关节盂浅小），使得肩关节具有广泛的运动范围，包括屈伸、外展内收、内外旋等动作（见图3-6）。这种灵活性使得肩关节在瑜伽体式中能够完成各种复杂的动作和姿势。

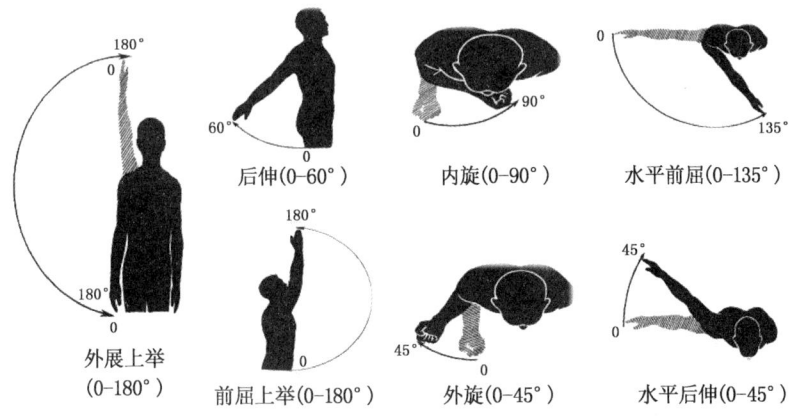

图3-6　肩关节正常活动图解（图片来源于百度图片）

肩关节的灵活性对于瑜伽体式至关重要。在瑜伽中，许多体式需要肩关节的充分参与和配合，如三角式、战士一式、下犬式等。这些体式不仅要求肩关节的灵活性，还要求其稳定性和控制力。因此，在瑜伽练习中，正确理解和运用肩关节的解剖学特点对于提高体式质量和避免损伤具有重要意义。瑜伽中的许多体式有助于增加肩关节的灵活性，如肩旋转式、牛面式等。这些体式通过拉伸和旋转肩关节周围的肌肉和韧带，促进关节囊的松弛和关节面的滑动，从而增加关节的运动范围。瑜伽动作还强调通过增强肩关节周围肌肉的力量和协调性来提高关节的稳定性。例如，在练习下犬式时，需要通过激活三角肌、肩胛下肌等肌肉来稳定肩关节，防止关节脱位或过度伸展。

了解肩关节的解剖学特点，并在瑜伽练习中正确运用这些特点有助于预防损伤。例如，在练习需要肩关节外展的体式时，应注意避免过度外展以防止肩袖损伤；在练习需要肩关节内旋的体式时，应注意避免过度内旋以防止肩胛下肌等肌肉的拉伤。

(二)髋关节

髋关节(见图3-7)是典型的球窝关节,由股骨头与髋臼构成。股骨头位于髋臼内,髋臼则位于髋骨外侧面中央,呈半球形深凹,朝向外下。这种结构使得髋关节能够承受较大的力量和压力,并允许在多个方向上进行运动。此外,髋关节周围有大量肌肉和韧带支撑,如臀大肌、臀中肌、臀小肌、髂腰肌、股四头肌等,这些肌肉和韧带不仅增强了髋关节的稳定性,还参与了髋关节的各种运动。

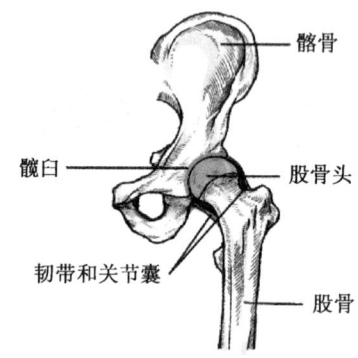

图3-7 髋关节解剖图(图片来源于百度图片)

髋关节具有广泛的运动范围,包括屈曲、伸展、外展、内收、外旋和内旋六个方向的运动(见图3-8)。这些运动使得髋关节在瑜伽体式中能够完成各种复杂的动作和姿势。例如,在瑜伽中常见的鸽子式、牛面式、战士式等体式,都需要髋关节的充分参与和配合。

髋关节的灵活性对于瑜伽体式至关重要。许多瑜伽体式需要髋关节的充分打开和灵活运动,以达到最佳的练习效果。例如,在练习前屈时,髋关节的屈曲能力决定了身体能够前屈的程度;在练习三角式时,髋关节的外展和内收能力决定了身体能够侧屈的程度;通过束角式、坐角式的练习,可以逐渐扩大髋关节的运动范围,使关节更加灵活自如;通过树式和战士二式的练习,可以增强髋关节周围肌肉的力量和协调性,对维持关节的稳定性、保持身体的平衡和稳定有重要作用。

屈曲　　　伸展　　　外展　　　内收

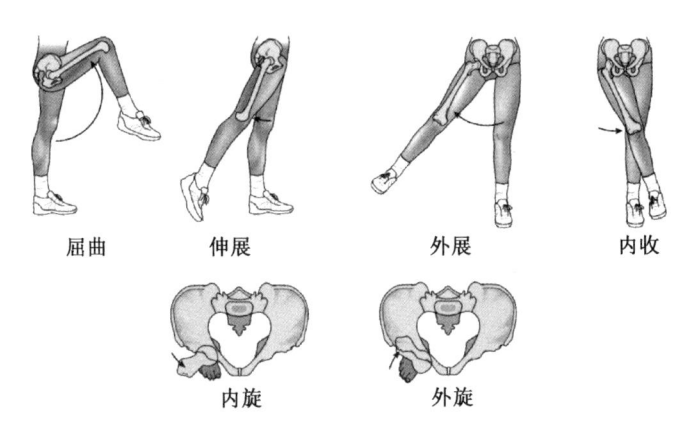

内旋　　　外旋

图3-8　髋关节正常活动图解（图片来源于百度图片）

（三）脊柱

脊柱（见图3-9）由26块脊椎骨（也有说法认为由33块脊椎骨组成，其中包括5块骶椎融合成的骶骨和4块尾椎融合成的尾骨）合成，这些脊椎骨通过椎间盘、韧带和关节囊连接在一起。脊柱分为四个部分：颈椎（7块）、胸椎（12块）、腰椎（5块）和骶尾椎（骶骨1块和尾骨1块）。脊柱具有四个生理弯曲，即颈曲、胸曲、腰曲和骶曲，这些弯曲有助于维持身体的平衡和稳定性。

脊柱上端支撑头颅，中间附肋骨保护内脏，下方连接骨盆。脊柱的刚性与柔韧性相结合，为身体提供稳定的支撑，并保护脊髓和神经根。脊柱可以进行前屈、后伸、侧弯和旋转等多种运动，这些运动由脊柱周围的肌肉和韧带协同完成。脊柱的生理弯曲和椎间盘的弹性能够吸收和分散来自地面的冲击力，保护头部和内脏器官免受损伤。

瑜伽体式中的前屈、后弯、侧弯和扭转等练习能够有效地拉伸脊柱周围的肌肉和韧带，增加脊柱的灵活性。例如，猫牛式通过脊柱的屈伸来锻炼脊柱的柔韧性，骆驼式则通过脊柱的后弯来拉伸脊柱前侧的肌肉群。瑜伽练习可以增强脊柱周围肌肉的力量和协调性。例如，树式通过单腿站立和手臂的平衡练习来提高脊柱的稳定性，山式则通过站立的姿势来锻炼脊柱和下肢的力量。瑜伽

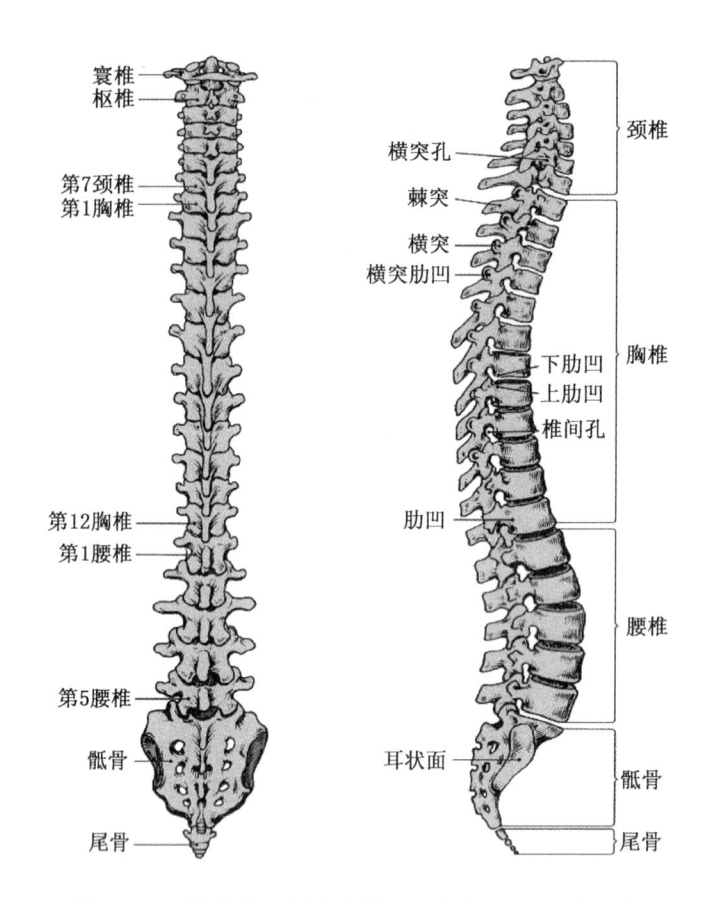

图3-9 脊柱的正面和侧面(图片来源于百度图片)

练习也能够有效地缓解脊柱的压力,改善脊柱的健康状况。例如,下犬式通过脊柱的伸展和放松来缓解背部肌肉的紧张,婴儿式则通过脊柱的屈曲和放松来减轻脊柱的负担。

在瑜伽练习中,如果动作不正确或过度练习,可能会导致脊柱受伤或出现问题。常见的脊柱问题包括腰椎间盘突出、脊柱侧弯、脊柱关节炎等。因此,在练习瑜伽时,需要注意以下几点:(1)保持正确的姿势。在练习瑜伽体式时,要保持身体的平衡和稳定,避免过度扭曲或拉伸脊柱。(2)适度练习。根据自己的身体状况和瑜伽水平来选择合适的体式和练习强度,避免过度练习导致脊柱受伤。(3)听从身体信号。在练习过程中要时刻关注身体的感受,如果感到疼痛或不适,应立即停止练习并寻求专业指导。

第三节 肌肉系统

人体肌肉根据功能特性可以分为三大类：心肌、平滑肌和骨骼肌。骨骼肌主要附着在人体骨骼上，牵拉骨骼使其产生运动。本书中着重讲述骨骼肌在瑜伽练习中的运动和功能。

一、骨骼肌的结构和功能

肌纤维（见图3-10）是呈纤维状的肌细胞，肌纤维的大部分结构由肌原纤维组成，肌原纤维是细胞的收缩结构。肌原纤维由许多蛋白质纤维组成，这些蛋白质纤维排列成肌节。肌节是肌纤维的功能单位。多条肌纤维组合成肌束，肌束聚集在一起形成骨骼肌。

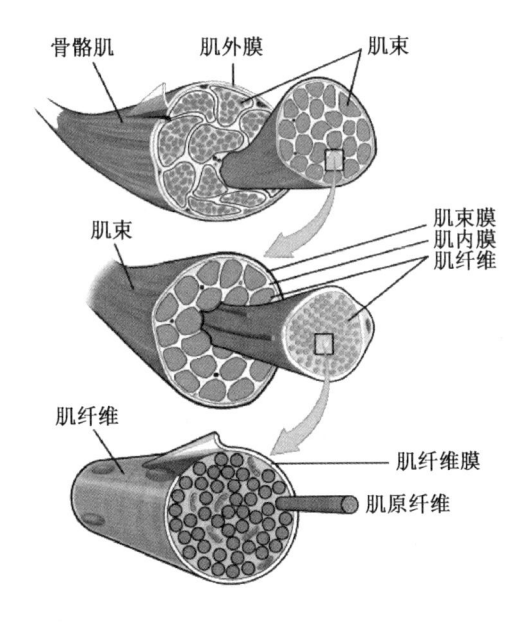

图3-10 骨骼肌解剖图（图片来源于百度图片）

大部分骨骼肌通过肌腱附着在两块骨头上。一根叫做起点,通常接近身体的中线,另一根叫做止点,一般离身体中线较远。肌肉通过收缩,导致肌纤维缩短并拉动肌腱,牵引骨骼产生运动。大多数时候为了产生一个运动,是许多肌肉一起作用的结果。产生身体特定运动的肌肉被称为主动肌,收缩时能使关节产生动作;主动肌收缩时,配合伸展来完成动作的肌肉被称为拮抗肌。例如,肱二头肌收缩使肘关节屈曲时,肱二头肌是主动肌,肱三头肌是拮抗肌;伸展手臂时,肱三头肌是主动肌,肱二头肌成为拮抗肌。协同肌是帮助稳定运动并减少无关运动以产生平稳功能的肌肉,通常位于主动肌附近的区域,并连接在相同的骨骼上。

二、骨骼肌的伸展方法

(一)静态伸展法

静态伸展是瑜伽中最常见的练习,分为主动和被动两大类。主动伸展是借助收缩拮抗肌来伸展目标肌肉。例如坐姿前弯式,通过收缩股四头肌、髂腰肌来伸展腘绳肌就是一种主动静态伸展。在主动静态伸展中,收缩拮抗肌就是利用肌肉的交互抑制作用。而被动静态伸展则是利用身体重量或外力来伸展目标肌肉。

(二)PNF 伸展法

PNF(proprioceptive neuromuscular facilitation)的中文名称叫做本体感觉神经肌肉促进法。这种伸展法的生理学基础是牵张反射机制,即当肌肉受到拉伸时,牵拉冲动通过神经感受器——高尔基腱器官——把信号传导给脊髓,然后脊髓会将这种冲动传回到肌肉,命令肌肉放松,也就达到肌肉伸展性增加的效果,从而避免拉伤。当伸展的肌肉放松时,可以进行更深入的体式。

（三）主动伸展法

主动伸展法是通过缓慢且有控制地在最大关节可移动范围内移动肢体来实现的。比如在瑜伽中的串联体位法（Vinyasa），与呼吸同步进行。这种伸展方式通过重复单一动作来强化伸展的深度。

三、骨骼肌收缩的类型

在运动中，我们通常关注如下两种肌肉收缩方式：等长收缩和等张收缩。等张收缩又包括向心收缩和离心收缩。了解这些术语有助于我们更全面地了解肌肉的功能。

（一）等长收缩

肌肉发生等长收缩时，肌肉的张力发生变化，但肌肉的长度不变。在这种收缩中，肌肉的两端不会向彼此移动。例如维持肘关节屈曲的姿势（见图3-11），肱二头肌收缩克服重力保持姿势不变，关节也没发生移动，这种维持静态动作的收缩就是等长收缩。

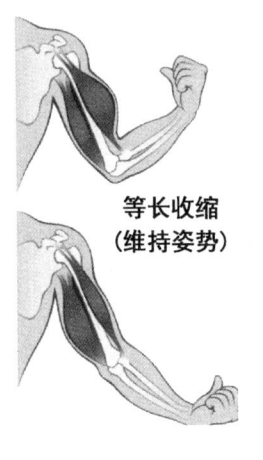

图3-11　等长收缩
（图片来源于百度图片）

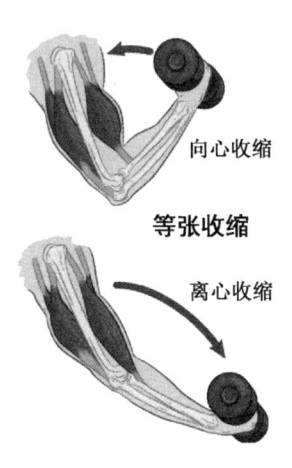

图3-12　等张收缩
（图片来源于百度图片）

(二)等张收缩

1.向心收缩

在向心收缩时,肌肉的张力保持不变,但肌肉的长度变短。肌肉两端的距离减小。例如,在哑铃弯举的动作中,当举起哑铃时,肱二头肌收缩的同时肌肉长度变短,此时的肌肉收缩就是向心收缩(见图3-12)。

2.离心收缩

肌肉在收缩产生张力的同时被拉长的收缩称为离心收缩。例如在哑铃弯举的动作中,当放下哑铃时,肱二头肌收缩的同时朝着远离肌肉中心的方向移动,此时的肌肉收缩就是离心收缩(见图3-12)。一般来说,肌肉的离心收缩可防止运动损伤。

第四章

瑜伽体式详解

　　瑜伽的体式练习是我们学习瑜伽和了解瑜伽的途径,体式练习不仅可以提高身体的力量和灵活性,还能够帮助净化身体组织,影响体内的能量系统。通过体式练习,能让我们从运动感觉的角度深入了解自己的身体,逐步挖掘身体的潜能。

　　每一种瑜伽体式都有其独特的形式和功能。在一个体式中收缩的肌肉在另一个体式中可能就是拉伸的。每个体式都有五个要素,即关节位置、需要收缩的肌肉、需要伸展的肌肉、呼吸以及收束。关节位置可以帮助你了解完成这一体式需要启动哪些肌肉,以及启动原动肌达到体式的大致样子,再利用协同肌进行完善。一旦找到了原动肌,也就能找到拉伸的肌肉,利用神经肌肉的反射原理伸展这些肌肉,增加肌肉的活动度,加深体式。在每一个体式中,扩展胸腔都是必要的。结合呼吸肌和横膈膜的运动,增加胸廓的容积,从而增加血液中的含氧量。收束是激活那些保持关节稳定的肌群,将四肢锁定的状态与核心的收束相结合,以达到体式稳定,并将这个状态的感受存在大脑记忆中。

第一节 站姿体式

一、站立体式

（一）山式（Samasthiti）

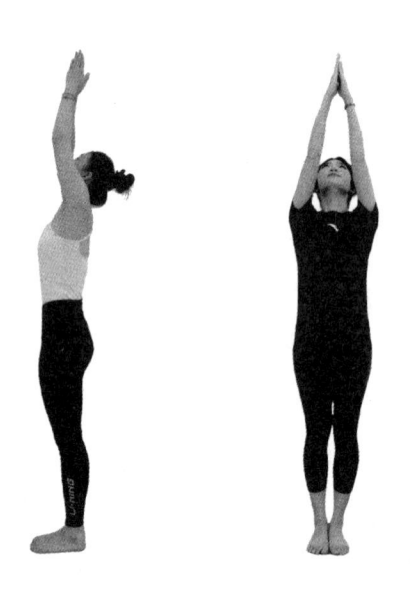

图 4-1 站立山式

山式（见图 4-1）是站姿体式的基石，每个站姿体式最后都会回归到山式，就像爬山一样，在继续向上爬之前，先停下来静观身体的变化并专心面对肌肉觉知的过程。

练习方法：双脚并拢，脚尖朝前，两个大脚趾相互触碰。大脚趾根部和小脚趾根部、脚跟内侧和外侧压向地面，将全身重量均匀分布在足底，避免膝关节超伸或"锁死"；保持骨盆处于中立位，尾骨指向地面，腹部内收；打开胸腔，肩膀向后向下沉，脊柱向上延展，双臂位于身体两侧，肘关节伸展，手指尖向上延伸；平视正前方或眼睛看向大拇指。

动作要点:微收下颌,后脑勺平直向后推;锁骨向两端延展,启动斜方肌拉动肩胛骨向下;大腿内侧向中间靠拢;使后脑勺、肩、髋、脚跟在一个水平面上,保持5-8次自然呼吸。

辅助练习:靠墙站立或大腿内侧夹砖进行练习(见图4-2)。

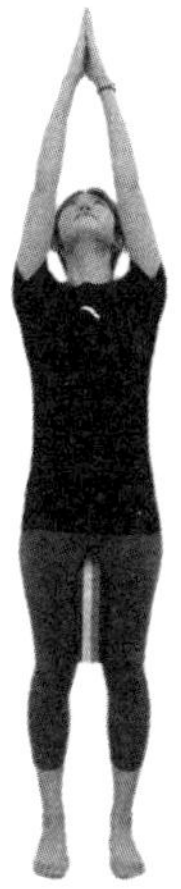

图4-2 夹砖辅助的站立山式

练习功效:强化根基,纠正体态,建立臀部、腿部和腹部力量,改善扁平足。

(二)站立前弯式(Uttanasana)

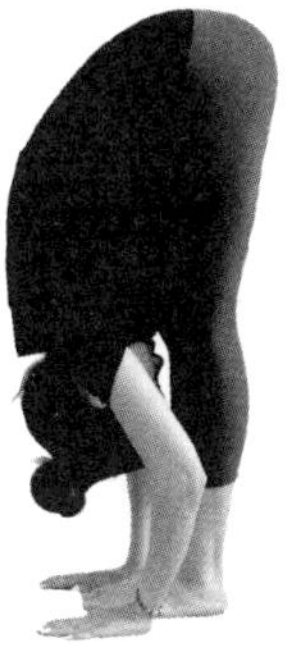

图4-3 站立前弯式

站立前弯式是一个对称的体位(见图4-3),可以让我们觉察身体是否有不对称或失衡的情况。在这个姿势中,头部会低于心脏,因此可视为倒立体式,通常作为瑜伽练习中的休息动作。

练习方法:①山式站立于瑜伽垫上,双脚分开与髋部同宽;②深吸气,双手上举,肩膀放松下沉,缓慢呼气,双手带动身体前屈,从髋关节处(大腿根部)开始向前折叠,保持脊椎的伸展;③随着身体前屈,双手慢慢放在双脚两侧的地面上,使自己的胸腔尽量靠近大腿,停留3-5次呼吸;④最后一次吸气时,手臂向前伸展,慢慢带动上身回到山式站立。

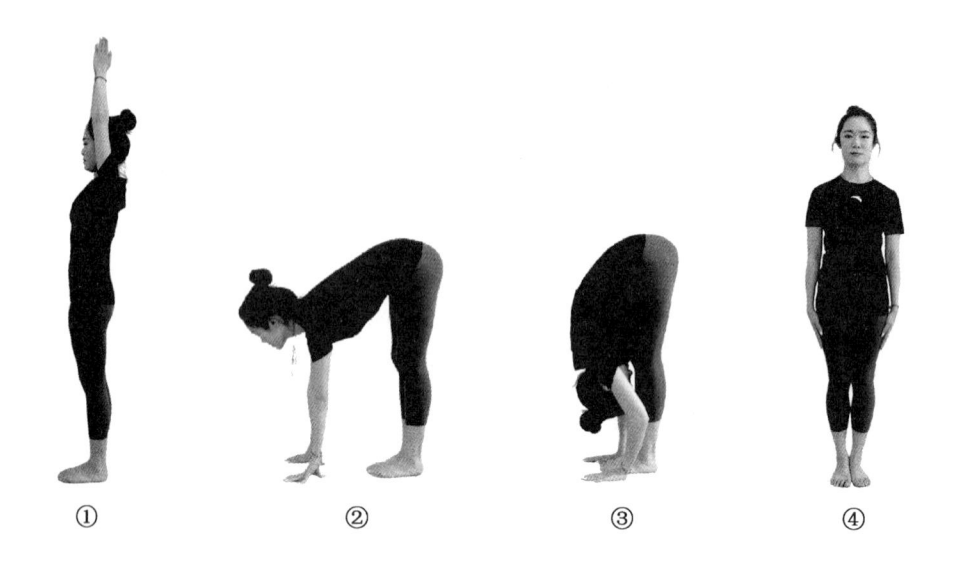

① ② ③ ④

动作要点:从髋关节处开始折叠而非腰部折叠;如果大腿后侧肌肉紧张,可稍屈膝,减少对大腿后侧肌群的压力;坐骨上提,臀部在脚跟的正上方,重心保持垂直;保持肩颈部放松。

辅助练习:使用瑜伽砖在双手下支撑(见图4-4),或屈膝练习(见图4-5)。

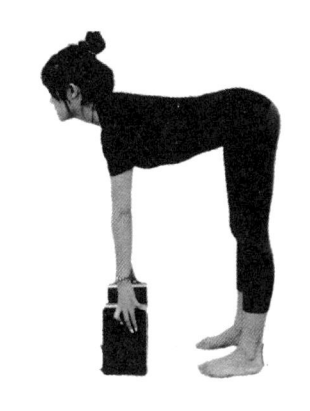

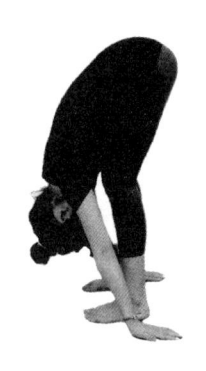

图 4-4　瑜伽砖辅助的前弯　　**图 4-5　屈膝站立前弯**

练习功效：伸展身体后表链；帮助按摩腹部、促进消化；使大脑平静，缓解压力。

(三)树式(Vrksasana)

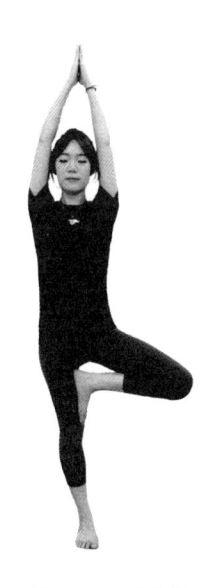

图 4-6　树式

树式(见图 4-6)，顾名思义，这个体式就像一棵向天空生长的树，动作的关键就在于根基的稳定，在双手合十上举和单腿站立之间保持平衡。

练习方法:①山式站于瑜伽垫上,双手扶髋,双脚向下压地,激活双腿内侧肌;②保持髋关节稳定,吸气,屈左膝并上提,右手抓住左脚踝使脚底贴在右大腿内侧,左膝外展,呼气,右脚大脚趾根和小脚趾根向下推地,右大腿内侧与左脚掌互推的力使身体保持稳定,双手胸前合十;③吸气,双手向上举过头顶,肘关节伸展,呼气,肩膀放松下沉,肋骨内收,保持2-3次呼吸;④最后一次呼气时,双手扶髋,解开左脚,回到山式站立,再进行反侧练习。

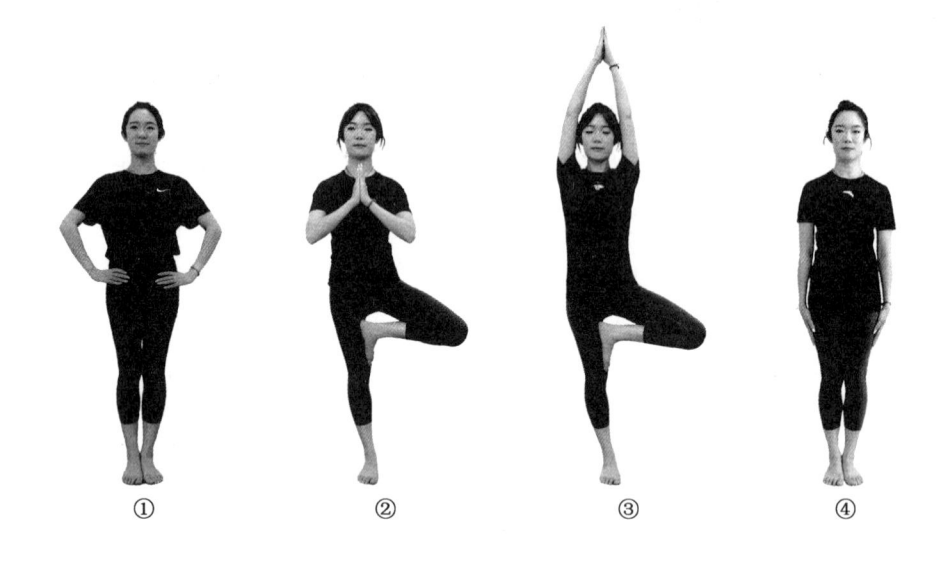

动作要点:目视前方的一个凝视点,使注意力集中;下巴微收,双肩下沉;骨盆保持中立位,右脚掌踩实地面,保持右大腿肌肉和左脚掌之间的拮抗力;右膝关节放松。

辅助练习:可以将左脚的位置放低(见图4-7),或者双手合十在胸前(见图4-8)。

图4-7　树式退阶练习1　　　图4-8　树式退阶练习2

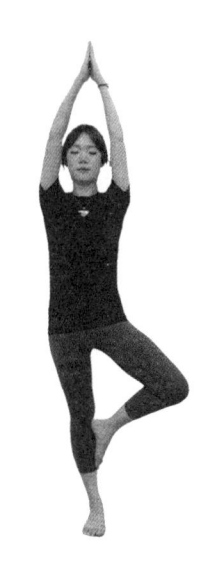

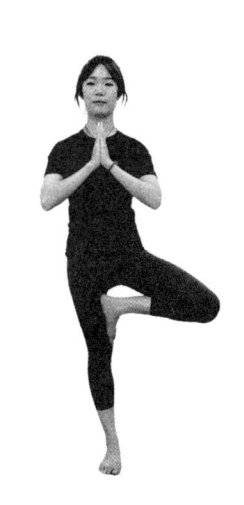

练习功效：增强腿部肌肉力量，增强足弓，提高核心控制力；灵活肩关节和髋关节；使脊柱得到充分的伸展。

(四)站立手抓大脚趾式(Utthita Hasta Padangusthasana)

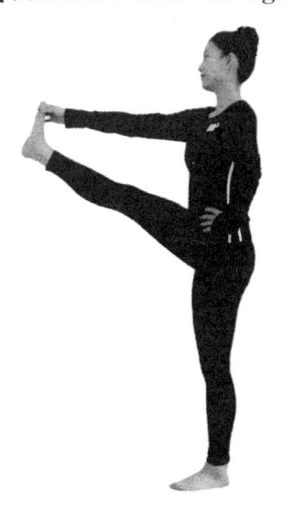

图4-9　站立手抓大脚趾式

站立手抓大脚趾式(见图 4-9)运用了很多与树式相同的原则。要建立稳固的根基,启动足部和小腿的所有肌肉。该体式成功的关键是主动屈曲向上抬腿的髋关节,手臂只是起辅助作用。

练习方法:①山式站立,双手扶髋,吸气,延展脊柱,保持身体向上延展的力量,慢慢将重心移至左脚;②微屈右膝向上,脚背回勾,右手的食指和中指抓住右脚的大脚趾;③吸气,右手带动右脚向前向上,慢慢伸直右腿直到手臂与地面平行,在这里停留3-5次呼吸之后,解开右手,落手落脚,回到山式站立,再进行反侧练习。

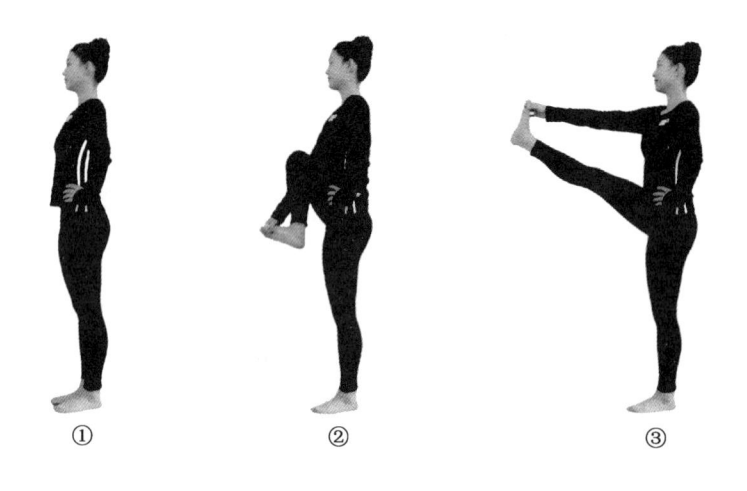

① ② ③

动作要点:支撑腿的根基要稳定,脚底四点用力下压;大腿肌肉收紧上提,髌骨上提,膝盖放松;保持骨盆中立,腹部内收,肋骨下沉,核心稳定;胸腔上提,锁骨向两侧延展,腰背部伸展,双肩下沉;上方腿的脚跟向前向远蹬伸,手脚形成相互拮抗的力量。

辅助练习:靠墙练习(见图 4-10)或将瑜伽带套在脚掌,手抓瑜伽带进行辅助练习(见图 4-11)。

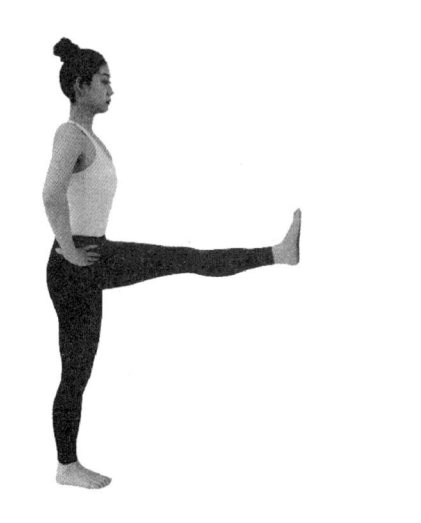

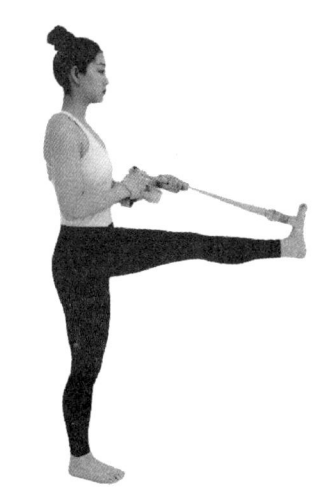

图 4-10　脚贴墙的辅助练习　　图 4-11　使用瑜伽带的辅助练习

练习功效：增强腿部和腰腹部的肌肉力量，增强核心控制力量；提高专注力，提高身体平衡能力，提高腿后侧肌肉柔韧性。

(五)幻椅式(Utkatasana)

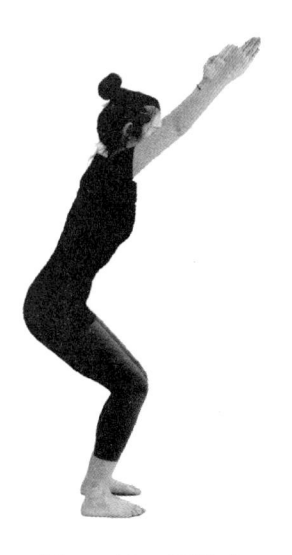

图 4-12　幻椅式

幻椅式(见图4-12)是对称的站姿体位,从基础的山式自然发展而来,半蹲站姿可以看作跳跃的预备姿势,意味着体内蕴藏着蓄势待发的能量。

练习方法:①山式站立,双手向上举过头顶,手臂伸直,掌心相对;②吸气,延展脊柱,呼气,双肩下沉,同时屈髋屈膝,臀部向后向下,仿佛坐在椅子上一样,停留在这里保持3-5次呼吸;③再一次吸气,脚下推地,大腿力量带动身体向上立直,呼气,双手落在体侧,回到山式站立。

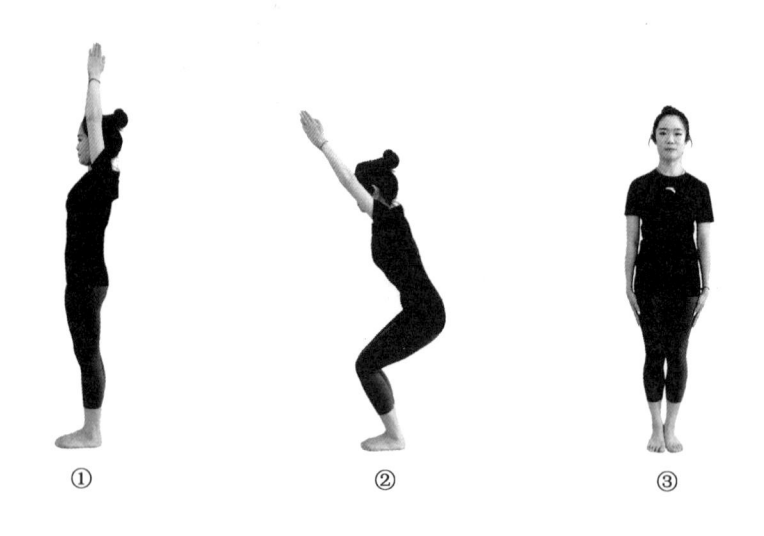

动作要点:双腿可以并拢,也可以开立与髋同宽。保持脚下根基稳定,大腿肌肉收紧上提,双脚脚尖朝前,双膝朝向第2、3脚趾的方向,膝盖不超过脚尖;收腹收肋骨,稍卷尾骨,使腰部饱满;肩胛骨下沉,保持肩膀放松,下巴微收,伸展颈椎。每一次吸气时胸腔打开,脊柱延展,手臂沿着耳朵向前向上伸展;每一次呼气时坐骨向后向下,尽量使大腿与地面平行。

辅助练习:可在双腿中夹砖(见图4-13),或臀部轻靠在墙边(见图4-14)进行练习。

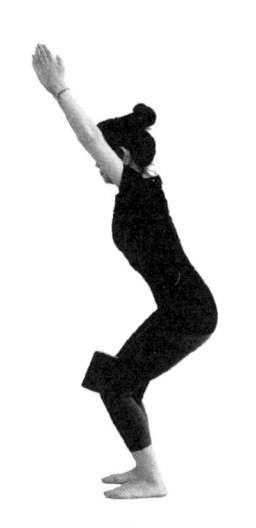

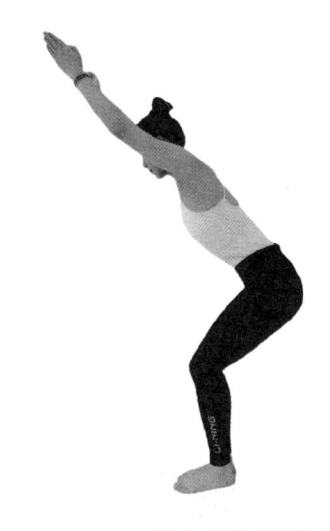

图4-13 双腿夹砖的辅助练习　　图4-14 臀部靠墙的辅助练习

练习功效：增强腿部、腰腹肌、臀部和背部肌肉力量；改善腰椎间盘突出，改善脊柱侧弯。

（六）三角伸展式（Utthita Trikonasana）

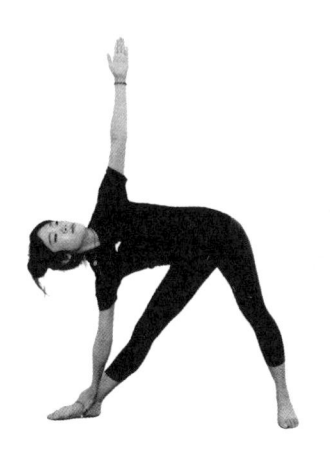

图4-15 三角伸展式

三角伸展式（见图4-15）可以有效地延展前侧腿的腘绳肌，同时伸展后侧腿的腘绳肌、腓肠肌和比目鱼肌，并伸展上背部和腹部的肌肉。

练习方法:①山式准备,双手扶髋;②双脚跳开大约一腿长的距离,双手侧平举打开,右脚尖向右打开90度,左脚尖朝前,使右脚脚跟和左脚足弓在一条直线上;③吸气,脊柱延展,呼气,手臂带动身体向右向下,右手放在右脚踝上,左手臂向上延伸,手指尖指向天花板,眼睛看向左手手指尖的方向,停留3-5次呼吸;④随着最后一次呼气,右脚推地的同时,左手用力伸展带动身体立直起身,双脚跳回到山式,再进行反侧练习。

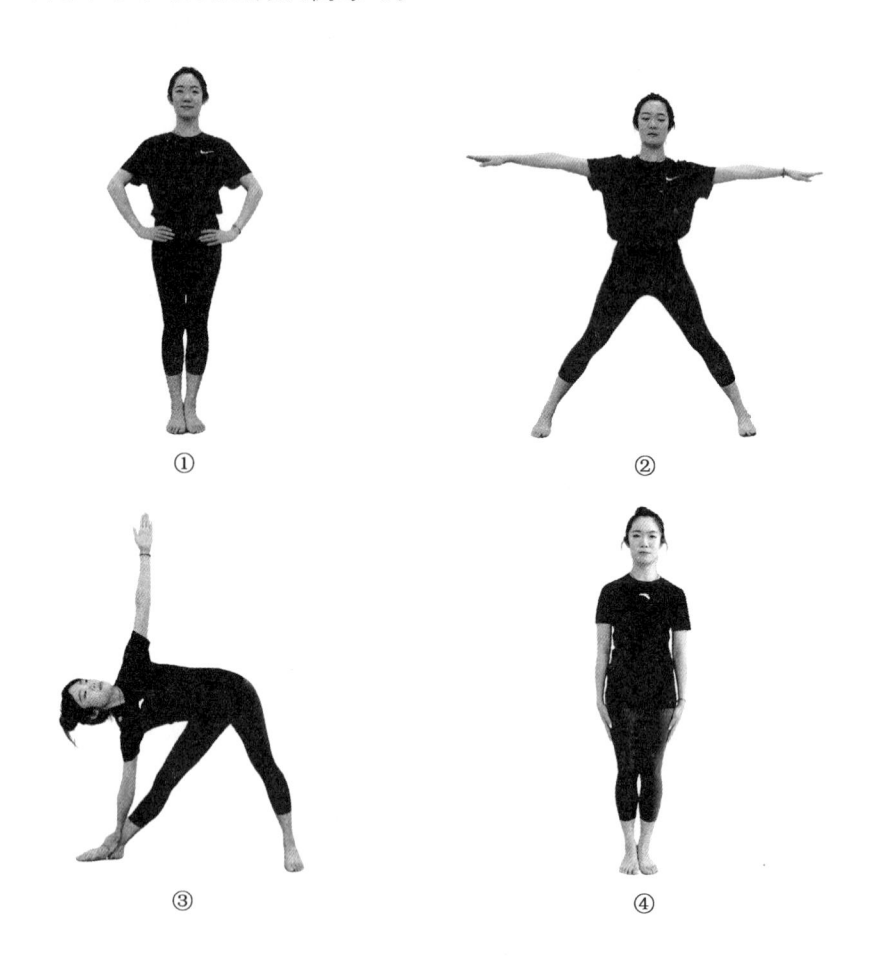

①

②

③

④

动作要点:左脚外侧压实地面,右脚大脚趾根和小脚趾根用力下压,保持双腿根基稳定,右大腿外旋,膝盖放松;两侧腰保持相同长度的伸展,胸腔打开,背部向后靠,右手轻轻扶在右脚踝上,左手指尖向天花板方向用力伸展,脊柱向头部方向延展,双肩放松,收腹收肋骨。每次吸气时打开胸腔,脊柱向头顶的方向延展,呼气时重心稳定,推髋向左,骨盆和胸腔保持在同一个平面上。

辅助练习:可背靠墙进行练习,使后脑、双肩、背、臀都贴墙(见图4-16),或者在右手下方扶瑜伽砖练习(见图4-17),如大腿后侧肌肉紧张,可以微屈膝盖。

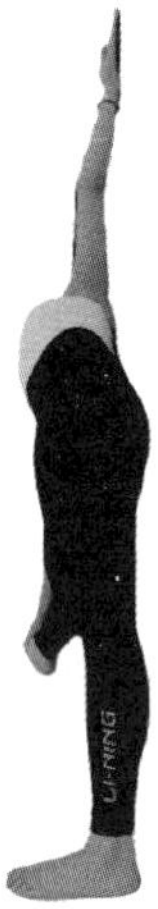

图4-16　靠墙辅助的三角式 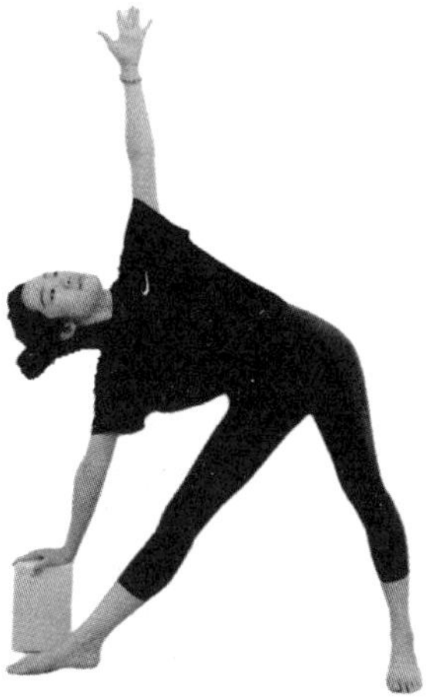　　图4-17　瑜伽砖辅助的三角式

练习功效:增强腿部肌肉力量,增强髋关节灵活性;提高腿后侧肌肉和侧腰肌肉的伸展性,改善脊柱侧弯,缓解腰疼,改善骨盆前倾。

(七)战士二式(Virabhadrasana Ⅱ)

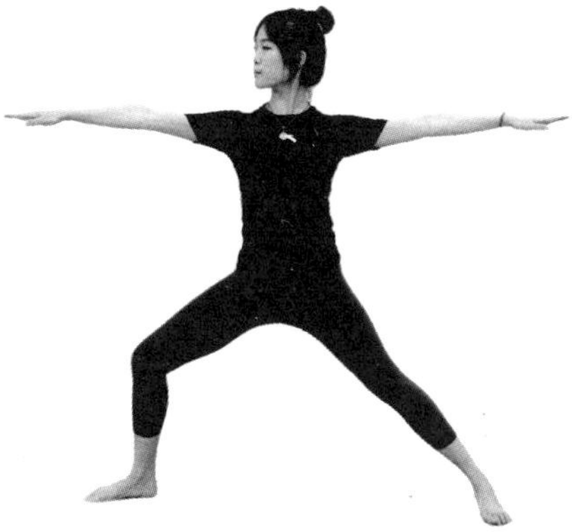

图4-18　战士二式

战士二式(见图4-18)体现了战士的精神,展示出了蓄势待发、坚定和勇气。在这个体式中,要注意观察骨盆的核心肌肉的激活,尤其是腰肌。

练习方法:①山式站立;②双脚跳开大约一条腿的距离,右脚脚尖向右转90度,左脚脚尖向前,调整右脚脚跟与左脚足弓在一条直线上,右膝盖对准右脚第2、3脚趾的方向,髋关节与胸腔保持在同一平面上;③吸气,双臂侧平举打开,呼气,屈右膝,沉髋,使右大腿与地面平行,膝盖不超过脚尖,转头看右手手指尖的方向,双手向两侧延展,在这里停留3-5次呼吸;④随着最后一次呼气,落手臂,右腿伸直,收回左腿,回到山式,再进行反侧练习。

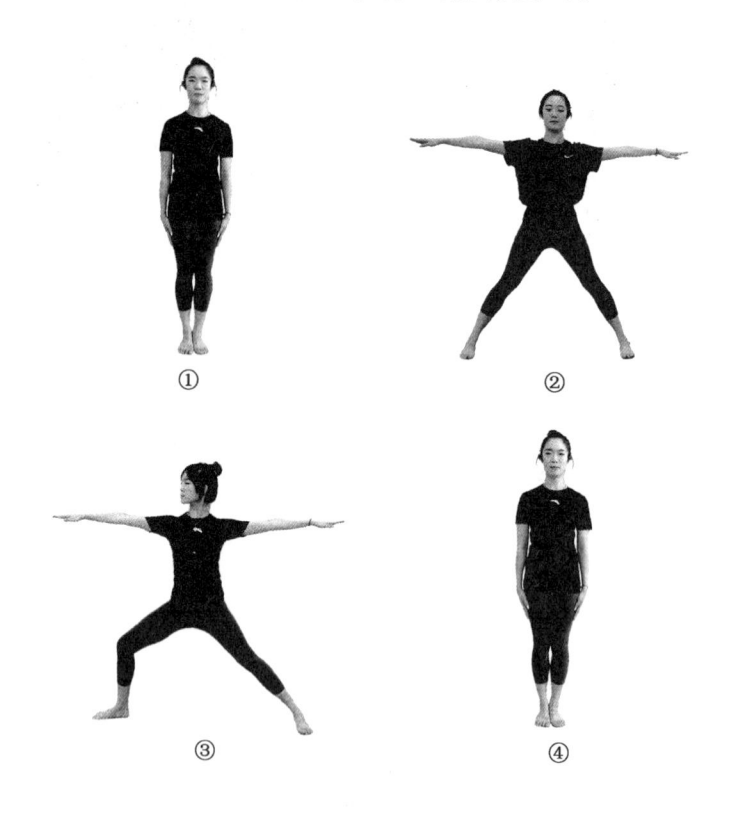

动作要点:右脚四个着力点用力下压,启动腿部肌肉,右大腿外旋外展;左脚外侧用力压向地面,使左大腿内侧肌肉上提,骨盆保持中立位,髋外展;沉肩收下颌,脊柱向上延展,收腹,卷尾骨,使尾骨指向地面,提耻骨;手指尖向两端用力伸展;吸气时打开胸腔,脊柱延展,呼气时沉肩收肋骨。

辅助练习：背部靠墙练习，或双手扶髋（见图4-19），降低动作强度。

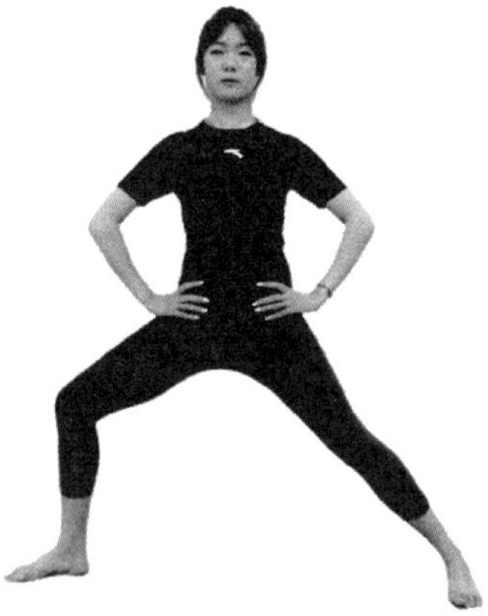

图4-19 双手扶髋的辅助练习

练习功效：加强腿部肌肉，灵活髋关节，减少腰部脂肪，减少下背部疼痛。

（八）三角侧伸展式（Utthita Parsvakonasana）

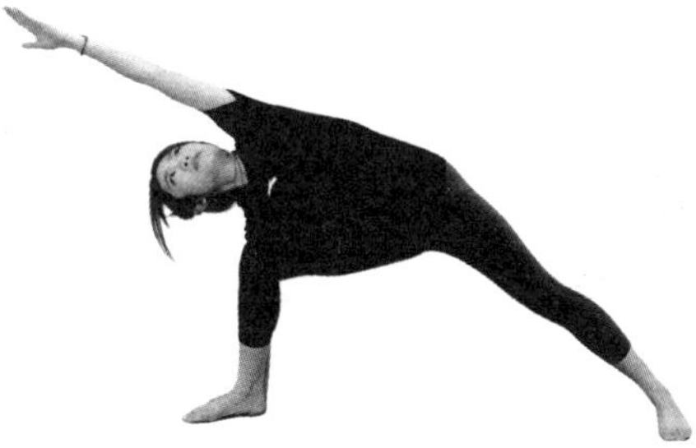

图4-20 三角侧伸展式

三角侧伸展式（见图4-20）是从战士二式发展而来的自然进程，从战士二式进入，一只手放在地板上，另一只手高举过头向上伸展。如果把战士二式想象为投掷一支矛的准备动作，那么三角侧伸展式就是投矛动作。

练习方法：①山式站立。②双脚跳开大约一条腿的距离，双手侧平举打开，和肩膀在一条直线上；右脚脚尖向右打开90度，左脚脚尖向内旋15度，使右脚脚跟和左脚足弓在一条直线上；骨盆保持中立，与胸腔在一个平面上。③吸气，脊柱延展,呼气,屈右膝向右,髋下沉,大腿内侧肌肉收紧上提,右膝盖对准第2、3脚趾,膝盖不超过脚尖;左脚外侧压实地面,足弓上提,转头看向右手手指尖。④再一次吸气,脊柱伸展,稳定骨盆,呼气,右手向下放在右脚外侧,身体向右向下,左手大臂靠近左耳,伸展肘关节,指尖指向头顶延伸的方向,转头眼睛看向左手手指尖的方向;每一次吸气,延展脊柱,每一次呼气,推右髋向前、左髋向后,保持3-5次呼吸之后,回到山式站立,再进行反侧练习。

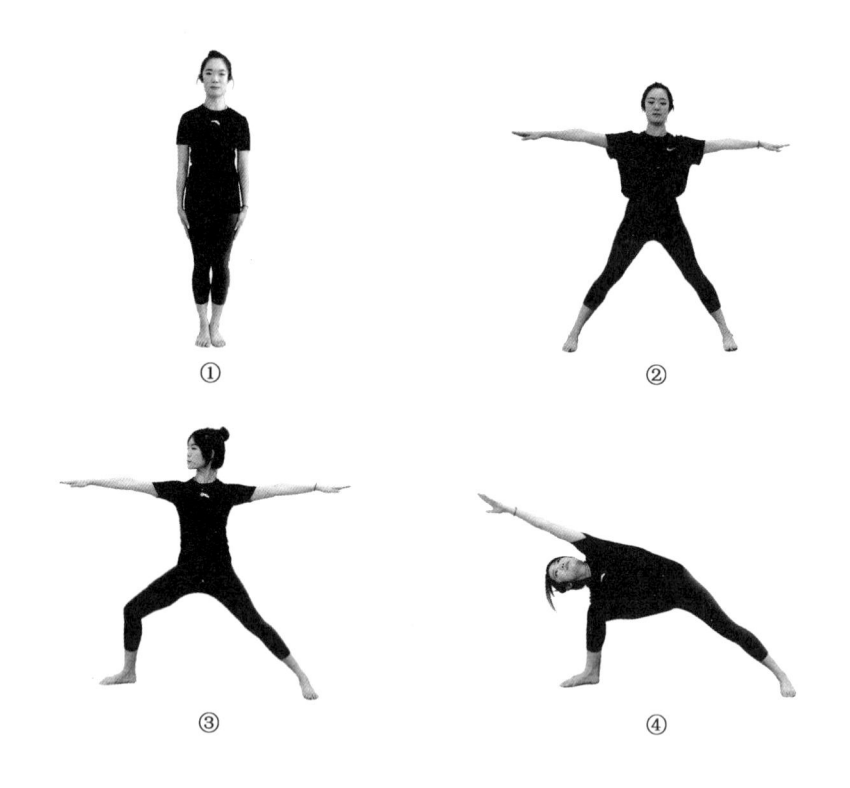

动作要点:左脚外侧压实地面,启动腿部肌肉力量,两侧腰保持相同的伸展度,左手臂大臂外旋,放松肩膀,左手臂用力伸展;右膝盖外展,右大脚趾和脚内侧踩实地面,保持膝盖不超过脚尖;收腹收肋骨,给脊柱创造空间,脊柱延展,胸腔打开,颈部放松,微收下颌。

辅助练习:右手手下扶砖(见图4-21),也可将右肘关节撑在右大腿内侧,与右膝之间形成一个拮抗的力量,帮助打开胸腔和骨盆(见图4-22)。

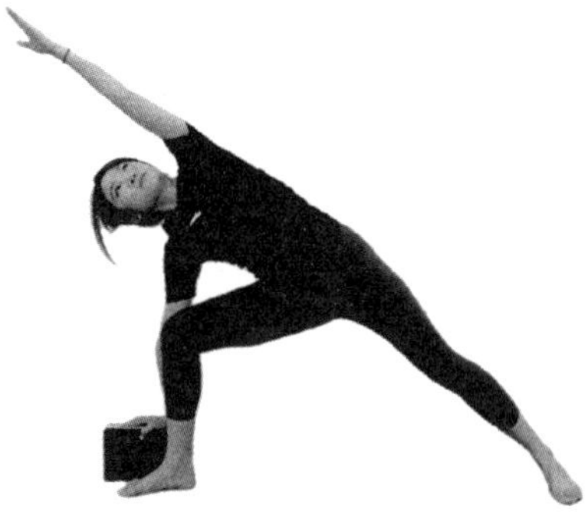

图 4-21　右手手下垫砖的辅助练习 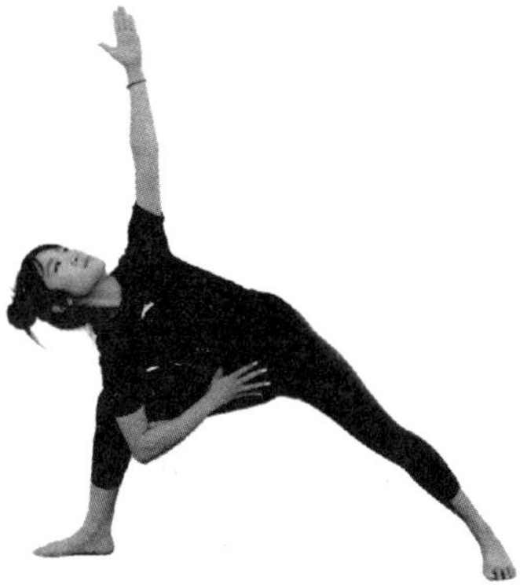　　图 4-22　右臂放在右腿内侧的辅助练习

练习功效:增强肩关节的力量和灵活性,扩展胸腔,伸展背部,减轻下背部疼痛;灵活髋关节,增强下肢力量,增强肠胃功能。

(九)半月式(Ardha Chandrasana)

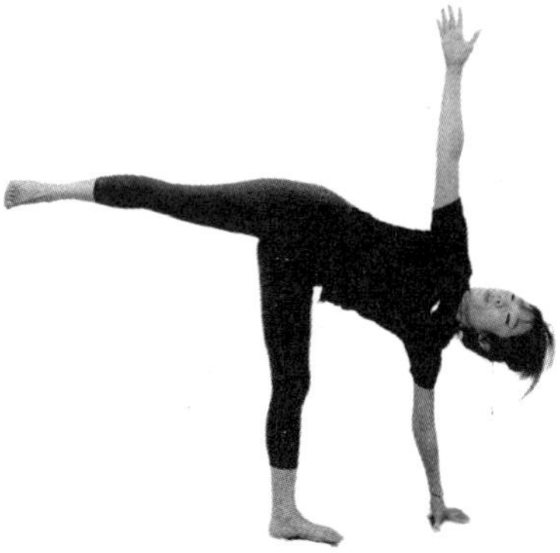

图 4-23　半月式

半月式(见图 4-23)形成了半月形,因此叫做半月式,最理想的状态就是像月亮安静地挂在天空上一样,四肢必须在一个平面上。

练习方法:①从战士二式进入。②重心前移落在右脚,左脚变轻,右手落于右脚前侧约一个脚掌的距离,左手向上,右手指尖点地。③吸气,抬左脚向上,与身体保持一条直线,脚趾回勾,脚跟向后蹬伸;呼气,右腿伸直,胸腔向上转保持身体在一个平面上,左手向上指向天花板,转头眼睛看上方手指,停留保持3-5次呼吸。④随着最后一次呼气,转头看向地面,左脚落下,回到战士二式,再进行反侧练习。

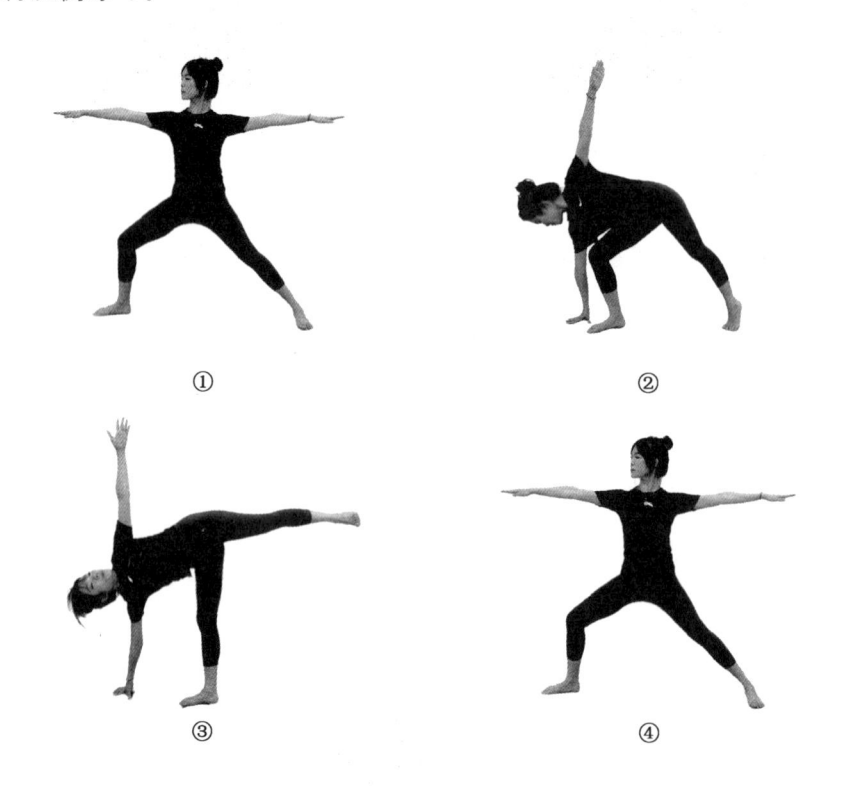

① ② ③ ④

动作要点:胸腔和骨盆保持在一个平面上,上下手臂在一条直线上,上方手指向上用力伸展,下方手指尖轻轻点地;上方腿部肌肉收紧,大腿做外旋,下方大腿肌肉上提,脚趾朝前,大脚趾根部、小脚趾根部和足跟踩实地面;脊柱延展,两侧腰等长伸展,后脑勺向后靠,下颌微收。

辅助练习:如果大腿后侧肌肉紧张,可以将下方手撑在瑜伽砖上,同时将上方脚蹬在墙面上帮助稳定身体(见图4-24)。

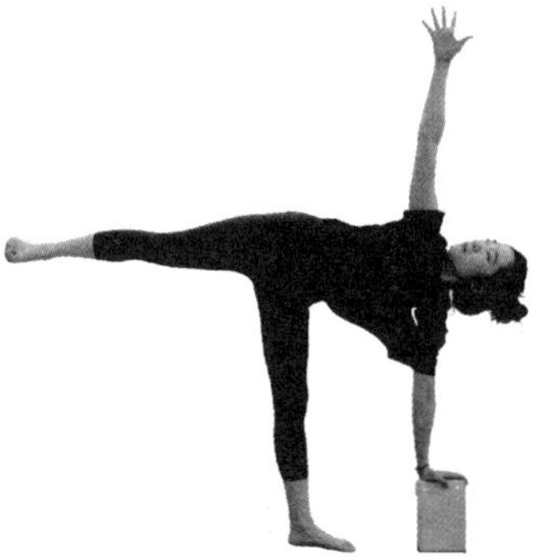

图 4-24　手下方扶砖的辅助练习

练习功效：伸展脊柱，增强腿部力量，缓解下背部疼痛，提高专注力。

（十）加强侧伸展式（Parsvottanasana）

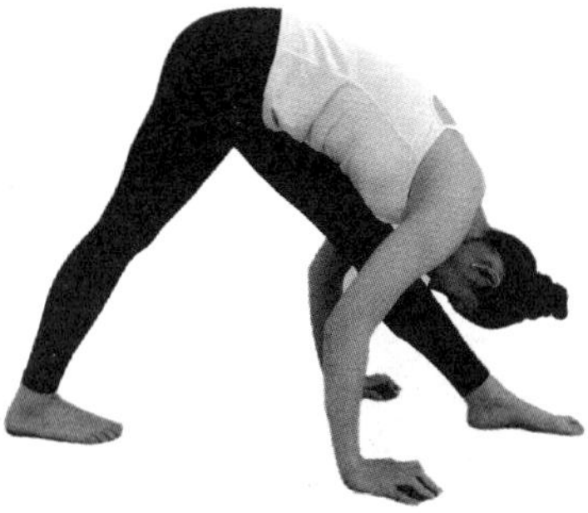

图 4-25　加强侧伸展式

加强侧伸展式（见图 4-25）放置在半月式之后，就是为了创造一种动作的连续性。以骨盆为中心，这一系列体式体现了骨盆的逐渐转动，可以有效地唤醒肌群，使整体的练习效果更好。

练习方法：①山式站姿准备，双手扶髋，吸气，延展脊柱，呼气，右腿向后撤一大步，双脚脚跟在一条直线上，左脚尖指向斜前方，骨盆保持中立位，双膝伸直，右脚脚掌和左脚脚跟踩实地面；②吸气，胸腔上提，呼气，从髋关节开始折叠身体前屈，使腹部尽量贴近大腿，胸腔靠近小腿，双手慢慢落下，放在左脚两侧，颈部放松,额头放在小腿内侧并停留 3-5 次呼吸;③随着最后一次吸气,双腿发力慢慢带动上身立直,呼气,收回左腿,回到山式,再进行反侧练习。

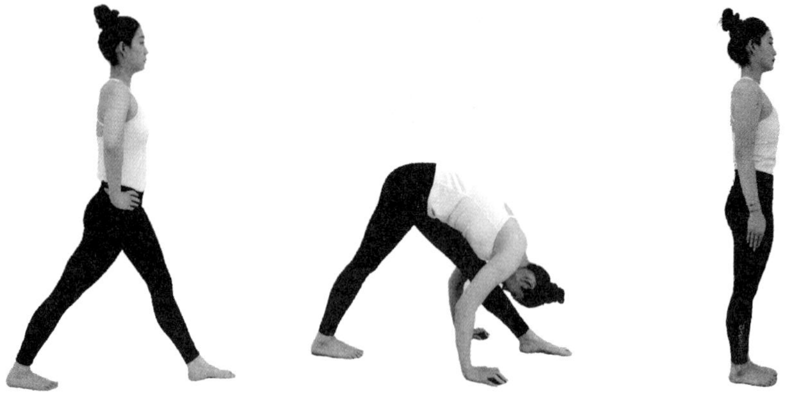

① ② ③

动作要点:前侧脚内侧缘踩实地面,足弓上提,保持骨盆中立;脊柱延展,两侧腰伸展长度相同,放松肩颈,使肩膀远离耳朵,下巴微收。

辅助练习:双手下方可扶砖(见图 4-26)或前侧腿膝盖稍屈,完成体式。

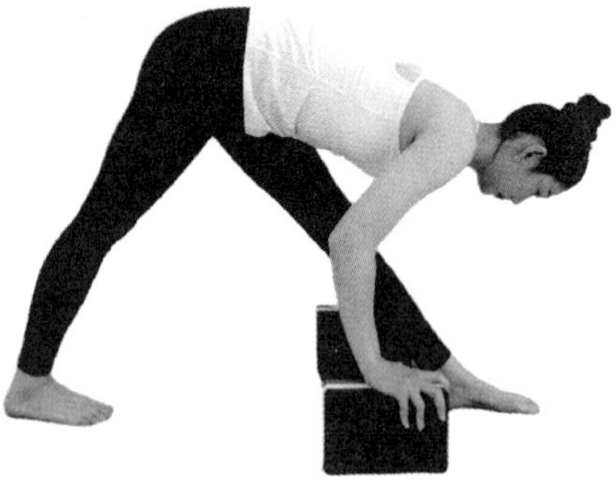

图 4-26 双手下方扶砖的辅助练习

练习功效:强化腿部力量,增强髋关节的稳定性,提高大腿后侧肌肉的柔韧性,缓解背部疼痛,促进血液流向大脑,保持大脑清醒。

(十一)战士一式(Virabhadrasana Ⅰ)

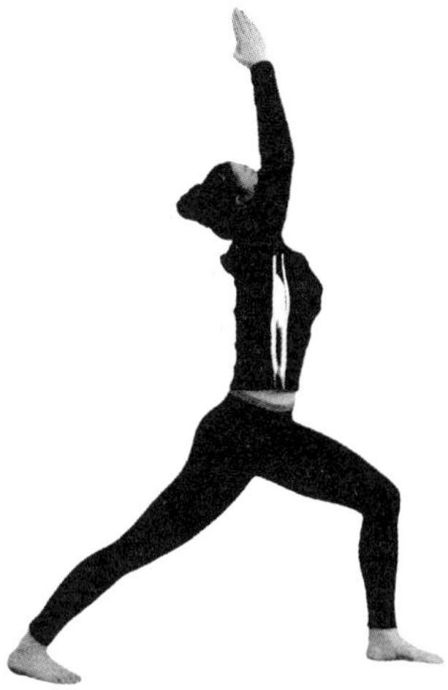

图 4-27 战士一式

战士一式(见图 4-27)展示了如何通过平衡不同方向的同步动作,创造出稳定的效果。将这个体式安排在加强侧伸展式之后创造了一种协同进程。这个顺序平衡了向前折叠的动作和向上伸展的动作,战士一式从加强侧伸展式开始,由身体和心带动上身直立,向上伸展。

练习方法:①山式站姿准备,双手扶髋,吸气,双脚跳开约一条腿的长度,双脚脚尖朝前。②呼气,左脚向左转开 90 度,同时屈左膝,膝盖在脚尖的正上方,右脚脚尖向内旋 75 度左右;沉髋,重心下落,保持左大腿和地面平行,骨盆向左摆正,胸腔和骨盆在一个平面上;双手向上举过头顶,肘关节伸直,双手合十,停留在这里保持 3-5 次呼吸。③随着最后一次呼气,双手落下扶髋,左腿伸直,脚尖转回初始的位置,两腿跳回山式站立,再进行反侧练习。

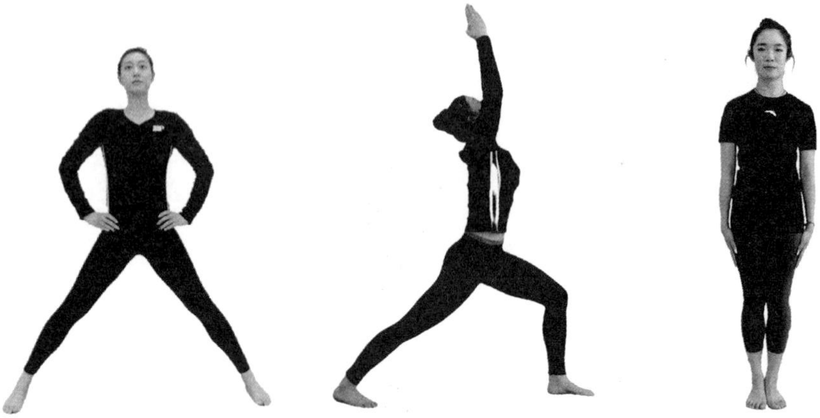

① ② ③

动作要点:前侧脚的大脚趾根部、小脚趾根部和足跟压实地面,后侧脚的脚外侧压实地面,启动大腿内侧肌肉上提;前侧腿膝盖对准第2、3脚趾,膝盖不超过脚尖,大腿做外旋,后侧腿大腿做内旋,骨盆放正,尾骨指向地面,收腹收肋骨,胸腔上提,肩膀下沉,手臂伸直,大臂向中间靠拢,颈部伸展,后脑勺向后靠,下颌微收,抬头。

辅助练习:前侧脚踩砖,有助于将重心转移到后方腿,激活后方腿部的相关肌肉(见图4-28)。

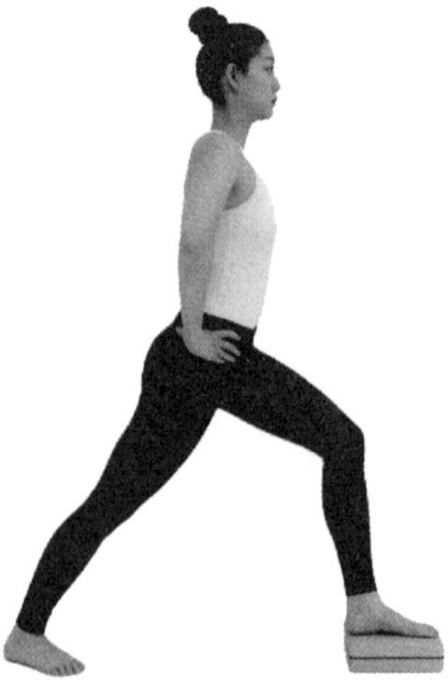

图4-28 战士一式的辅助练习

练习功效：增强腿部和背部肌肉力量，灵活髋关节和肩关节；锻炼臀部肌肉力量，缓解腰背部疼痛，改善不良体态。

（十二）战士三式（Virabhadrasana Ⅲ）

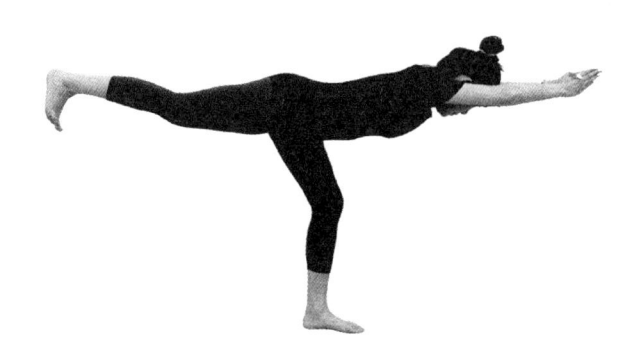

图 4-29　战士三式

战士三式（见图 4-29）单脚站立、双手合掌前伸的动作，样子就像一支射出去的箭。它可以将战士一式储存的能量转化为动作，将身体向前推出去，单腿站立，保持平衡。该体式的重点是骨盆旋转向站立的那条腿，躯干也在站立腿上前屈。注意该动作与半月式的不同。

练习方法：①战士一式准备；②重心慢慢移到右脚，左脚脚尖点地；③吸气，身体向前向下从髋部折叠，同时左腿有控制地向上抬，背部和左腿在一条直线上且平行于地面，收腹收肋骨，整个核心向上提，手指尖向前伸展，脚趾尖向后伸展，形成一个相互拮抗的力来维持身体稳定；④手臂沿着耳朵向头顶方向伸展，双手合十，在这里停留3-5次呼吸之后，上身慢慢立直，回到山式站立，再进行反侧练习。

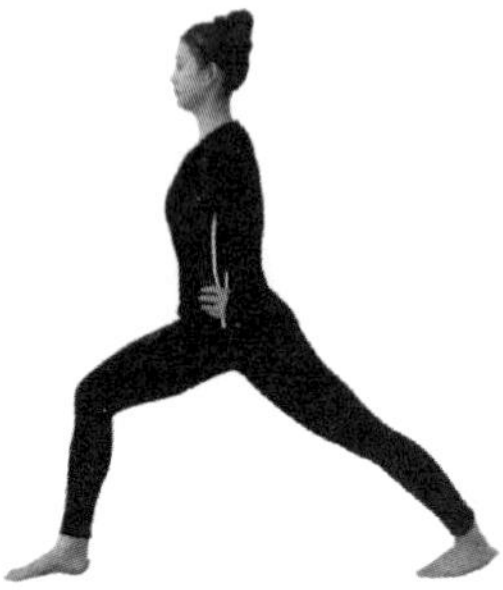

① 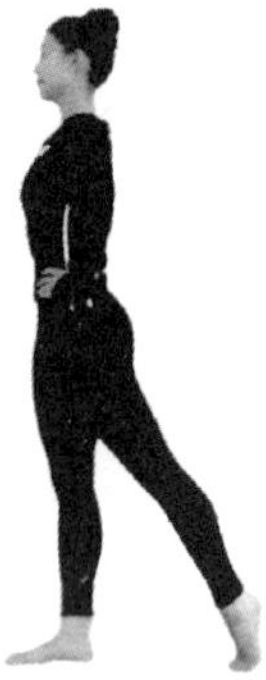 ② 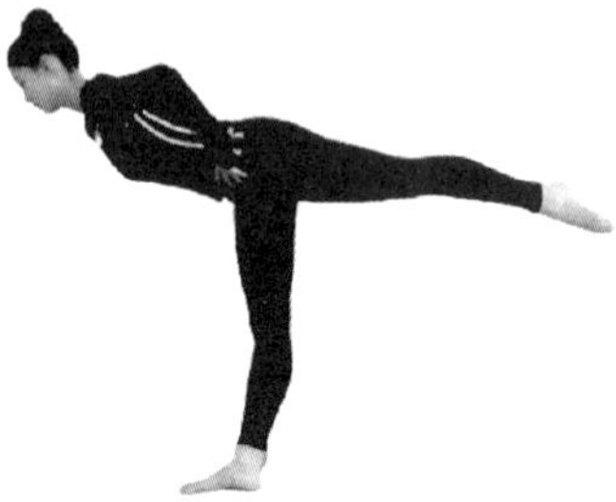 ③ 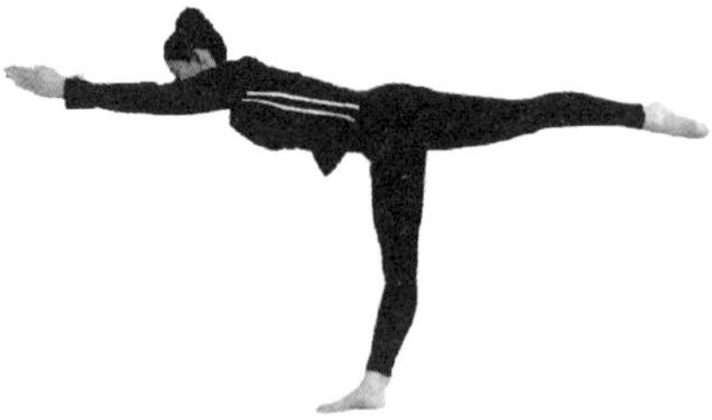 ④

动作要点：支撑腿根基稳定,大腿肌肉收紧上提,膝盖不要锁死;保持骨盆中立,上方腿大腿内旋,髋关节不要向上翻转,脚尖回勾,脚跟向后用力蹬伸;肩膀放松,颈部伸展,微收下颌。

辅助练习：可双手扶墙,帮助身体稳定(见图4-30)。

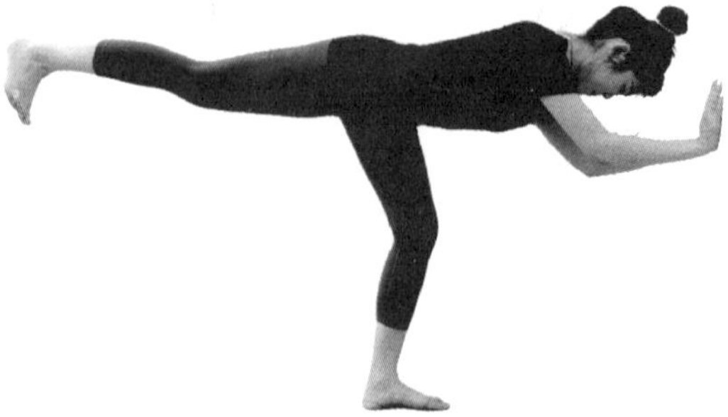

图4-30 双手扶墙的辅助练习

练习功效:强化脚踝和大腿的力量,增强臀部肌肉力量,灵活髋关节,促进骨盆区域的血液循环;增强背部肌肉力量,灵活肩关节,缓解肩背部疼痛;提高专注力和平衡力。

(十三)三角扭转伸展式(Parivrtta Trikonasana)

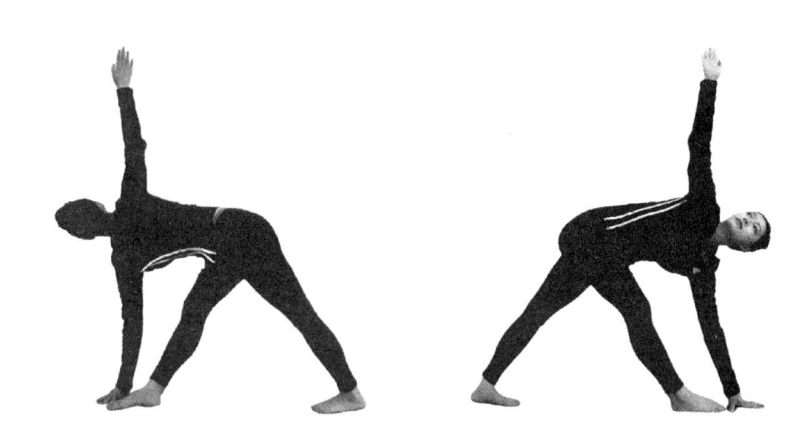

图4-31 三角扭转伸展式

在三角扭转伸展式(见图4-31)中,使用对侧的手来触碰脚部,扭转躯干与脊椎。肩膀的核心肌肉将躯干转向与髋部相反的方向,形成一个扭转体位。稳定骨盆核心,将胸腔向前腿展开,以这种方式平衡旋转和转开,使身体充满能量。

练习方法:①山式站姿准备,吸气,双脚跳开约一个半肩宽,脚趾朝前,双手侧平举打开,呼气,双脚脚尖向左转,带动骨盆和胸腔同时向左;②再次吸气,提起胸腔,延展脊柱,呼气,从髋关节开始折叠,手臂带动身体向后向下,左手落在右脚外侧的地面上,手指尖轻轻点地,右手向上伸展,指尖指向天花板,胸腔打开,骨盆保持稳定,右脚大脚趾根部压实地面,左脚脚跟内侧压实地面,在这里保持3-5次呼吸;③最后一次吸气时,左手用力伸展,带动身体回正,双脚跳回山式站立,再进行反侧练习。

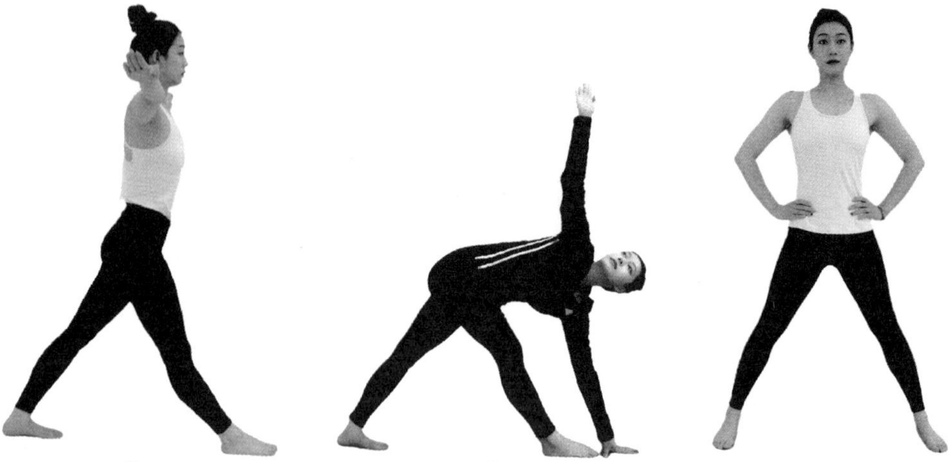

① ② ③

动作要点:保持骨盆中立,后侧脚脚尖外旋30度,下方手用力推地,将自己的胸腔打开,收腹收肋骨,肩膀放松,脊柱伸展,下颌微收。

辅助练习:腿部后侧肌肉紧张时,可以将瑜伽砖垫在手下方,帮助身体有更多的空间扭转和呼吸(见图4-32)。

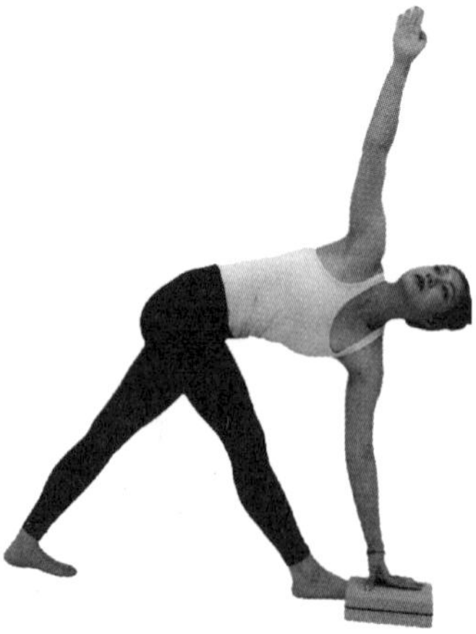

图4-32 三角扭转伸展式的辅助练习

练习功效:灵活脊柱,帮助纠正脊柱侧弯,促进下背部血液循环;强化腿部力量,提高腿后侧柔韧性、灵活肩关节、扩展胸腔,按摩腹部和内脏器官。

（十四）三角扭转侧伸展式（Parivatta Parsvakonasana）

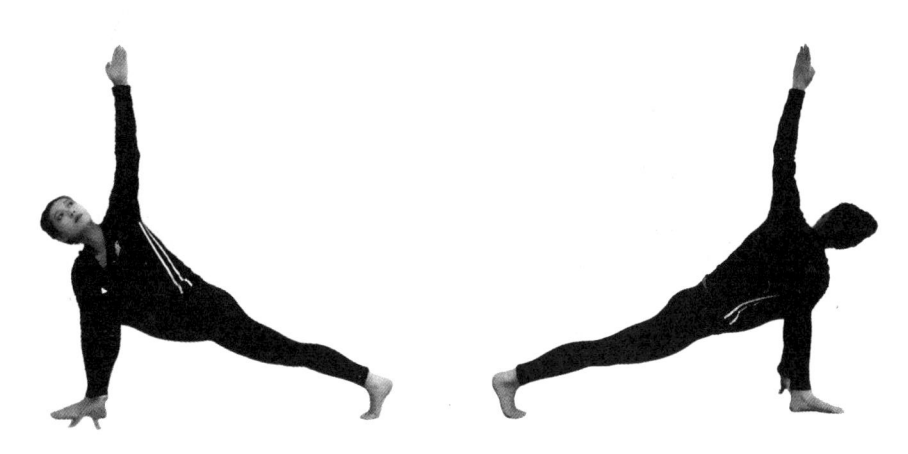

图 4-33 三角扭转侧伸展式

三角扭转侧伸展式（见图 4-33）既是一个扭转体式，也是一个站姿体式。两个动作同时发生：弓步和躯干扭转。这个体式以相反的方向转动骨盆与躯干，使脊柱产生一种螺旋效果，有效伸展环绕脊柱的核心肌群。

练习方法：①山式站姿准备，双手扶髋，吸气，双脚跳开约一条腿的距离，呼气，左脚向左转开 90 度，带动身体向左转，屈左膝，沉髋，膝盖指向第 2、3 脚趾的方向，大腿与地面平行，膝盖不超过脚尖，右腿脚跟踮起，大脚趾根部和小脚趾根部用力向下推地，大腿内侧肌肉收紧上提；②再次吸气，右手向上举过头顶，左手扶髋；③呼气，右手从上向下画一个半圆，并带动身体向左后方转动，将右手落在左脚外侧的地面，同时右肩在左膝外侧，左手向上指向天花板，大臂外旋，后脑勺向后靠，保持与背部在一个平面内，眼睛看向左手指尖的方向；④在这里停留 3-5 次呼吸之后，身体慢慢回正，来到山式站立，再进行反侧练习。

① ② ③ ④

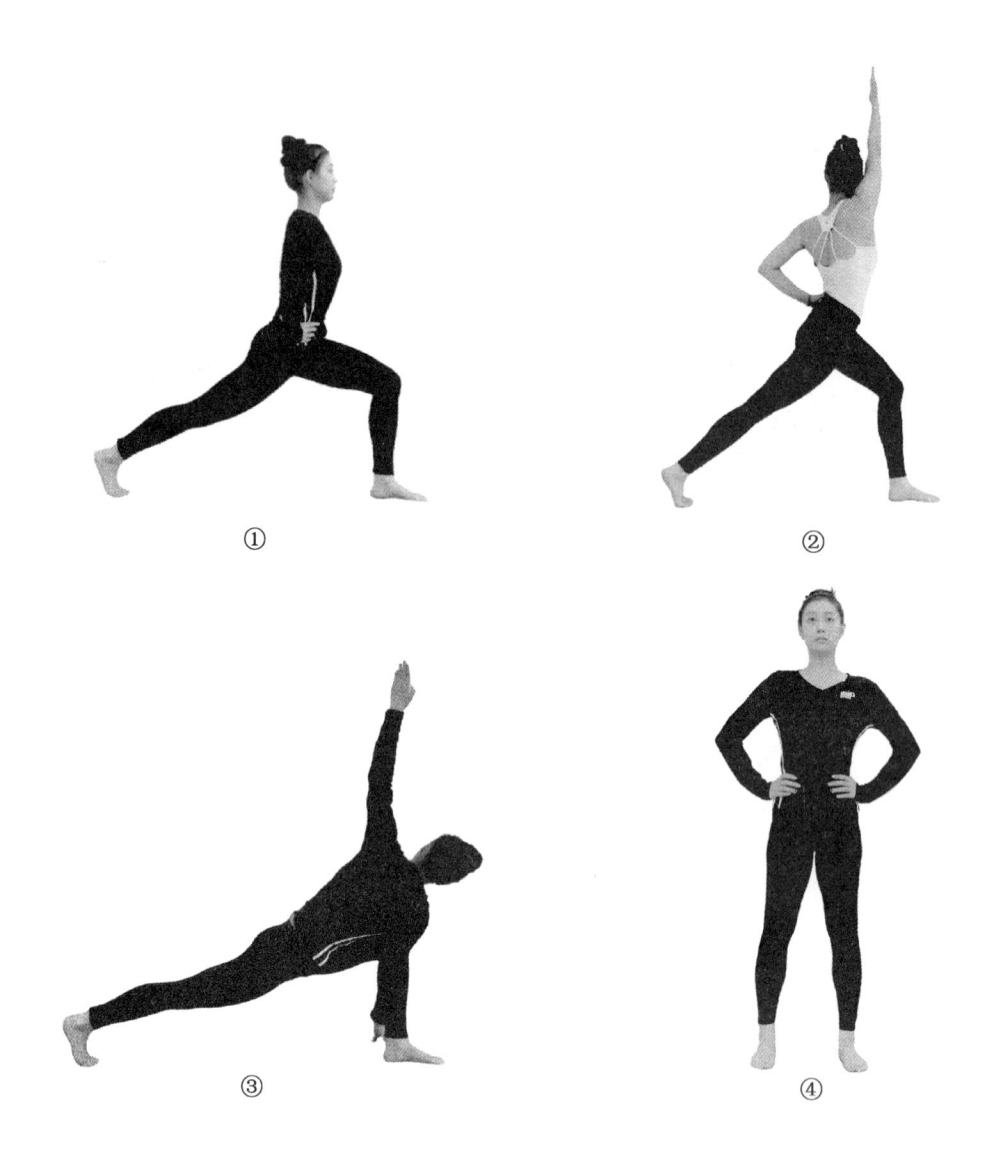

动作要点:保持骨盆中立;右膝向外推与左手臂之间形成一个拮抗的力,使胸腔向后打开,左脚大脚趾根部压实地面,右脚脚跟离开地面,与地面垂直;收腹收肋骨,肩膀放松,脊柱伸展。

辅助练习:可以将手肘顶在右膝盖外侧,双手合十,将双手掌尽可能推到胸腔当中(见图4-34),脚跟用力踩砖,激活大腿后侧肌肉。

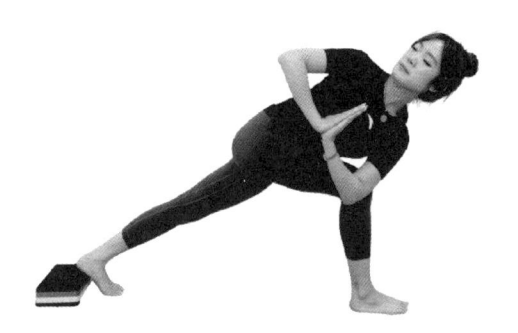

图 4-34　三角扭转侧伸展式的辅助练习

练习功效:增强大腿肌肉力量,灵活脊柱,提高核心控制力;灵活肩关节,增强背部肌肉力量,伸展腹股沟,按摩腹部内脏器官。

(十五)扭转半月式(Parivrtta Ardha Chandrasana)

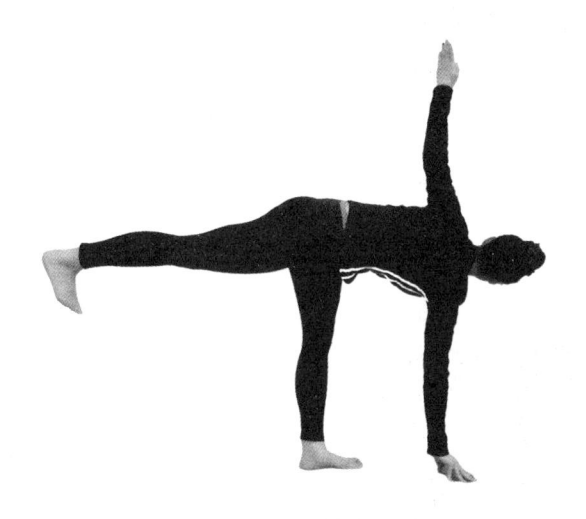

图 4-35　扭转半月式

扭转半月式(见图4-35)将扭转与平衡结合在一起,肩部和骨盆向相反的方向运动,两者通过脊柱连接。骨盆稳定是该体式成功的关键,通过收缩站立腿的腰肌和上抬腿的臀大肌以获得骨盆稳定。这两个相反的动作会形成一种拮抗的力量将骨盆固定。

练习方法：①战士一式进入，左脚在前，右脚在后，吸气，双手扶髋，伸展脊柱；②呼气，重心慢慢前移至左腿，上身前弯，右手落于左脚前大约一个脚掌的距离，手指点地，右脚脚尖回勾并指向地面，脚后跟上提，右大腿伸展与地面平行；③再一次吸气，左腿大腿肌肉收紧上提，左脚掌压实地面，足弓上提，膝盖伸直，左手向上，手指尖指向天花板，转头看向左手手指尖的方向，在此处停留3-5次呼吸；④随着最后一次吸气，慢慢落腿，上身回正，回到战士一式，再进行反侧练习。

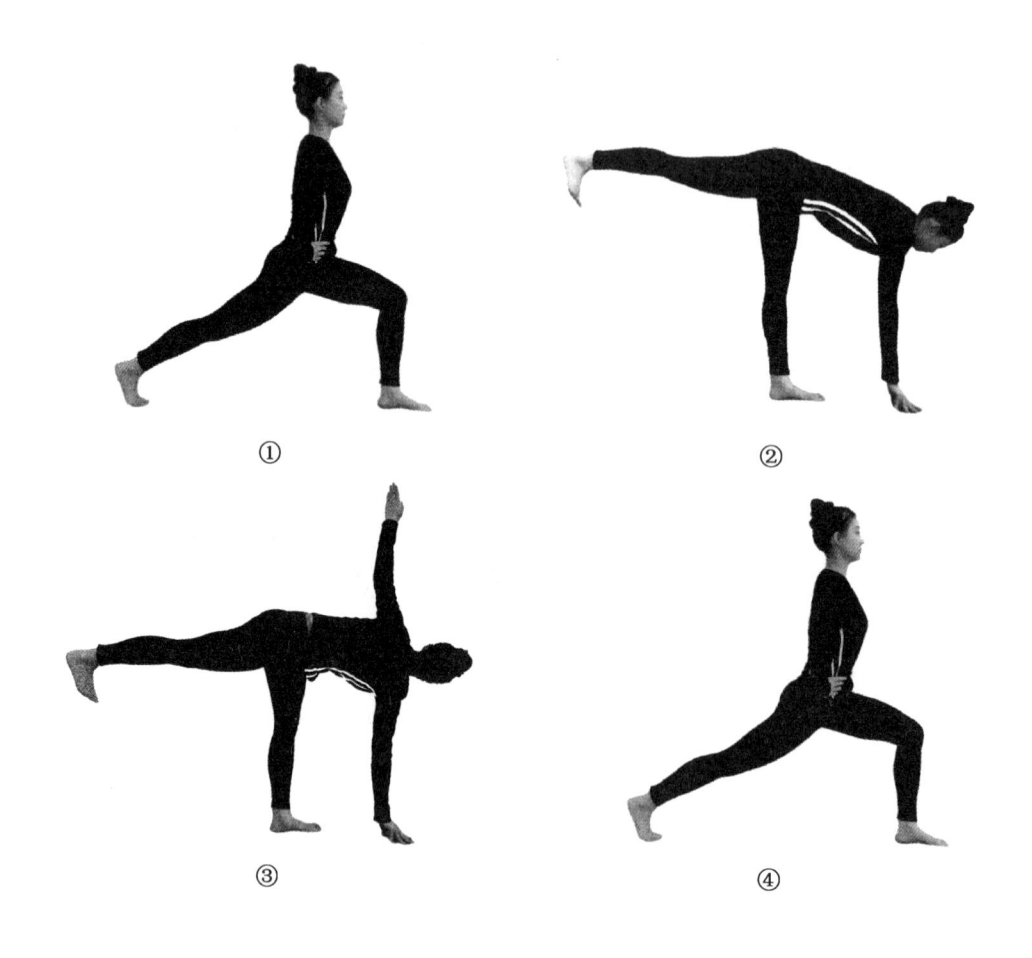

① ② ③ ④

动作要点：左右手保持在一条直线上，微收下颌，伸展脊柱，打开胸腔；收腹收肋骨，髋关节保持中立位，不要翻髋，左脚用力蹬地，根基稳定，右脚跟向后用力蹬伸，身体向两端延伸拉长。

辅助练习：下方腿肌肉紧张时，可以将瑜伽砖放在下方，上方脚蹬墙帮助稳定身体，激活腿部力量（见图4-36）。

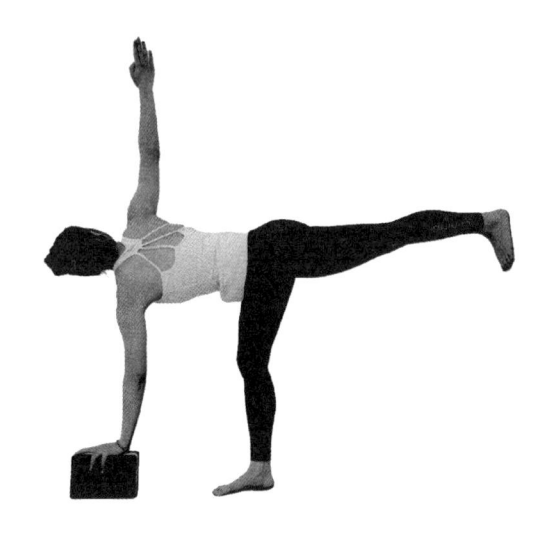

图4-36 扭转半月式的辅助练习

练习功效：灵活脊柱、髋关节，增强腿部肌肉力量，按摩腹部内脏器官，促进骨盆区域血液循环，提高专注力和平衡力。

(十六)双角式(Prasarita Padottanasana)

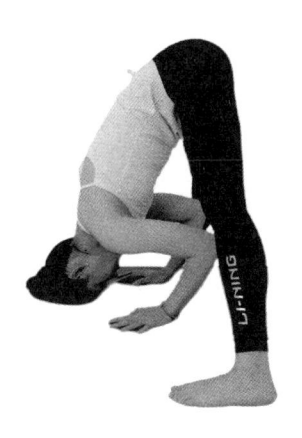

图4-37 双角式

双角式(见图4-37)属于对称的站姿体位,身体两侧的活动与伸展程度都一样。这类体位可以让我们觉察身体某些部位的灵活度是否相等,如果有问题,可以通过这个体位激活适合的肌肉,重新找回平衡与协调。

练习方法:①山式站姿准备,双脚跳开约一条腿的距离,脚趾朝前,双手扶髋,吸气,伸展脊柱,胸腔上提;②呼气,身体从髋关节处开始折叠前屈,双手扶髋;③吸气,脊柱延展,呼气,双手手掌压实地面,加深前屈,颈部、肩膀放松,在此处停留3-5次呼吸;④随着最后一次吸气,双手回到髋侧,双腿用力带动上身立直,呼气,双腿跳回并拢,回到山式站姿。

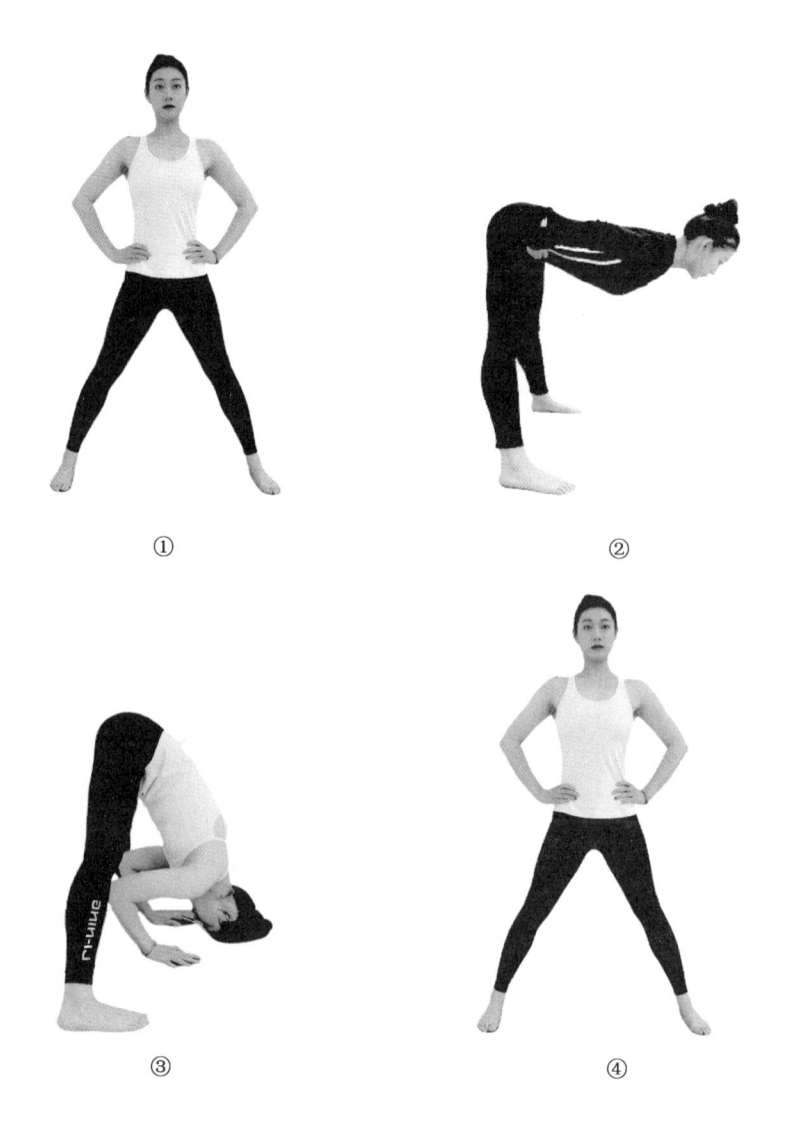

①

②

③

④

动作要点：整个过程中，双脚内外侧均向下踩实地面，启动大腿内侧肌肉收紧上提，膝盖不要内扣，大腿后侧肌肉上提，带动髋关节转动，使前屈加深，保持臀部和脚跟在一个平面上；收腹收肋骨，给自己的前屈创造更多空间，放松双肩。

辅助练习：腿部后侧肌肉紧张时，可双手下方扶砖进行辅助练习（见图4-38）；肩背部肌肉紧张时，可在额头下放砖（见图4-39），放松肩颈，进行辅助练习。

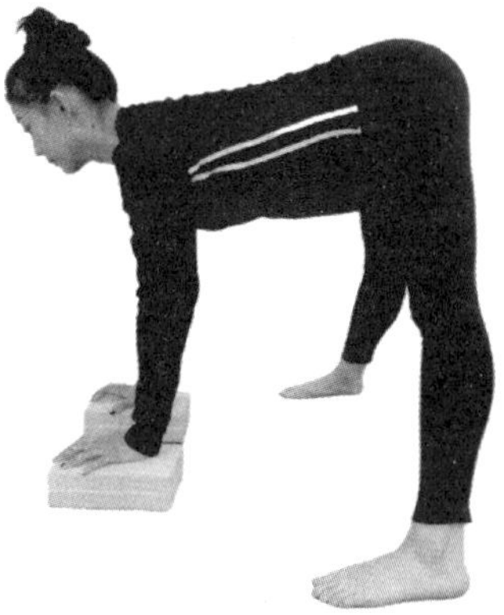

图4-38　手下扶砖的辅助练习 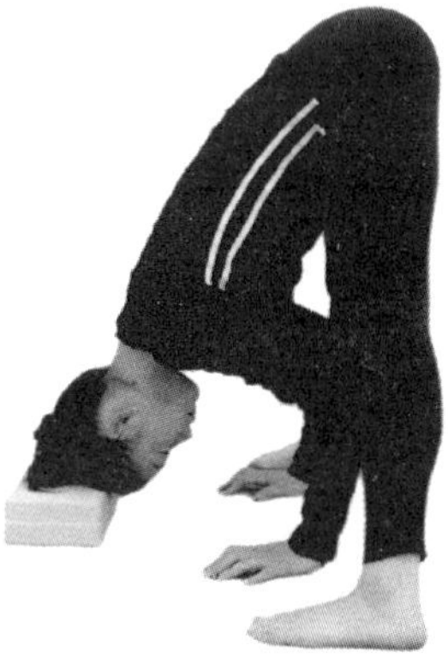　　　图4-39　额头靠砖的辅助练习

练习功效：提高大腿内侧和后侧肌肉的柔韧性，灵活脊柱，按摩腹部内脏器官。

（十七）鸟王式（Garudasana）

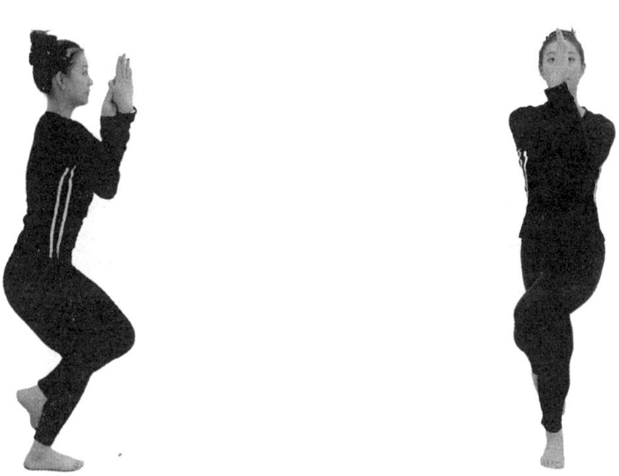

图4-40　鸟王式

鸟王式(见图4-40)与单腿平衡有关,双手与双腿交缠的体位并不是大脑所习惯的姿势。正因为如此,这个体位才可以有效地训练平衡感与协调感。

练习方法:①山式站姿准备,双手扶髋,吸气,慢慢将重心移向右脚,左脚脚尖点地;②呼气,双膝微屈,将左腿从外侧缠绕在右腿上,脚背钩住右小腿,摆正骨盆,稳定后找到大腿外旋的力,臀部向后侧收紧;③吸气,延展脊柱,呼气,双手打开侧平举,双肩向内收,带动手臂相互靠近,左臂在上、右臂在下,双臂在大臂的位置进行交叉一次,再屈臂从小臂的位置再次交叉,双手掌心合十,沉肩向下,在此处停留3-5次呼吸;④随着最后一次吸气,解开双手和双腿,回到山式站姿,再进行反侧练习。

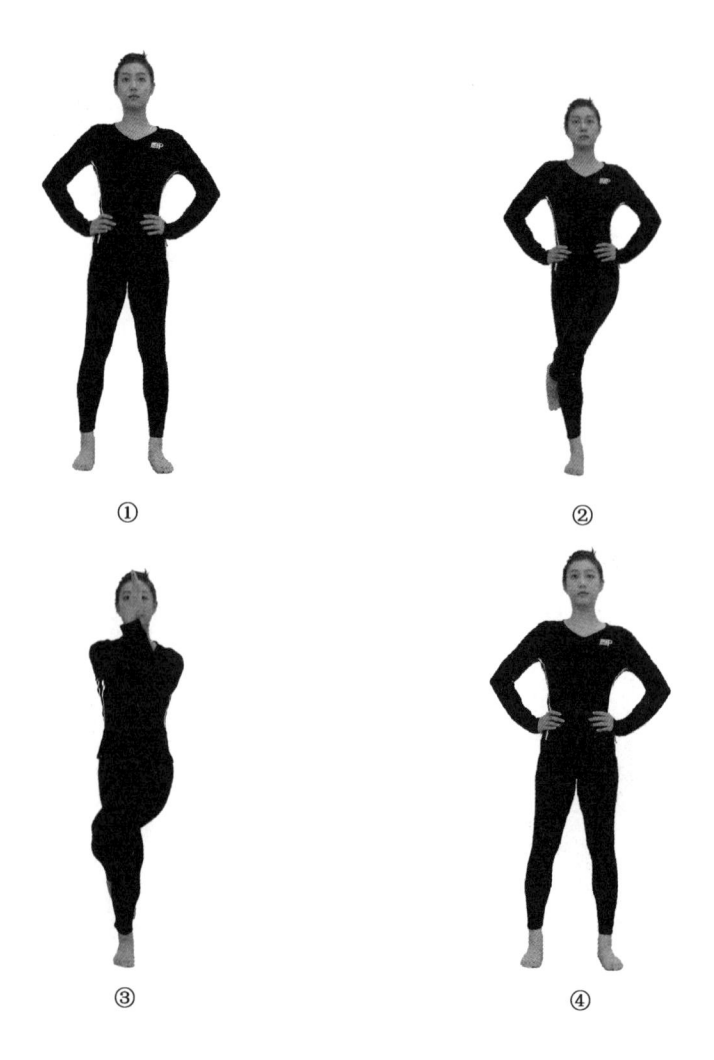

①

②

③

④

动作要点：缠绕方向，手脚相反；保持脚下根基稳定，足弓上提，骨盆中立，尾骨指向地面，脊柱伸展，肩膀放松下沉；下颌微收，收腹收肋骨，眼睛注视一个固定点。

辅助练习：双腿无法缠绕时，可以使缠绕脚脚尖点地（见图4-41）；肩关节太紧张导致双手无法交叉缠绕时，还可以双手互抱双肩（见图4-42）。

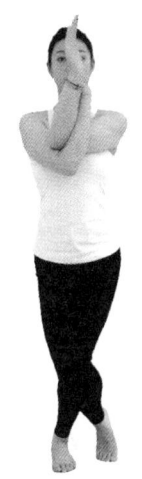

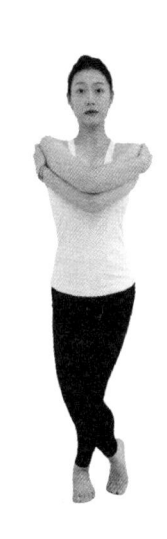

图4-41 脚尖点地的辅助练习　　图4-42 双手抱肩的辅助练习

练习功效：提高肩关节灵活性，缓解肩背僵硬；增强足踝和腿部力量，提高髋关节灵活性，加强臀部肌肉力量，缓解腰背部疼痛；提高专注力，锻炼平衡感。

二、恢复性体式

（一）有支撑的桥式

在练习的最后，使用有支撑的桥式被动拉伸腰肌和股四头肌，这也是一种温和的倒立体式。该体式使下半身高于心脏，能促进血液回流，刺激植物性神经系统中的副交感神经部分，有助于降低心率和血压。

平躺在垫子上，双腿屈膝，双脚踩实地面，臀部抬起，将瑜伽砖放于骶骨之下，骨盆放在瑜伽砖上，双手十指交叉抱住瑜伽砖（见图4-43）；也可以双脚并拢向上伸直双腿,双臂相互靠拢,双手十指交叉抱住瑜伽砖(见图 4-44)。闭上眼睛,在这里停留几分钟,保持自然呼吸。然后移开瑜伽砖,将骨盆慢慢放下,进入婴儿式休息,最后结束练习。

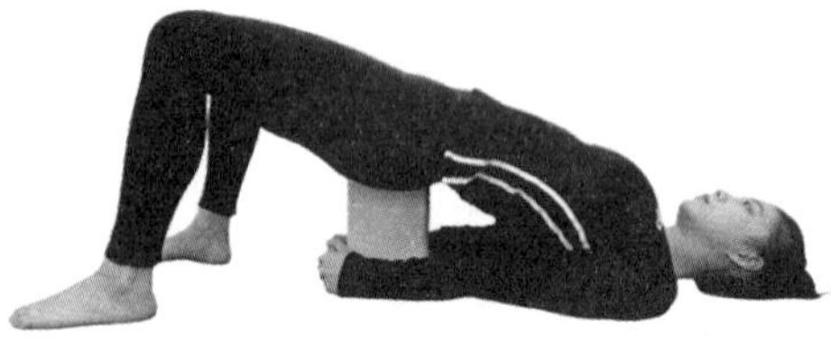

图 4-43　有支撑的桥式 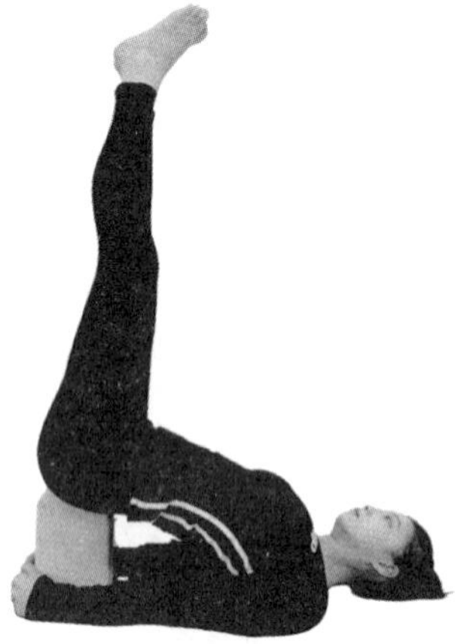　　　　图 4-44　有支撑的肩倒立

(二)靠墙倒箭式

靠墙倒箭式(见图 4-45)使臀大肌得到被动拉伸,还可以打开胸腔,倒立的姿势可以降低心率和血压,适合放在瑜伽练习的最后进行恢复。

上身平躺,双腿贴墙做束角式,手臂置于身体两侧,掌心朝上,闭上双眼,在这里停留几分钟,然后身体转向右侧,进入婴儿式休息几分钟之后,结束练习。

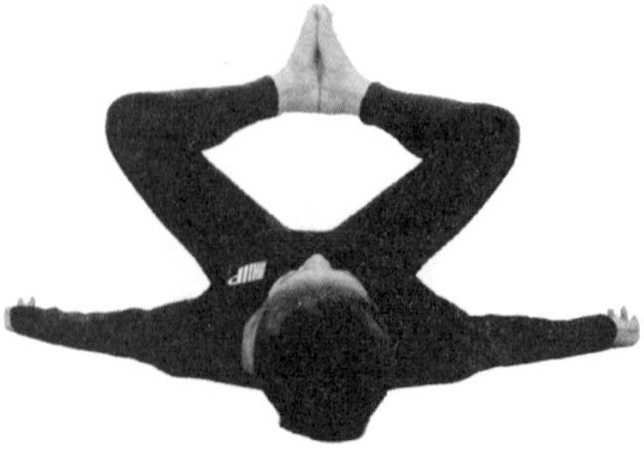

图 4-45　靠墙倒箭式

第二节　身体前弯及髋关节伸展体式

一、开髋体式

(一) 简易坐姿(Sukhasana)

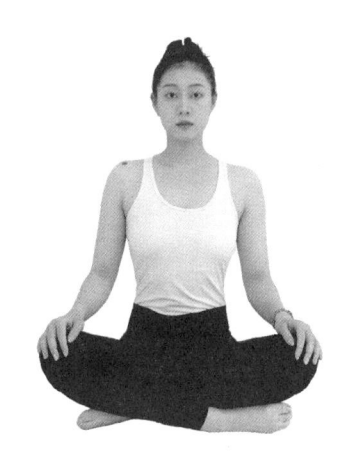

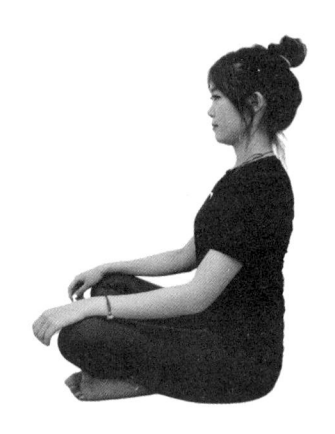

图 4－46　简易坐姿

简易坐姿(见图 4－46)就是我们冥想时最常用的姿势,梵文 asana 的原意就是"舒适而轻松的姿势"。若想坐得舒服,必须不依靠肌肉来维持坐姿,因此,身体的力学轴与脊柱的解剖轴应相互平行。脊柱与地面垂直,落在骨盆之上,膝关节靠近地面,这样确保我们是依靠骨骼而不是肌肉收缩来支撑躯干重量。

练习方法:①坐在瑜伽垫上,双腿前伸,双手拨动臀大肌向后向上,使坐骨压实地面;②吸气,屈左膝,脚后跟靠近身体,屈右膝,两小腿上下交叠,双手掌心落于大腿或膝盖上,膝盖下沉靠向地面。可以闭上双眼,也可以平视正前方,保持 5－8 次呼吸之后,双腿依次伸直,换腿进行反侧练习。

①　　　　　　　　　　　　　　②

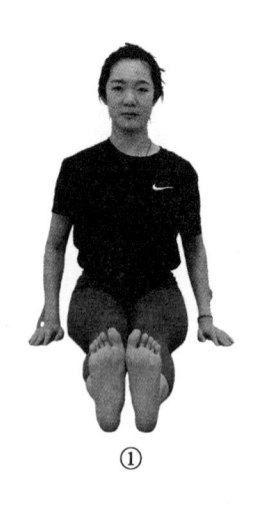

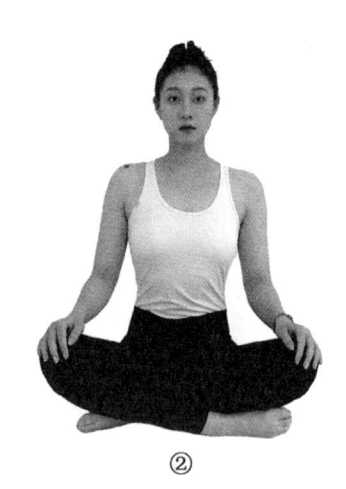

动作要点：收腹，肋骨向内收，尾骨朝下，不要塌腰；肩膀放松，双肩外旋，下沉肩胛骨，打开胸腔；下颌微收，后脑勺向后靠，拉长颈部后侧肌肉；头顶心向上，坐骨向下，形成一个相互拮抗的力量，伸展脊柱。

辅助练习：髋关节和膝关节过于紧张时，可以在臀部下垫砖练习（见图4-47）。

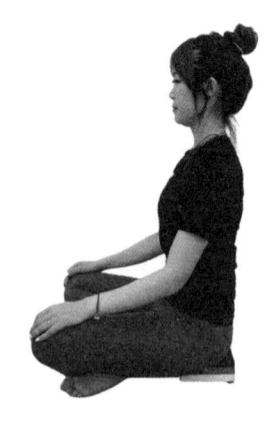

图4-47　臀部下垫砖的辅助练习

练习功效：加强髋、膝、踝的灵活性，促进骨盆和下肢区域血液循环，提高专注力，放松大脑。

(二)束角式(Baddha Konasana)

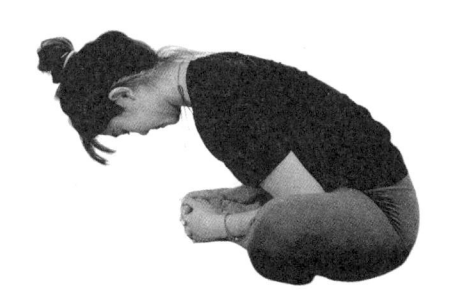

图 4-48 束角式

束角式(见图 4-48)是个对称体式,通过这个体式的练习,可以帮助我们找到身体不对称之处,并恢复为对称状态,尤其是髋关节和骨盆的位置。

练习方法:①坐在瑜伽垫上,双手拨动臀大肌向后向上,使坐骨压实地面;②吸气,屈双膝,脚踩地面,双脚并拢,脚跟靠近身体,双膝向外分开直至膝盖落于地面,脚掌相对,双手相互交叉抱住自己的双脚尖;③再次吸气,伸展脊柱,提起胸腔,呼气,屈臂拉动自己的身体靠向双脚尖的方向,保持 3-5 次呼吸;④最后一次吸气时,上身慢慢回正,呼气,双膝向中间靠拢,双手环抱双膝放松。

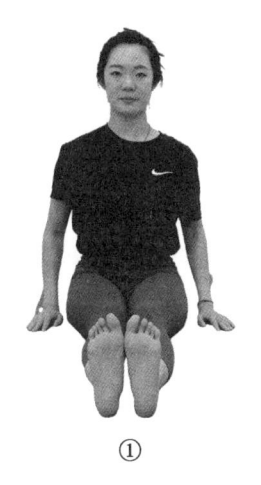

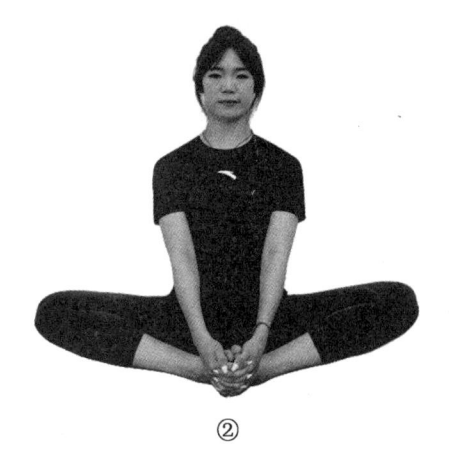

① ②

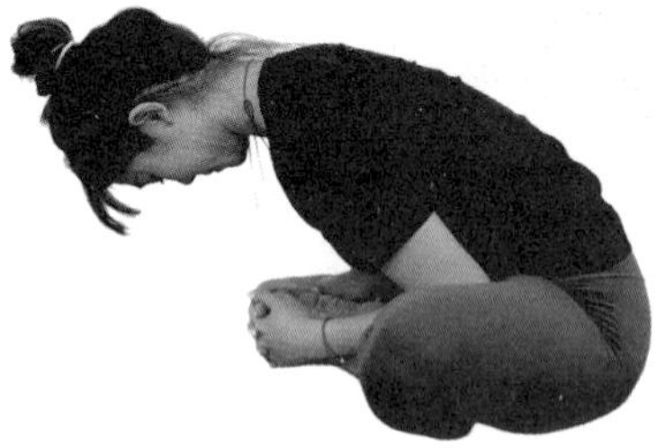

③ 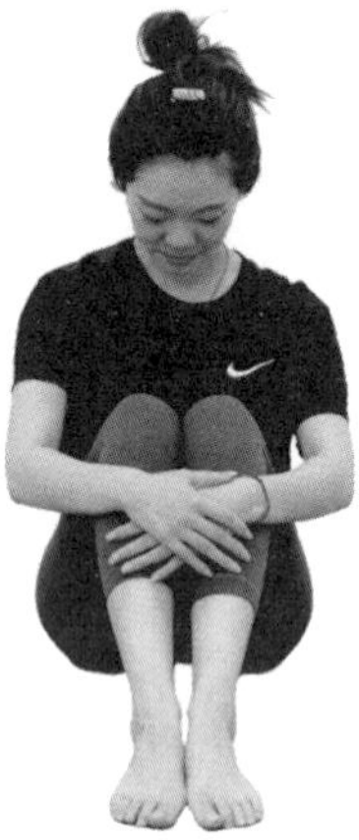　　　　　　　　　　　　　④

动作要点：保持脊柱伸展，前屈从髋关节处折叠，背部拉长；肚脐向内收，创造更多空间使躯干前屈，大腿做外旋，使髋关节外展；肩膀放松下沉，锁骨向外延展。

辅助练习：可以在额头下垫砖，帮助放松肩颈部（见图4-49），还可以做仰卧束角式练习（见图4-50）。

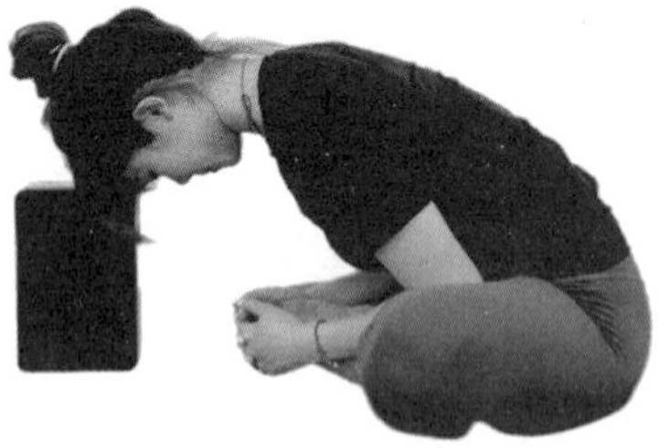

图4-49　额头下垫砖的辅助练习 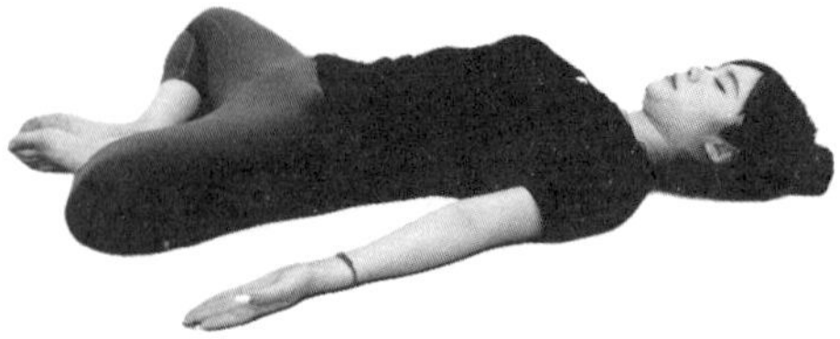　　　　图4-50　仰卧束角式

练习功效：促进骨盆区域的血液循环，减少经期疼痛；提高大腿内侧肌肉的柔韧性，灵活髋关节，帮助纠正骨盆位置。

(三)坐角式(Upavistha Konasana)

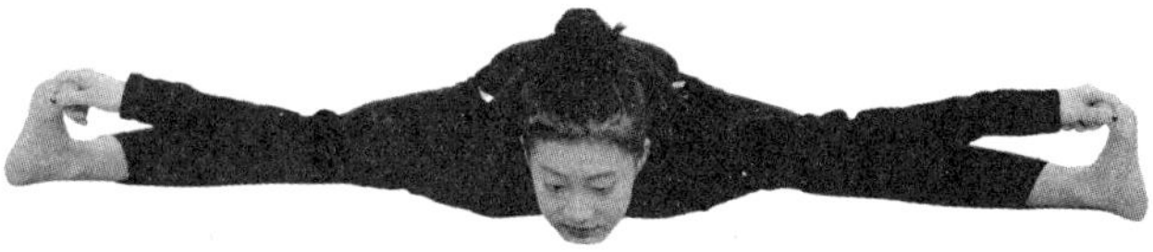

图4-51 坐角式

坐角式(见图4-51)和束角式的区别就在于加入了前弯的动作,这样连接双手和双足,维持并加深了髋关节的伸展和躯干的弯曲。

练习方法:①坐在瑜伽垫上,双手向上伸展,尾骨向下,脊柱立直,双腿向两边尽可能打开,脚尖回勾指向天花板,膝盖窝伸展;②双手扶于体前的地面上,吸气,脊柱延展,胸腔上提;③呼气,保持脊柱延展,上身前倾,双手食指和中指分别钩住双脚大脚趾,再次吸气,拉长脊柱,脚跟向外推,呼气,上身再次前屈,使胸腔靠近地面,在这里停留3-5次呼吸;④随着最后一次吸气,上身慢慢立直,解开双手,双腿向中间并拢,呼气,双手抱住双膝放松。

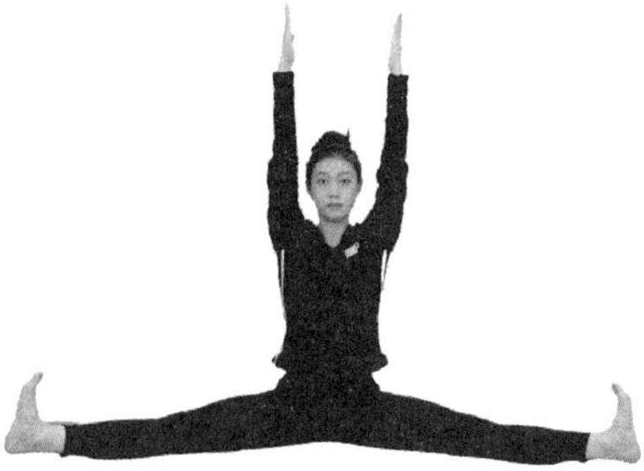

① 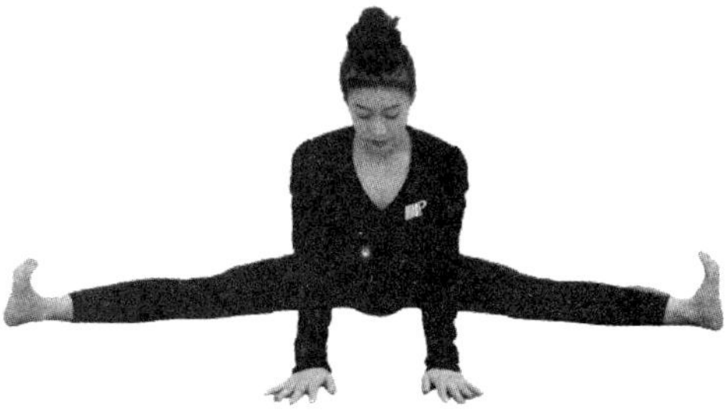 ②

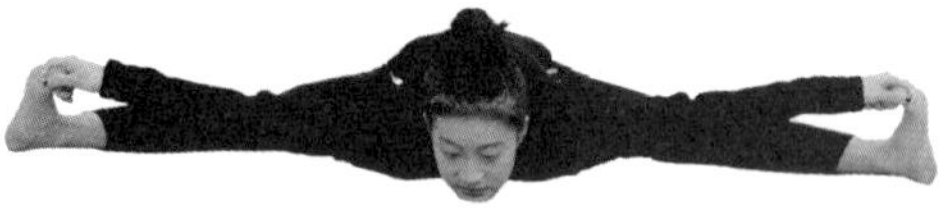

③ 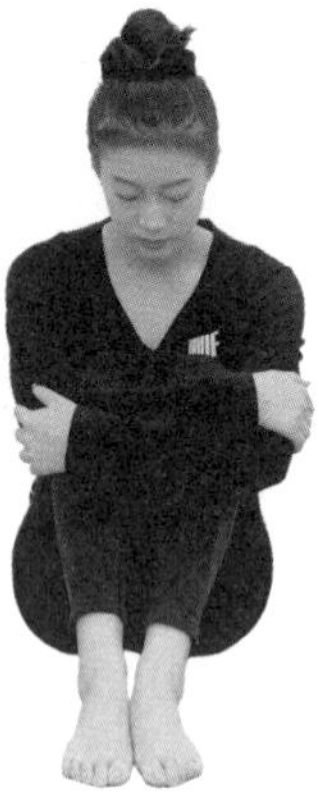 ④

动作要点:坐骨压实地面,头顶向上延伸,双肩打开,肩膀下沉;腹部内收,大腿外旋,打开骨盆,大腿前侧肌肉上提,脚跟向外蹬伸;身体前弯时保持背部伸展,从髋关节处前屈。

辅助练习:大腿内侧肌肉紧张时,可以双手扶住地面向前延展,在额头下垫砖进行练习(见图 4-52),也可以稍微弯曲膝盖进行练习。

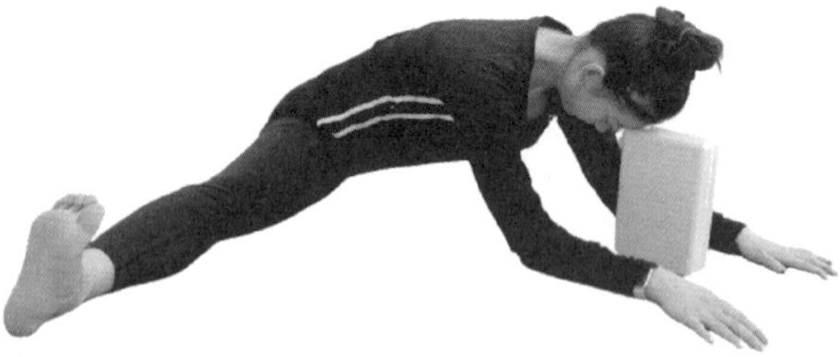

图 4-52 额头下垫砖的辅助练习

练习功效:提高腿部肌肉的柔韧性,灵活髋关节;促进骨盆区域血液循环,缓解坐骨神经痛。

（四）仰卧手抓脚趾伸展式 A（Supta Padangusthasana A）

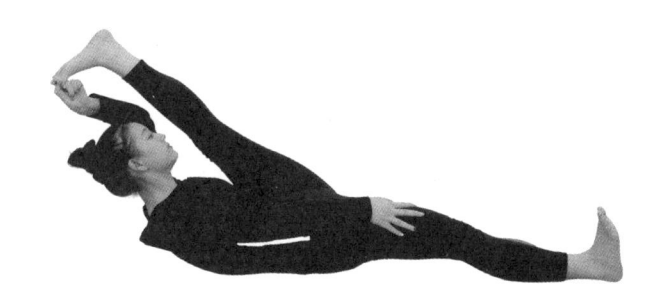

图 4-53 仰卧手抓脚趾伸展式 A

仰卧手抓脚趾伸展式 A（见图 4-53）的重点是伸展上方腿的腘绳肌、腓肠肌和臀大肌，但下方腿也是完成此体式的关键，保持髋关节的伸展，大腿内旋，足跟要紧贴地面。

练习方法：①仰卧，屈左膝靠近胸前，用左手食指和中指钩住左脚的大脚趾，左脚跟向外蹬；②吸气，伸直左膝，将右手放在右大腿上，使右腿贴住地面，左大腿肌肉收紧上提，左脚跟向前蹬伸；③呼气，抬头，肩膀离开地面，屈臂拉动左腿靠近前额，在这里保持 3-5 次呼吸；④最后一次呼气时，头落回地面，左脚放回，再进行反侧练习。

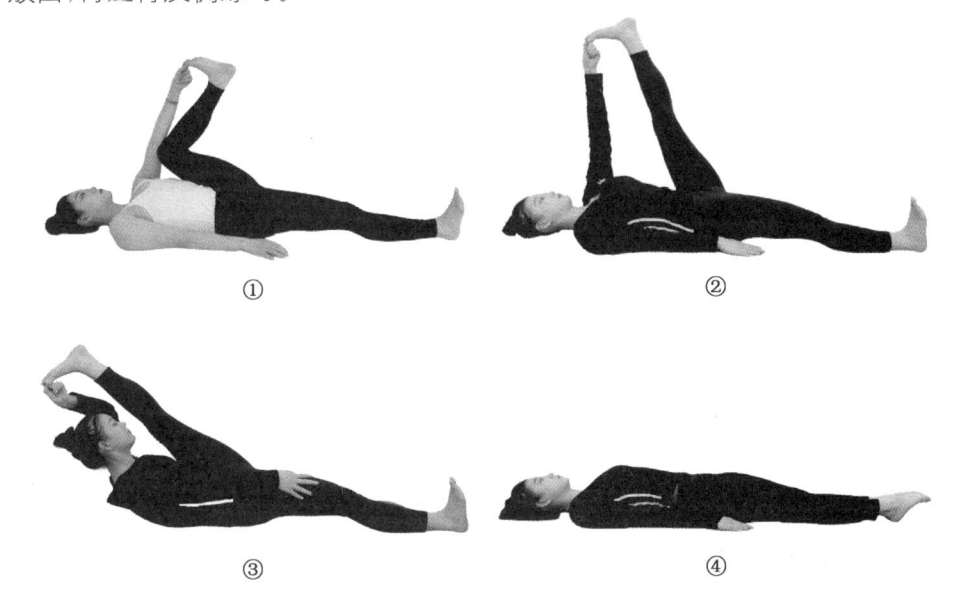

① ② ③ ④

动作要点：手抓大脚趾时，保持颈部后侧伸展，后脑勺着地，肩膀下沉远离耳朵；髋关节保持中立位，下方腿腹股沟伸展，脚尖回勾指向天花板，膝盖窝伸展，收腹，肋骨下沉。

辅助练习：腿部肌肉紧张时，可以借助瑜伽带套在脚上，手抓瑜伽带进行练习（见图4-54）；也可以左腿屈膝，脚踩在地面上进行练习（见图4-55）。

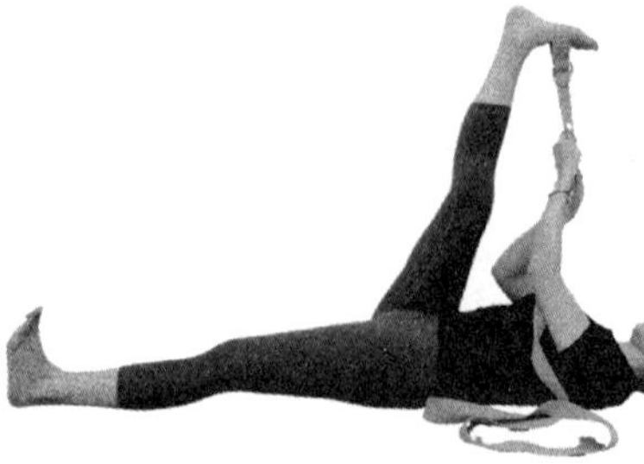

图4-54 借助瑜伽带的辅助练习 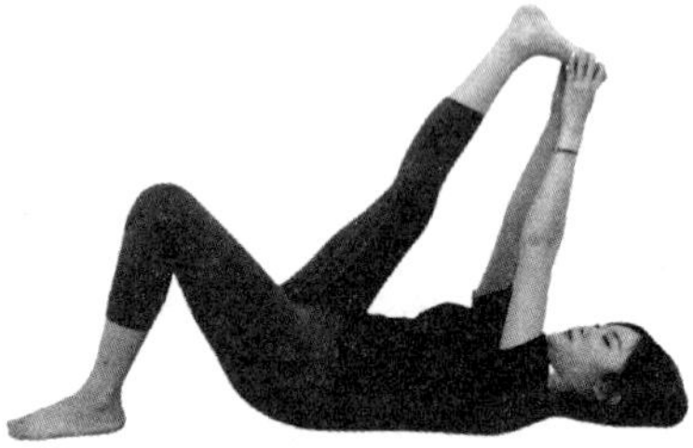　　图4-55 屈膝的辅助练习

练习功效：促进大腿后侧肌肉的伸展，增强腿部肌肉力量；提高核心控制力，有助于缓解下背部疼痛，灵活髋关节。

（五）仰卧手抓脚趾伸展式 B（Supta Padangusthasana B）

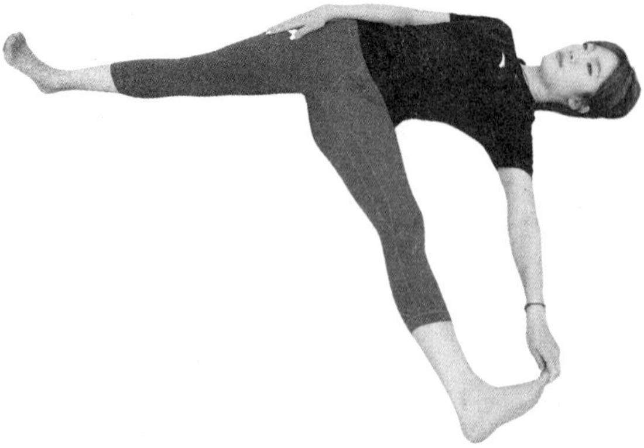

图4-56 仰卧手抓脚趾伸展式 B

仰卧手抓脚趾伸展式 B（见图4-56）的重点是伸展臀大肌和近端（靠近坐骨这一端）腘绳肌，地面腿则需要内转，抵抗足部外旋。

练习方法:①从仰卧手抓脚趾伸展式 A 进入;②右手抓右脚趾,带着右腿慢慢落向身体右侧的地面上进入 B,左手打开贴地,与左肩在同一直线上,右腿大腿向下推,给侧腰更多伸展的空间,加深腹股沟的伸展,保持 3-5 次呼吸;③最后一次吸气时,解开右手,右脚落回地面,再进行反侧练习。

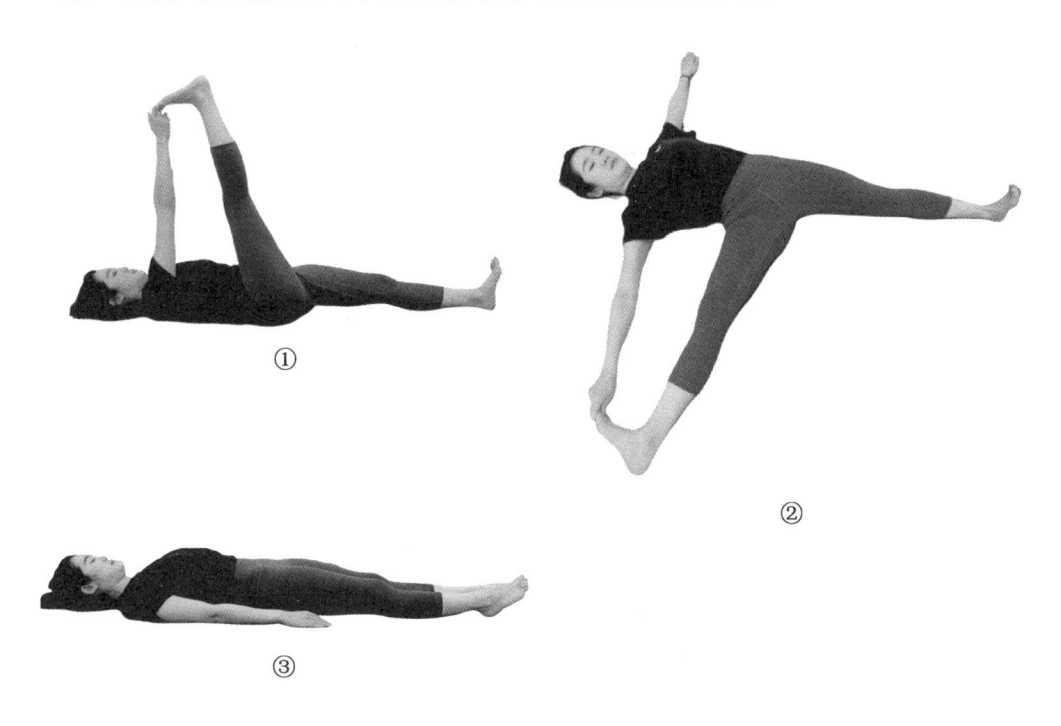

①

②

③

动作要点:右脚落于右肩外侧的地面上,后脑勺放在地面上,颈部后侧伸展,收下颌,转头眼睛看向左侧;右脚跟向外用力蹬伸,左腿保持伸展,大腿向下压,脚跟同样需要向外用力蹬伸,脚尖指向天花板,大腿做内旋;收腹,肋骨向内收。

辅助练习:腿部肌肉紧张时,可用瑜伽带连接手脚进行辅助(见图 4-57)。

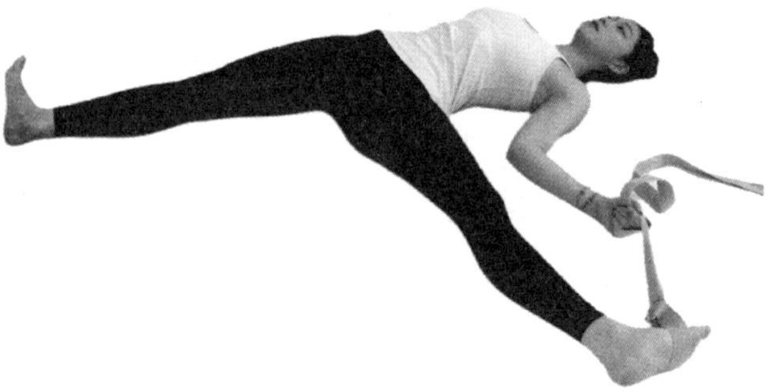

图4-57　瑜伽带辅助的仰卧手抓脚趾伸展式 B

练习功效：加大腿部肌肉的伸展，伸展腹股沟，灵活髋关节，促进骨盆和腹部的血液循环。

(六)仰卧手抓脚趾侧转变化式(Supta Padangusthasana)

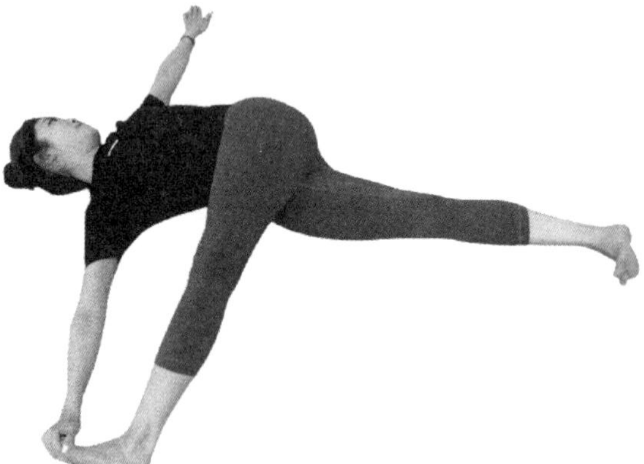

图4-58　仰卧手抓脚趾侧转变化式

仰卧手抓脚趾侧转变化式(见图4-58)是一个扭转体式,当肩膀和胸腔往一个方向转动时,骨盆和下半身朝反方向转动。这个动作与站姿的"三角扭转伸展式"有些相似,脊柱是肩胛带和骨盆的连接,为两个动作提供连贯性。

练习方法:①仰卧,屈右膝,左手抓住右脚外侧;②吸气,伸直右膝,伸展脊柱,收下颌,后脑勺贴地;③呼气,左手带动右腿慢慢落向身体左侧的地面,转头眼睛看右侧,右手伸直贴地保持与肩膀在同一直线上,保持3－5次呼吸;④最后一次呼气时,松开左手,屈左膝,髋关节慢慢回正,回到仰卧姿势,再进行反侧练习。

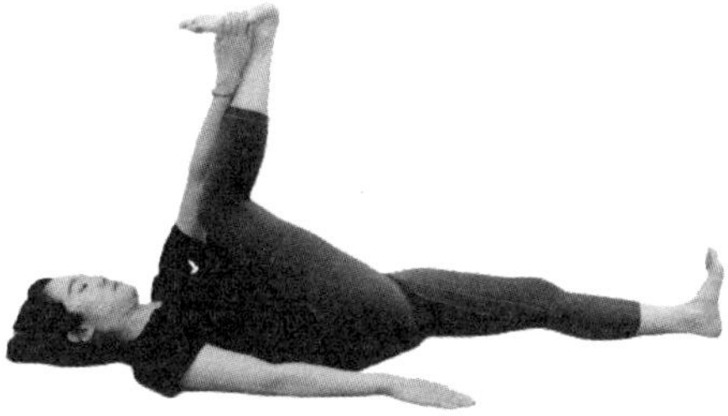

①

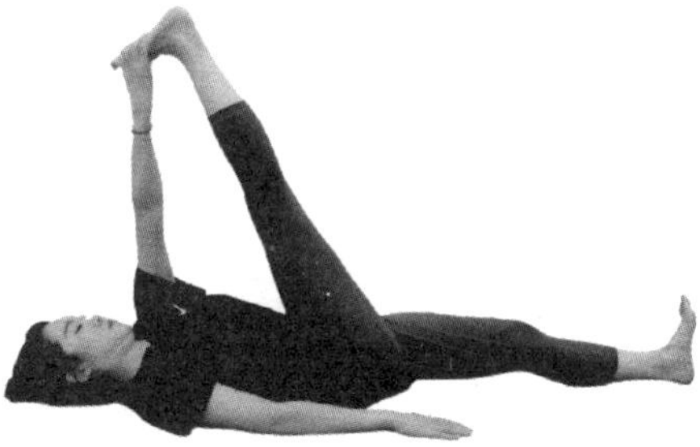

②

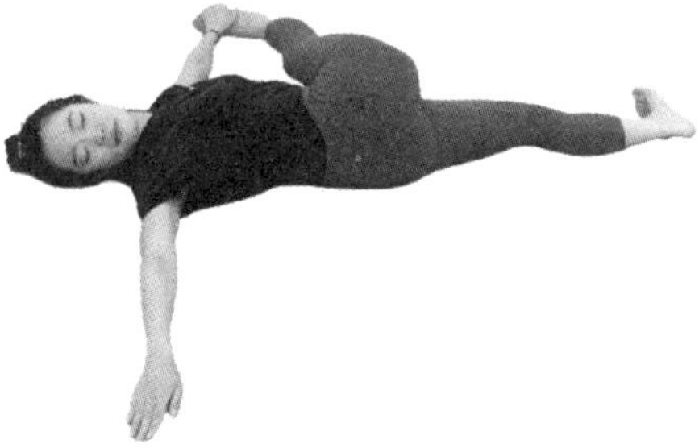

③

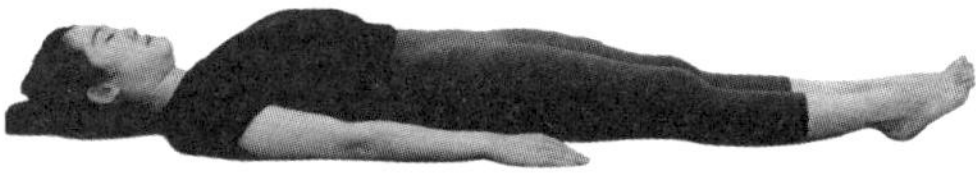

④

动作要点:右大腿做外旋,左大腿做内旋,双脚脚跟用力向外蹬伸;收腹,给右腿更多扭转空间,尽量使双肩贴地,胸腔打开,肩膀放松下沉,远离耳朵。

辅助练习:腿部肌肉紧张时,可以借助瑜伽带连接手脚完成练习(见图4－59)。

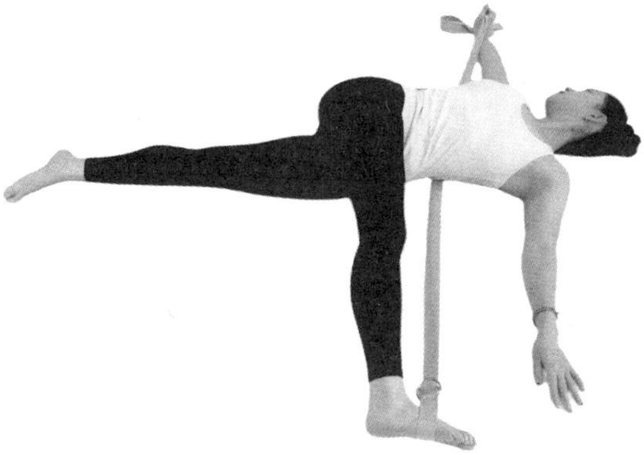

图4－59 有瑜伽带辅助的练习

练习功效：伸展腘绳肌，伸展腹股沟，增强核心控制力，灵活脊柱，灵活髋关节。

（七）龟式（Kurmasana）

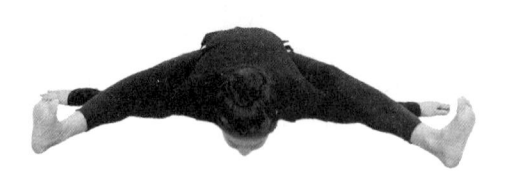

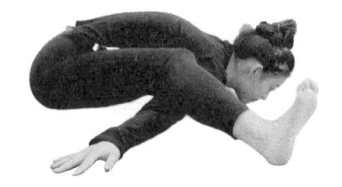

图 4-60　龟式

龟式（见图 4-60）连接双腿和双臂，以此伸展下背部和髋关节。这个动作的首要重点是前弯，其次是将大臂放在膝关节下方，当膝关节伸展时，便会下压手臂后侧，使大臂伸展，同时使躯干进入更深的前弯。

练习方法：①坐在瑜伽垫上，双脚向外打开，脚尖回勾，屈膝，双脚拉向躯干并使双膝抬高；②呼气，双手向前向下，上身前屈靠近地面；③弯曲双膝，使双膝下的空间能够让双肩慢慢放下去，双肩靠近地面时，吸气，脚跟向远蹬伸，双手向两侧伸直，肩膀放在地面上，掌心贴地，大腿压在大臂上，大腿内侧靠近肋骨并保持 3-5 次呼吸；④最后一次吸气时，慢慢收回双腿，上身慢慢回正，双腿向中间靠拢放松。

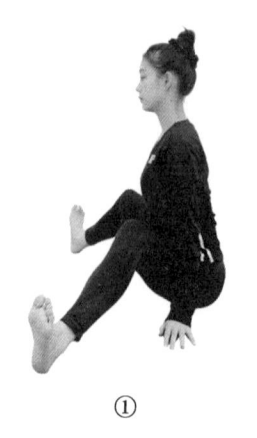

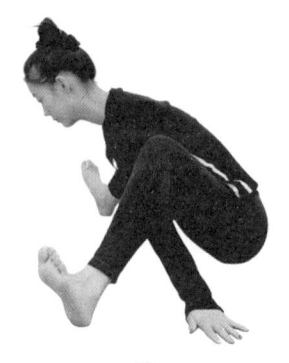

①　　　　　　　　②

③　　　　　　　　　　　　　　　④

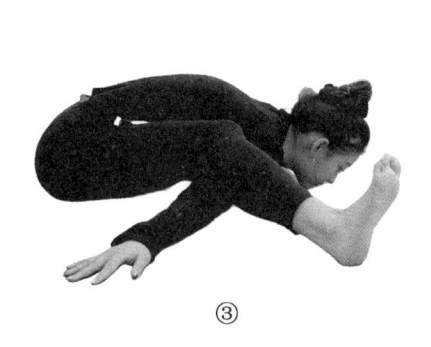

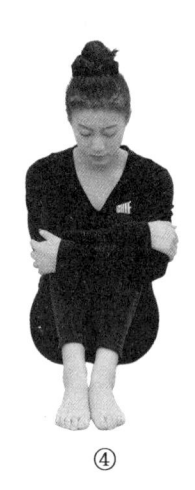

动作要点：肩胛骨内收，腹部内收，双手掌心向下，脊柱延展；大腿内旋，髌骨上提，膝盖朝向天花板，脚尖指向天花板，颈部后侧伸展，胸腔打开，肩膀远离耳朵。

辅助练习：可退阶进行双角式（见图4-37）练习和半龟式（见图4-61）练习。

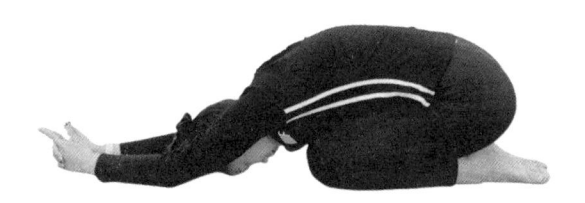

图4-61　半龟式

练习功效：伸展脊柱，伸展大腿后侧肌肉，按摩腹部器官；灵活髋关节和肩关节；促进血液循环，使大脑平静。

(八)门闩式(Parighasana)

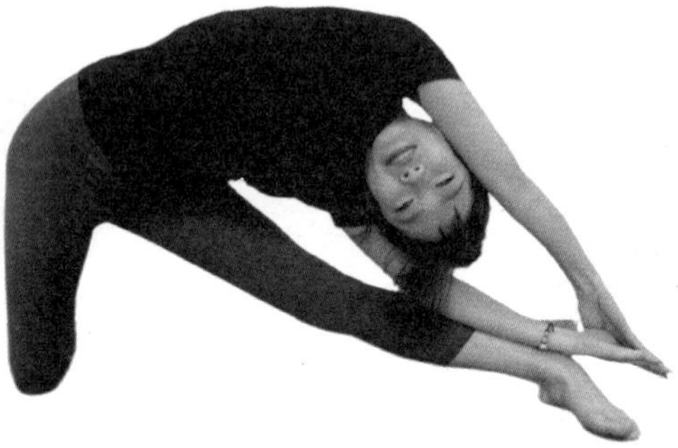

图 4-62　门闩式

门闩式(见图 4-62)是个侧弯动作,躯干向大腿方向侧屈;门闩式也是个开髋动作,伸展屈膝腿的骨盆前侧肌肉。这个体式的稳定性来自骨盆核心,收紧骨盆一侧的臀肌以及另一侧的腰肌。收紧骶髂韧带,形成"扭转"的拉紧状态。

练习方法:①金刚坐姿进入。②吸气,臀部离开脚跟,重心放在右脚,呼气,左脚向旁侧打开,左脚脚跟与膝盖在同一直线上,脚尖内旋 15 度;吸气,双手侧平举打开,身体向左向下侧屈,左手抓住脚踝,右手贴住耳朵向远延伸,打开胸腔,使髋关节和肩关节在一个平面上;转头眼睛看向天花板,双肩放松下沉,远离耳朵。③躯干继续向下,使左耳贴近左臂,右手继续伸展与左手掌相触,在这里保持 3-5 次呼吸。④最后一次吸气时,双臂带动身体回正,呼气,回到金刚坐姿,再进行反侧练习。

① ② ③ ④

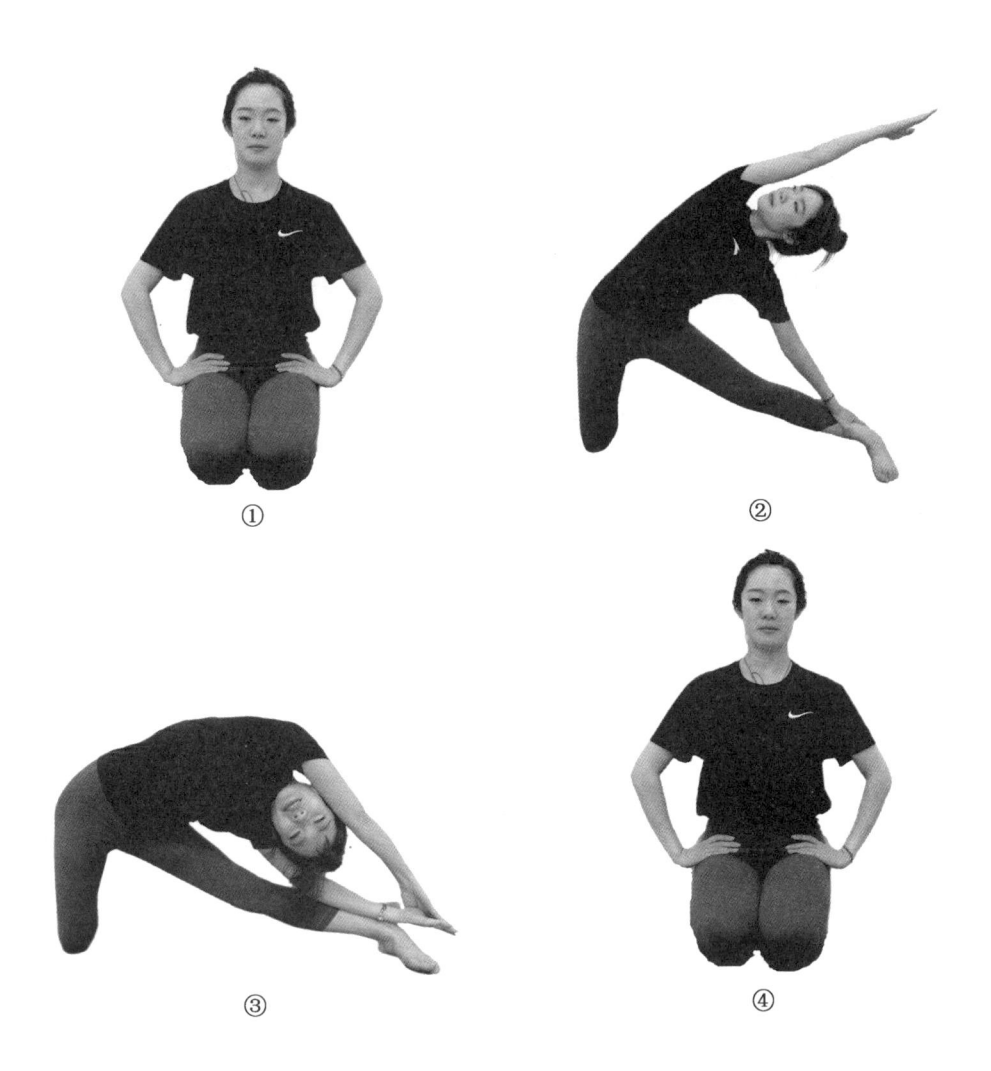

动作要点：左脚背压实地面，减少膝关节压力；膝盖和脚跟在一条直线上；身体侧屈时从髋关节处开始折叠，保持髋关节的中立，两侧腰伸展长度一致，收腹沉肋。

辅助练习：先以侧弯动作伸展脊椎旋转肌和腹斜肌，再使用瑜伽伸展带练习坐姿门闩式（见图4-63和图4-64），伸展身体侧面。

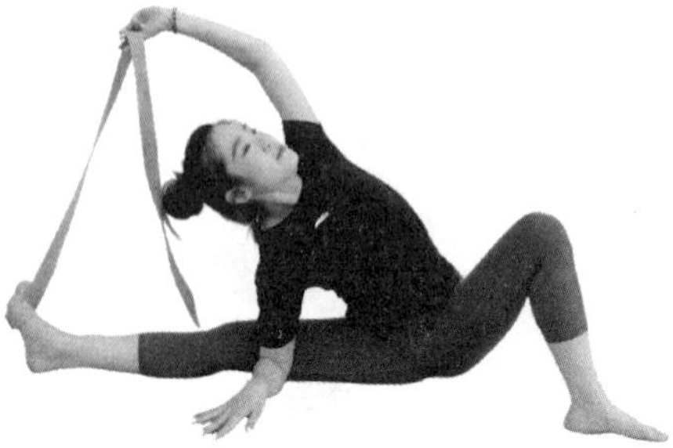

图4-63 瑜伽带辅助的坐姿门闩式 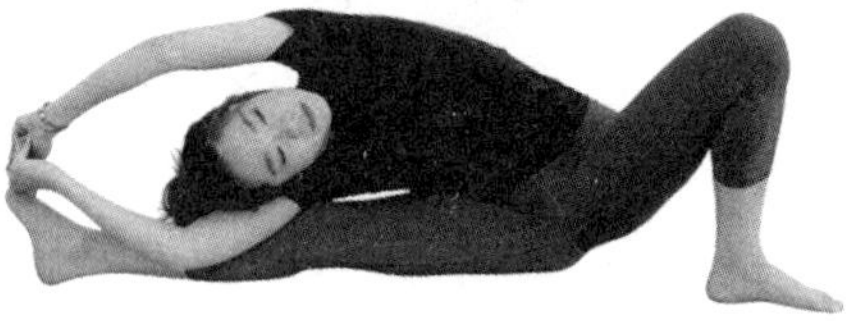　　图4-64 坐姿门闩式

练习功效：伸展侧腰，灵活髋关节，促进骨盆区域的血液循环。

(九)神猴哈努曼式(Hanumanasana)

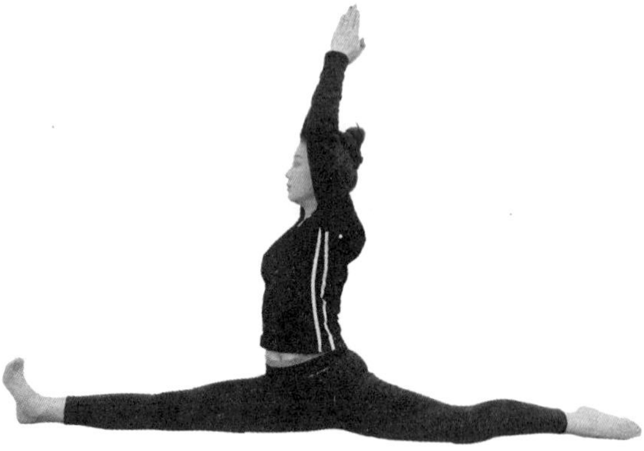

图4-65 神猴哈努曼式

据说，神猴哈努曼一迈步便横跨两个世界，成功拯救了古印度国王罗曼的妻子，神猴哈努曼式(见图4-65)便是向神猴的致敬。后脚是收束的力量，把身体固定在地面上，跨出的前脚则代表走进另一个世界。

练习方法：①桌面式准备，右脚向前跨一步来到半神猴式，双手分别在右腿两侧支撑，右脚尖回勾；②脚跟推地向前伸直，后脚向后，重心下降，慢慢使双腿伸直，上身直立，收腹，打开胸腔，双手在胸前合十，沉肩远离耳朵，眼睛平视正前方；③双手举过头顶，在这里保持3-5次呼吸；④手掌推地，髋部上提，后脚回勾点地,前脚向后收,慢慢回到半神猴式,再回到桌面式,进行反侧练习。

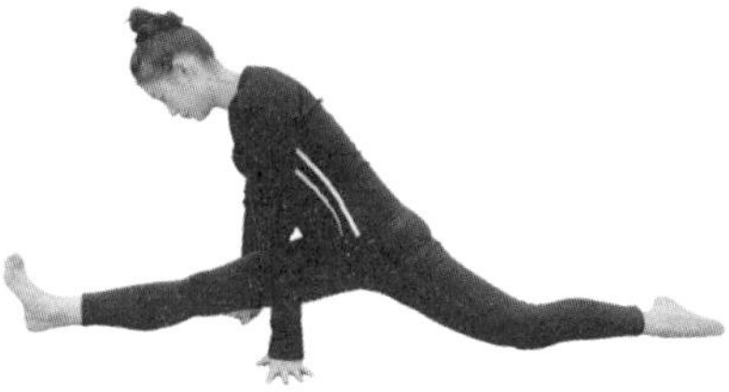

① 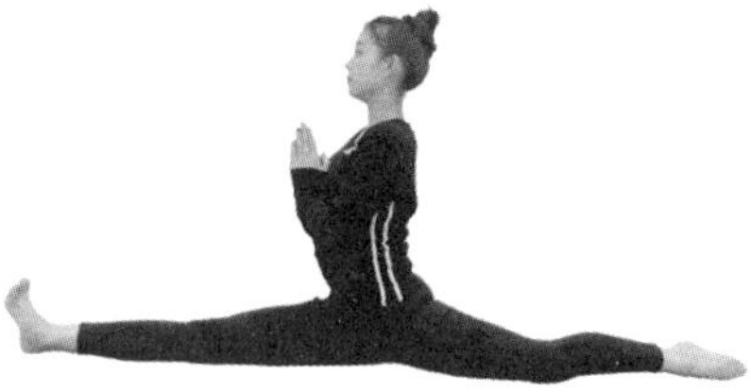 ② 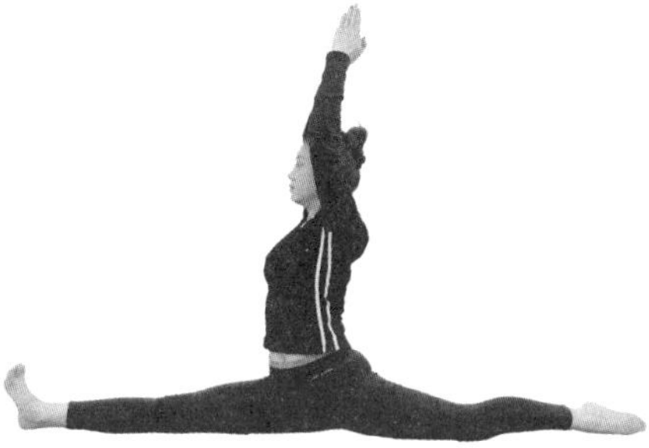 ③ 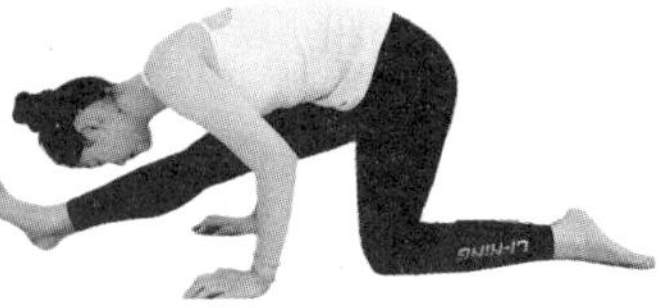 ④

动作要点:前侧髋向后,后侧髋前推,保持骨盆中立;身体保持垂直,打开腹股沟;前脚脚尖回勾,后侧大腿内旋,大腿肌肉收紧;收腹,收紧核心,脊柱伸展,下颌微收,胸腔打开。

辅助练习:腹股沟过于紧张时,可以退阶练习半神猴式(见图4-66)和新月式(见图4-67)。

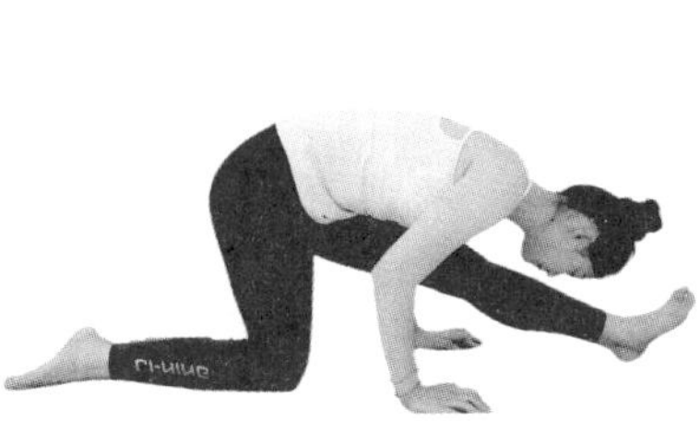

图4-66 半神猴式 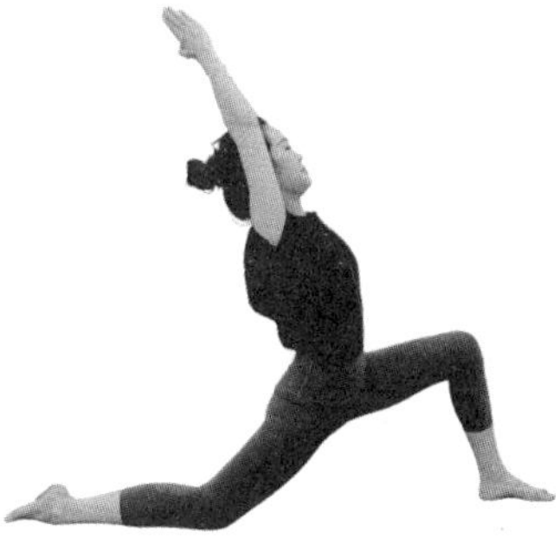　　　　　图4-67 新月式

练习功效:伸展腿部肌肉,伸展侧腰;灵活髋关节;帮助缓解坐骨神经痛。

(十)莲花坐式(Padmasana)

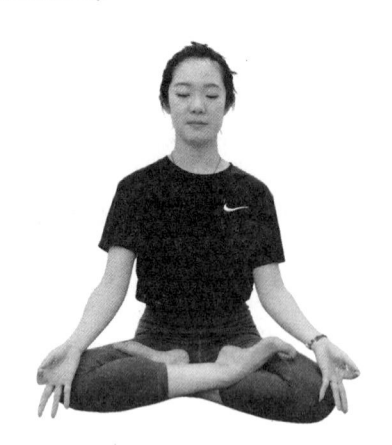

图 4-68 莲花坐式

莲花坐式(见图 4-68)是进阶的开髋体式,是简易坐姿的延续。它对髋关节灵活性要求较高,内旋髋关节的肌肉必须彻底打开,否则外旋由膝关节代偿,容易使膝关节受伤。

练习方法:①坐在瑜伽垫上;②放松右腿,双手从下方托住右脚踝放至左大腿根部,以同样的方式将左脚踝放至右大腿根部,双膝往中间收,膝盖不承受压力,双手掌心朝上,大拇指和食指相碰形成智慧手印,放于膝盖上,微闭双眼,吸气,胸腔上提,脊柱延展,呼气,放松双肩,双膝下沉,保持 5-8 次呼吸;③最后一次吸气时,依次解开双腿,抖动放松双膝,改变双腿交叠顺序,进行反侧练习。

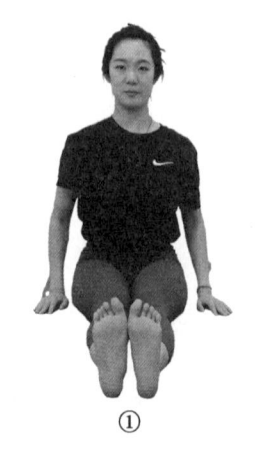

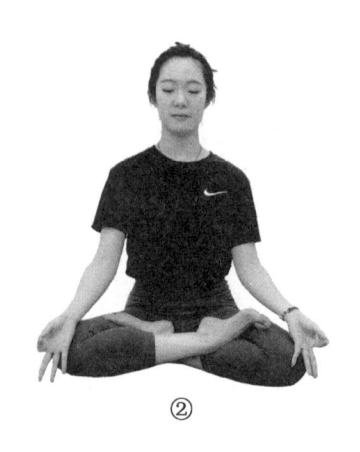

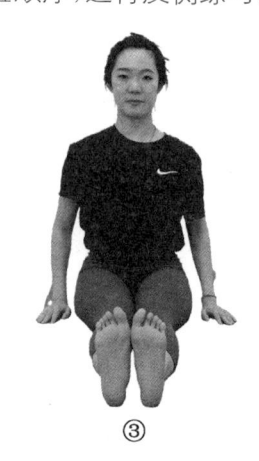

① ② ③

动作要点：大腿根外旋，双膝下沉，骨盆中立；收腹收肋骨，锁骨向两端延展，肩膀下沉，颈部伸展，微收下颌；舒展眉心，面部表情放松。

辅助练习：可以退阶进行束角式（见图4-48）练习，先锻炼髋关节的灵活性；踝关节灵活性不足时，可以进行半莲花坐式（见图2-7）和双鸽式（见图4-69）练习。

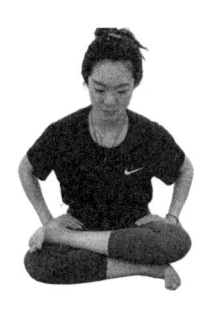

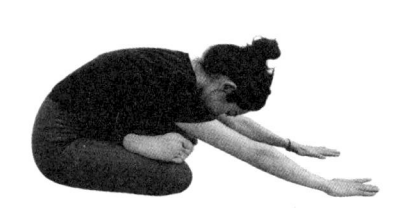

图4-69 双鸽式

练习功效：灵活髋关节，使骶髂关节放松；促进骨盆区域的血液循环，放松身心，使大脑平静。

二、前弯体式

（一）手杖式（Dandasana）

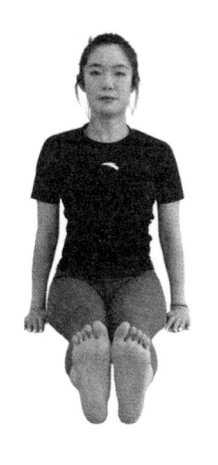

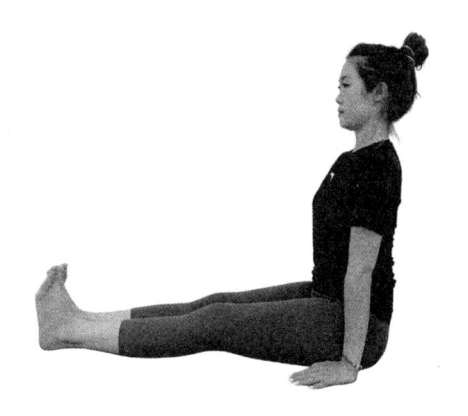

图4-70 手杖式

手杖式(见图4-70),顾名思义,要使身体像一根手杖一样挺拔,它也是坐姿版本的山式,是所有坐姿体式的基础。

练习方法:双腿并拢向前伸直,坐在瑜伽垫上,脚尖回勾;双手向后向上拨动臀大肌,使坐骨坐实地面;双手五指并拢放于臀部两侧,掌心朝下,指尖朝向脚的方向;双手贴不到地面时,可以使用杯状手撑地,下巴微收,后脑勺向后靠,眼睛平视正前方;吸气,脊柱一节一节向上延伸,呼气,肩膀下沉,远离耳朵,收紧肋骨,肚脐靠向脊柱;再次吸气,打开胸腔,锁骨向两端伸展,呼气,双腿向前蹬直,膝盖大腿压实地面,在这里保留5-10次呼吸。

动作要点:脊柱向头顶方向延伸,微收下颌,颈部舒展;上背部拉高,肩胛骨向后向下,打开胸腔;上臂外旋打开锁骨,手肘可微屈,双手掌心推地,帮助躯干向上伸展,收腹收肋骨;腰部发力,脚趾回勾,脚后跟向下压地。

辅助练习:腹股沟力量较弱时,可以在臀部下方垫砖,并使用伸展带辅助(见图4-71),也可以靠墙练习(见图4-72)。

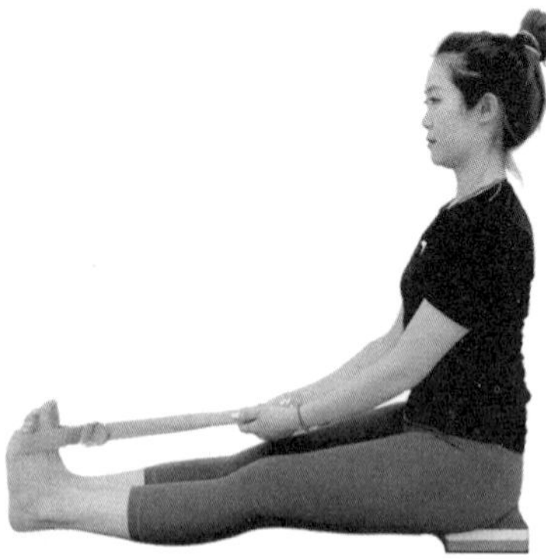

图4-71 伸展带辅助的手杖式 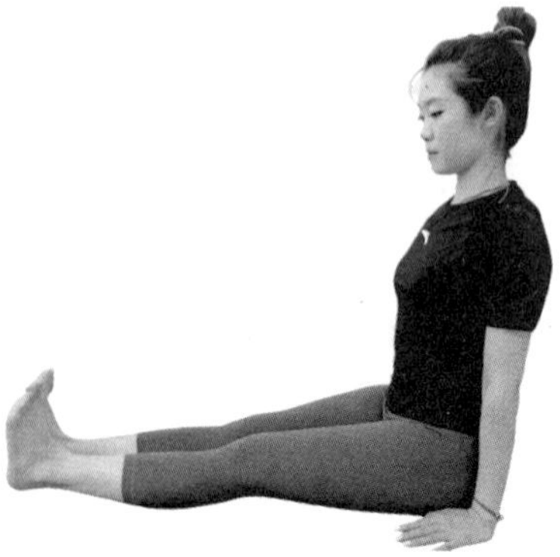　　　　图4-72 靠墙手杖式

练习功效:伸展大腿后侧肌肉,增强背部肌肉,伸展脊柱,改善不良体态,按摩腹部器官,促进消化。

(二)单腿头碰膝式(Janu Sirsasana)

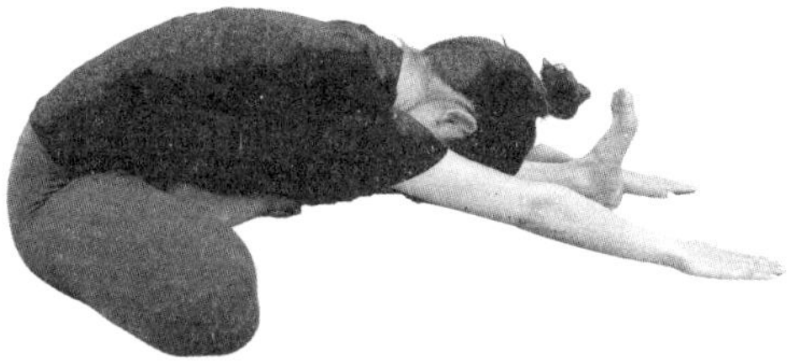

图4-73 单腿头碰膝式

单腿头碰膝式(见图4-73)是背部运动链的非对称伸展,包含伸展腿后侧的肌肉和伸展背部。

练习方法:①手杖式坐姿准备,屈右膝,右脚掌贴在左大腿内侧根部,调整骨盆位置,使骨盆保持中立;吸气,延展脊柱,双手举过头顶,大臂与耳平行,肩膀下沉。②呼气,收腹,以髋关节为折叠点,双手带动身体向前向下,双手放在左腿两侧的地面上,或手抓小腿或脚掌;吸气,手臂向前伸展,延展脊柱向前,呼气,肚脐靠近脊柱,收肋骨,创造前弯的空间,加深前屈,在此停留3-5次呼吸。③随着最后一次吸气,双手带动上身回正,右腿伸直,回到手杖式,再进行反侧练习。

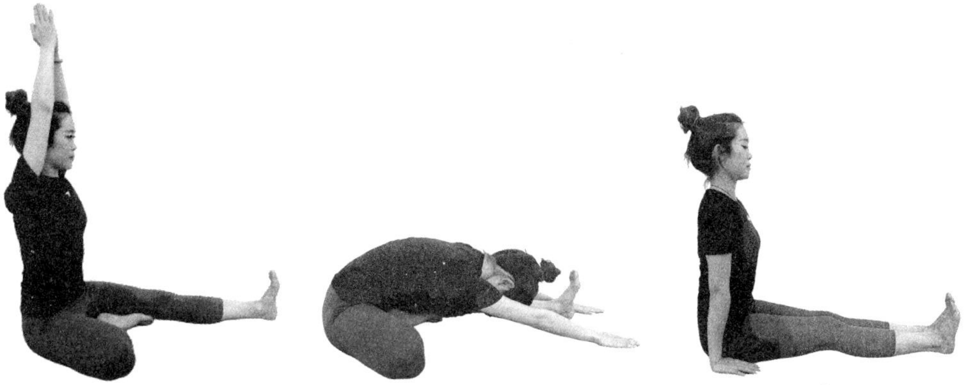

动作要点:保持骨盆中立,双腿保持大腿外旋,背部伸展,双肩放松,颈部后侧舒展,大臂做外旋;坐骨压实地面,伸直的腿脚尖回勾,膝盖窝伸展,脚跟压地,防止膝关节超伸。

辅助练习:臀部下方垫砖,并在脚掌上套瑜伽带,手抓瑜伽带借力前屈(见图4-74)。

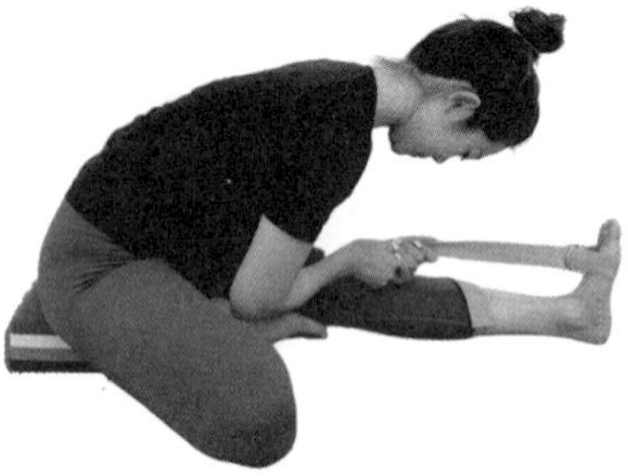

图4-74 借助瑜伽带的辅助练习

练习功效:伸展大腿后侧肌肉,伸展背部,按摩腹部器官,帮助消化,改善脊柱侧弯。

(三)坐姿前弯式(Paschimottanasana)

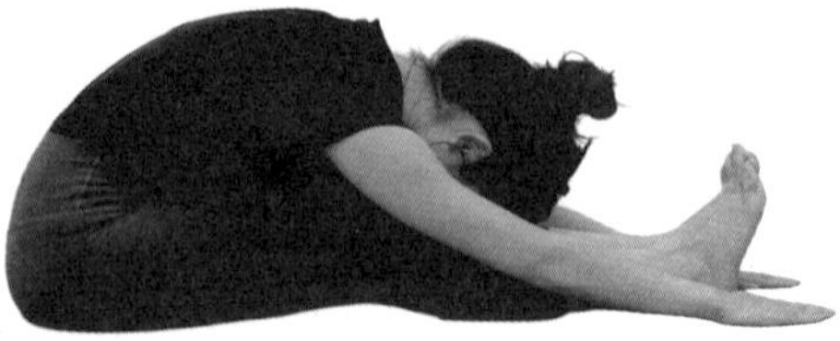

图4-75 坐姿前弯式

坐姿前弯式(见图4-75)是对称伸展身体后侧的肌肉,尤其是腘绳肌。在练习中,可以与单腿头碰膝式进行比较,观察这两个体式之间的差异。

练习方法:①手杖式坐姿准备,吸气,双手举过头顶,肩膀下沉;②呼气,双手带动身体向前向下,从髋关节处开始折叠,慢慢让胸腔靠近膝盖,腹部靠近大腿,双手掌心向下扶在地面上,再次吸气,延展脊柱,呼气,收腹收肋骨,加深前屈,停在此处保持3-5次呼吸;③最后一次吸气时,双手带动身体回正,回到手杖式。

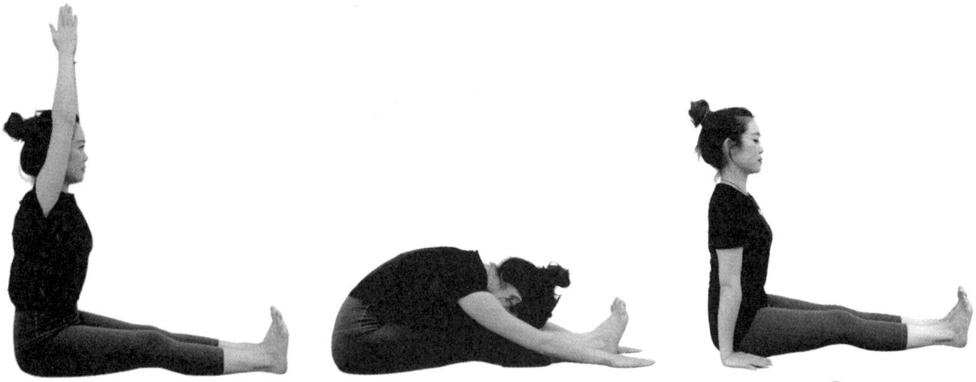

① ② ③

动作要点:坐骨坐实地面,骨盆保持中立,从髋关节处开始折叠;背部伸展,胸腔打开,脚尖回勾,脚跟压地,膝盖窝伸展,大腿肌肉收紧并向下压实地面;肩膀放松,颈部后侧舒展。

辅助练习:用瑜伽砖垫高臀部,将瑜伽带套在脚趾根处,双手抓瑜伽带慢慢前屈,练习中保持背部伸展(见图4-76)。

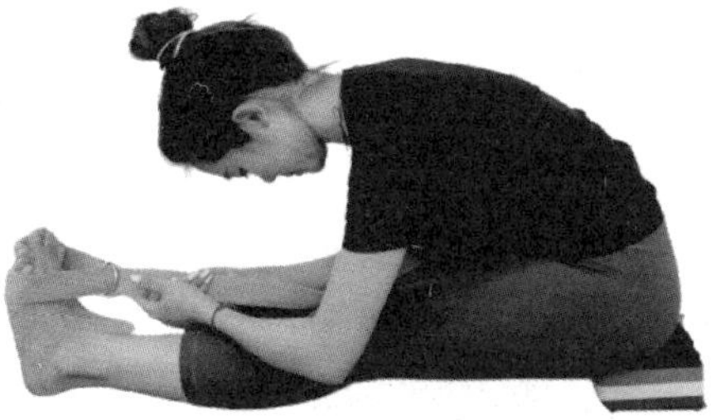

图4-76 借助瑜伽带的辅助练习

练习功效:拉伸腿后侧肌肉,灵活髋关节,伸展背部,保持脊柱健康。

(四)单腿跪伸展式(Triang Mukhaikapada Paschimottanasana)

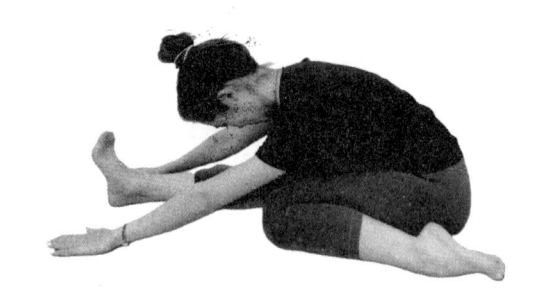

图 4-77 单腿跪伸展式

练习单腿跪伸展式(见图 4-77)时,会感觉身体难以保持平衡,这时躯干可以稍稍向弯曲的膝盖一侧倾斜,但不要扭转躯干。

练习方法:①手杖式准备,吸气,双手向上伸展;②弯曲右膝向后,右脚脚背贴地,放在臀部外侧,脚尖朝后,双手带动身体向前向下,掌心放在左腿两侧的地面上,吸气,伸展脊柱,胸腔上提,呼气,腹部贴住大腿,额头尽量靠近小腿,双肩放松,保持 3-5 次呼吸;③最后一次吸气时,手臂带动身体回正,回到手杖式,再进行反侧练习。

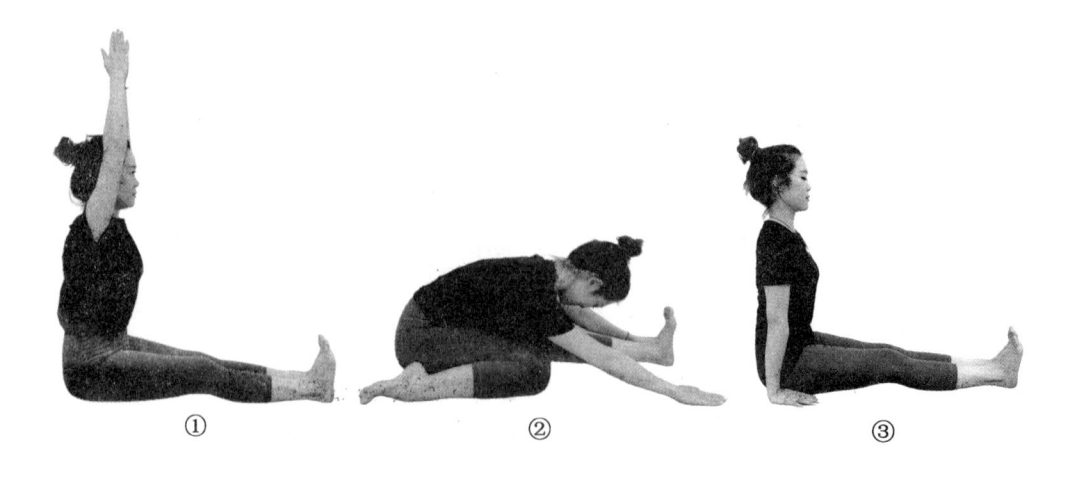

① ② ③

动作要点:坐骨坐实地面,伸直腿的大腿内侧推足弓向远,大腿前侧收紧上提,脚跟向远向下,脚尖回勾;屈膝腿的大腿内侧上提,大腿外旋,膝盖向前,小腿外侧下压；脊柱向前延展，肚脐、胸腔上提，两侧腰拉长；双肩展开，肩膀远离耳朵；颈部自然伸展。

辅助练习：伸直腿同侧的手推地帮助身体平衡，另一侧的手抓脚（见图4-78）；大腿前侧肌肉过于紧张时，可以在伸直腿一侧的臀部下垫砖或毯子（见图4-79），尽量使用核心力量把身体摆正。

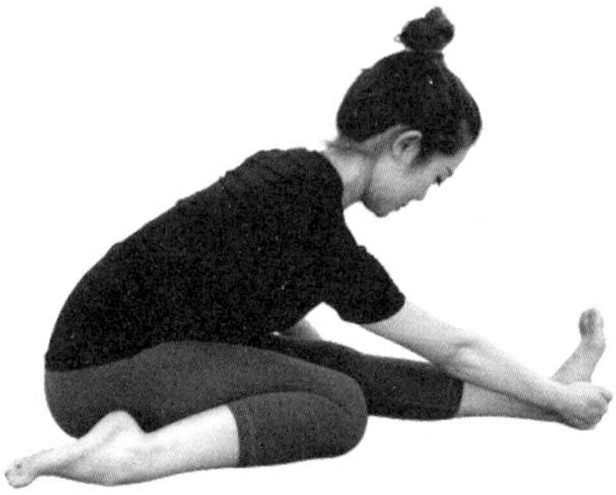

图4-78 单腿跪伸展式的辅助练习1 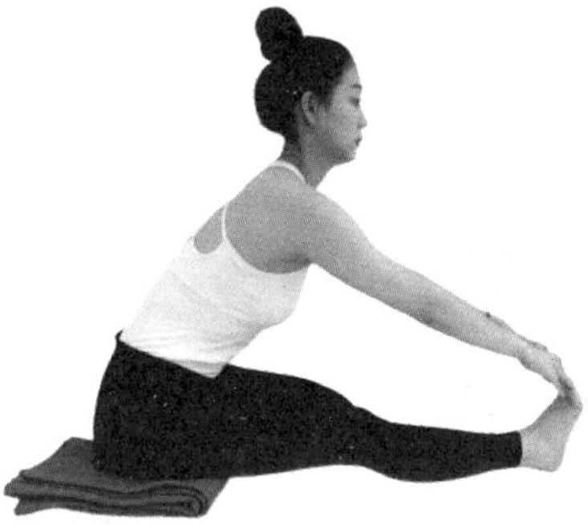　　图4-79 单腿跪伸展式的辅助练习2

练习功效：帮助治疗踝关节和膝关节的损伤，消除小腿水肿，纠正扁平足，按摩腹部器官，帮助消化。

（五）鸳鸯式（Krounchasana）

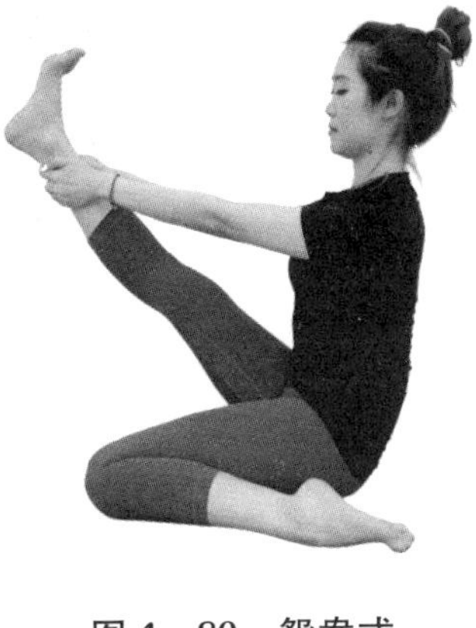

图4-80 鸳鸯式

鸳鸯式(见图 4-80)是单腿跪伸展式的进阶体式,加深身体后侧的肌肉伸展。

练习方法:①手杖式进入,右膝向后弯曲,来到单腿跪姿;②弯曲左膝,左脚掌踩地,双手十指交扣,抓住左脚掌;③吸气,延展脊柱,胸腔上提,双手拉动左腿向上伸展,呼气,左腿靠近躯干,膝盖尽可能靠近下巴,在这里保持 3-5 次呼吸;④最后一次呼气时,弯曲右膝,松开双手,伸直双腿向前,回到手杖式,再进行反侧练习。

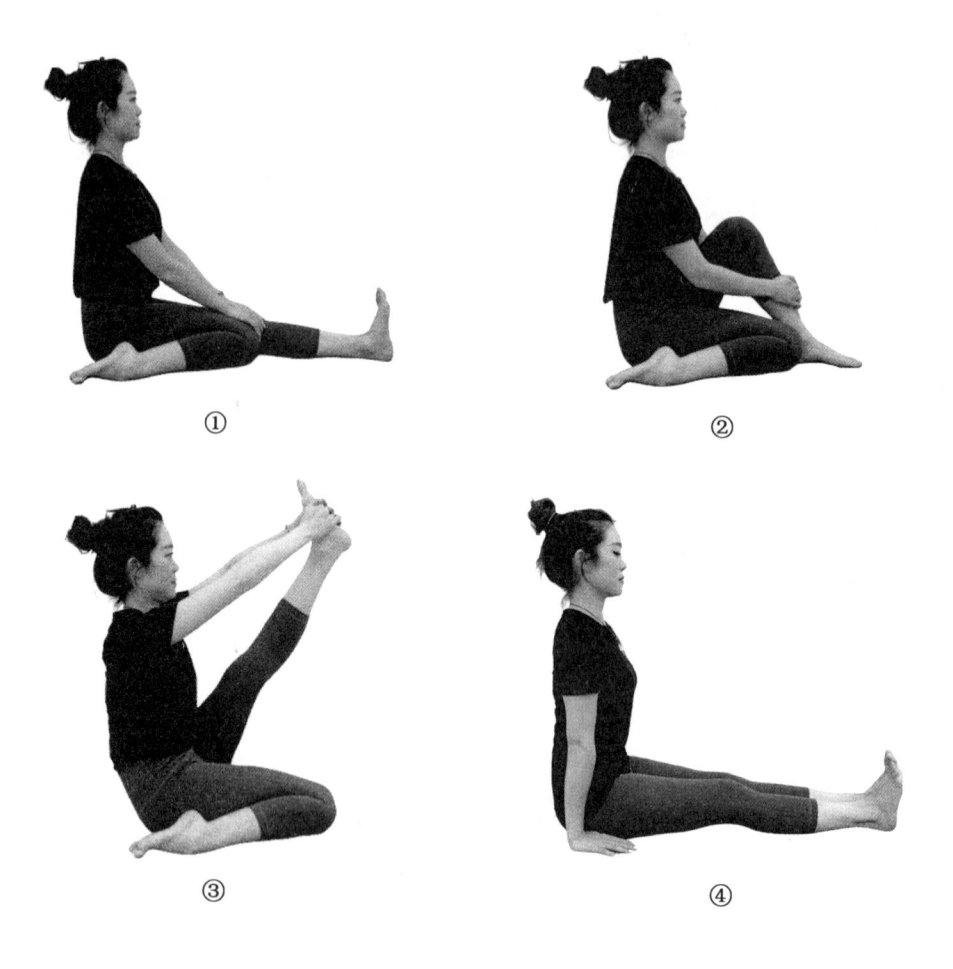

① ② ③ ④

动作要点:坐骨坐实地面,根基稳定,保持骨盆中立;脊柱延展,肚脐、胸腔上提;上方腿的大腿前侧肌肉收紧,髌骨向骨盆方向移动,膝盖窝伸展,脚跟向上伸展;双肩放松下沉,颈部伸展,下颌微收。

辅助练习：上方腿可稍屈膝，或者使用伸展带辅助（见图4-81）；踝关节过于紧张时，可在臀部下方垫砖。

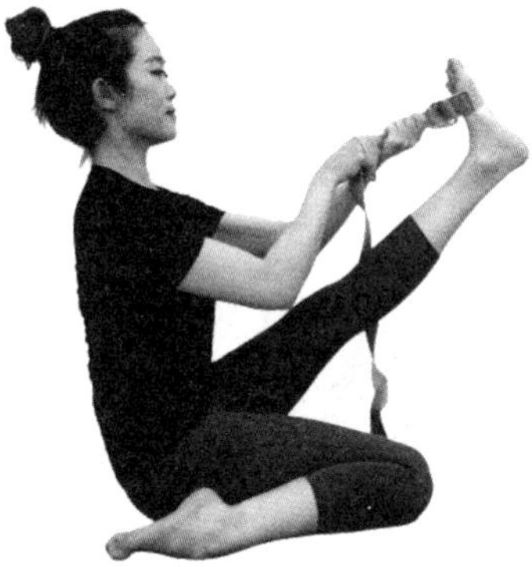

图4-81　伸展带辅助的鸳鸯式

练习功效：伸展腿部后侧肌肉，伸展背部；按摩腹部器官，纠正扁平足。

（六）坐姿单盘前弯式（Ardha Baddha Padma Paschimottanasana）

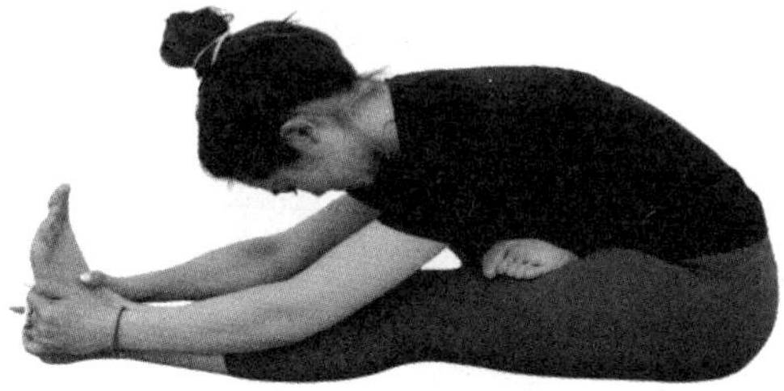

图4-82　坐姿单盘前弯式

坐姿单盘前弯式（见图4-82）也叫半莲花前弯式，这也是一个不对称的体位，帮助我们找出身体两边的失衡部位。坐姿单盘前弯式有两个重点，一为前弯，二为开髋。

练习方法：①手杖式进入，屈左膝，将左脚背放在右大腿上，左脚跟靠近肚脐，脚趾伸展，进入半莲花坐姿；②吸气，延展身体，伸直右腿，呼气，身体前屈向下，双臂尽量向前伸展，握住右脚，如果可以，将前额或下巴放在右大腿上，停留

3-5次呼吸;③最后一次吸气时,身体回正,解开双手,还原手杖式,再进行反侧练习。

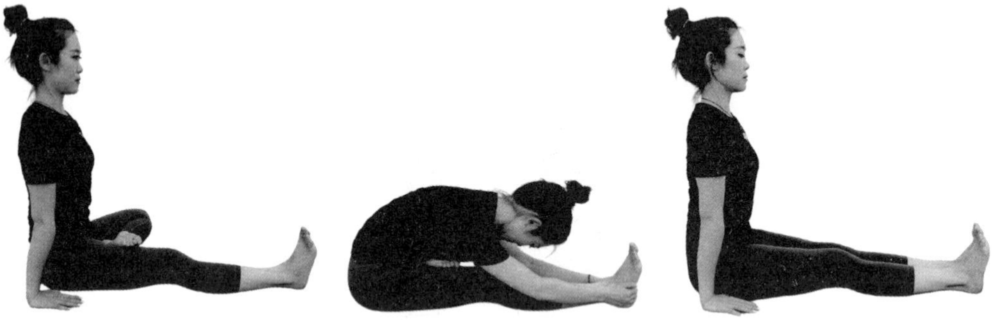

① ② ③

动作要点:坐骨压实地面,骨盆中立;屈膝一侧的脚背卡在腹股沟的位置,大腿根做外旋;伸直腿的脚尖回勾,脚跟压地,膝盖窝伸展,大腿肌肉收紧上提,收腹,肚脐上提,背部伸展,肩膀放松下沉,微收下颌,颈部后侧伸展。

辅助练习:借助半莲花站立前屈体式(见图4-83)进行辅助练习。

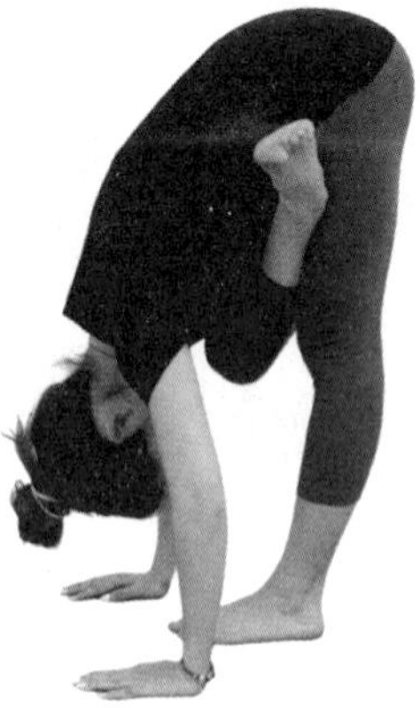

图4-83 坐姿单盘前弯式的辅助练习

练习功效:灵活髋、膝、踝关节,强化腹部内脏器官;促进骨盆区域的血液循环;灵活肩关节,改善不良体态。

(七)船式(Navasana)

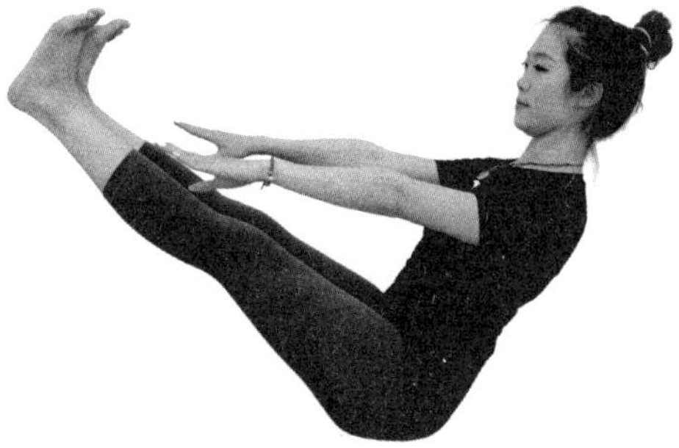

图 4-84 船式

船式(见图 4-84)很像小船漂浮在水面上,因此称为船式。手臂形成甲板,大腿与身体形成船身。船式之所以被归在前弯体式,是因为这个体式弯曲躯干,但是它与其他前弯式又有不同,重点是强化腹部核心肌群。

练习方法:①手杖式准备,吸气,肩胛骨内收,双肩下沉,胸腔上提,脊柱延展,呼气,身体略微向后倾斜,同时双腿向上抬至 60 度,肩背绷直,双脚依次离开地面,屈膝,小腿平行于地面,双臂向前伸直平行于地面;②呼气,将双腿向上伸展,保持 3-5 次呼吸;③最后一次呼气时,有控制地放下双手双腿,回到手杖式。

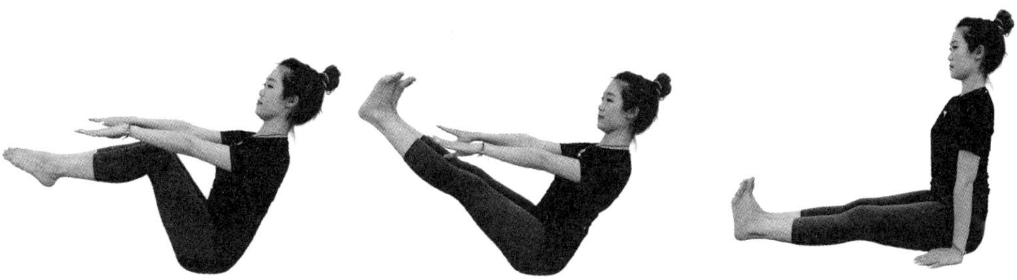

① ② ③

动作要点:保持双腿的大腿肌肉收紧上提,绷脚背,膝盖伸直;收腹收肋骨,肩膀放松下沉,脊柱向上延展。

辅助练习:将瑜伽带套在脚掌上,双手抓瑜伽带进行辅助练习(见图 4-85);也可稍屈膝,使小腿平行于地面,进行退阶练习。

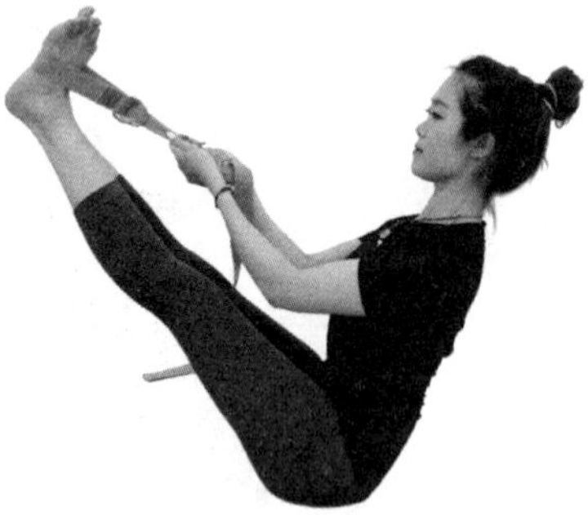

图 4-85 瑜伽带辅助的船式

练习功效:增强腹部肌肉力量,强化腹部内脏器官,减少腹部和侧腰的脂肪。

(八)手抓脚趾双腿向上伸展式(Ubhaya Padangusthasana)

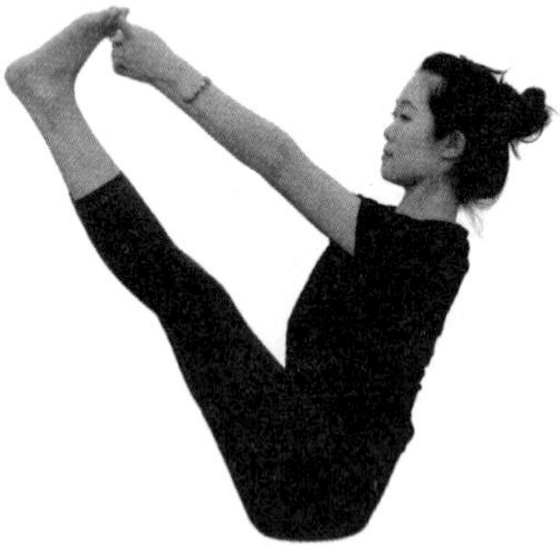

图 4-86 手抓脚趾双腿向上伸展式

手抓脚趾双腿向上伸展式(见图 4-86)是船式的进阶体式,除了强化腹部肌肉之外,还强力伸展双腿后侧的肌肉,它结合了前弯与平衡的动作,使四肢联结在一起,并使用双手和肩膀来深化这个体位。

练习方法:①手杖式准备,屈膝双腿靠近胸腔,双手中指和食指钩住大脚趾,吸气,抬头,延展背部,打开胸腔,挺直脊背;②呼气,脚跟向上蹬,伸直膝盖,吸气,再次延展脊柱,呼气,稳定平衡在骶骨与尾骨之间,双腿可并拢,也可分开,脚跟发力,腹部核心收紧,在这里停留 3-5 次呼吸,双眼平视正前方,意识停留在眉心;③最后一次呼气时,屈膝收回双腿,解开双手,回到手杖式。

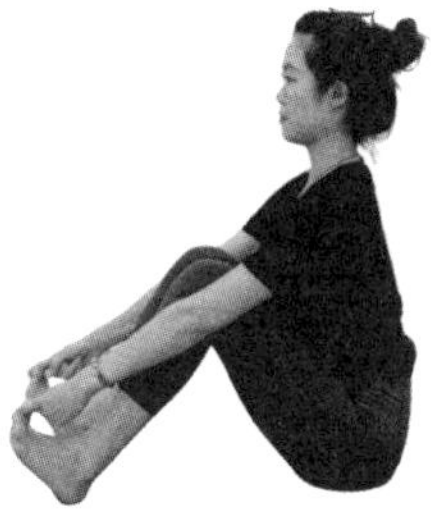

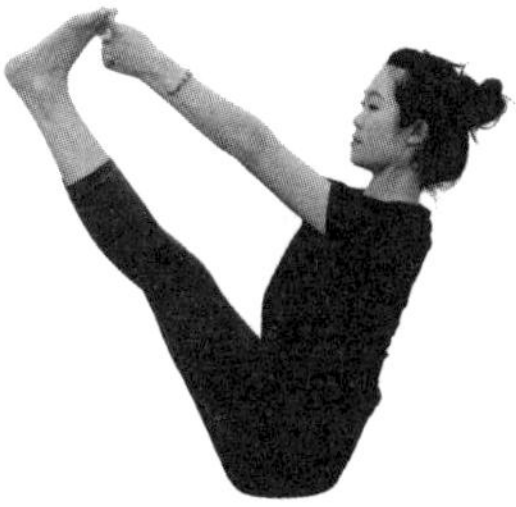

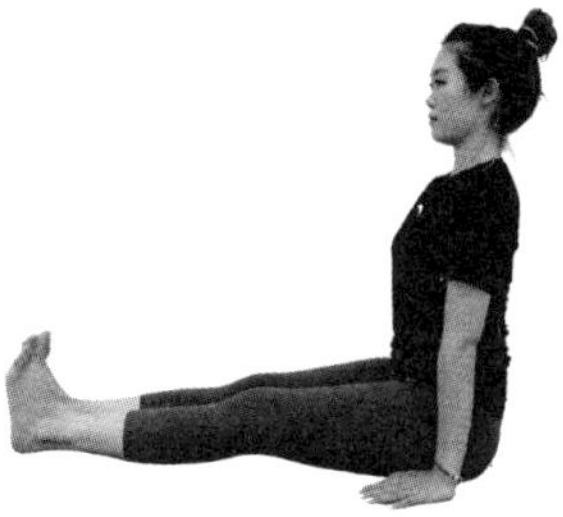

① ② ③

动作要点:坐骨压实地面,骨盆保持中立位;收腹沉肋,背部用力,脊柱延展;双肩下沉,颈部伸展,下颌微收;双腿后侧伸展,脚跟向上蹬。

辅助练习:可屈膝,双手抓小腿进行退阶练习(见图 4-87)。

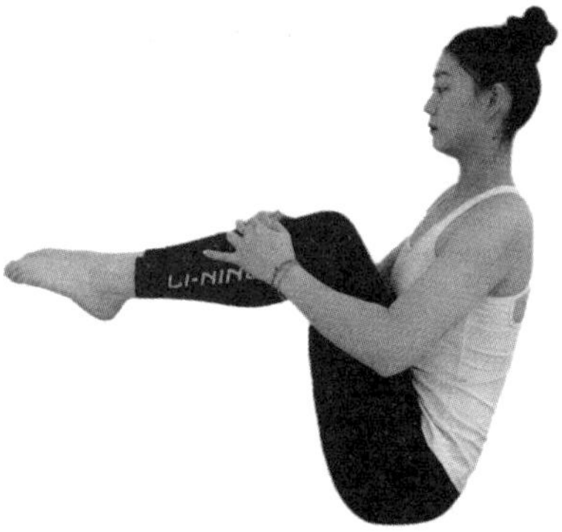

图 4-87 手抓脚趾双腿向上伸展式的辅助练习

练习功效:伸展双腿后侧肌肉,加强腿部和腹部肌肉力量,促进全身血液循环,减轻压力和紧张情绪。

三、恢复性体式

(一)双脚靠墙倒立式

通过双脚靠墙倒立式(见图4-88)来放松身体。这个体式能和缓地伸展背部、平衡前弯动作伸展的肌肉。同时,它也是温和的倒转体式,有助于心血管系统,能暂时降低脉搏和血压。

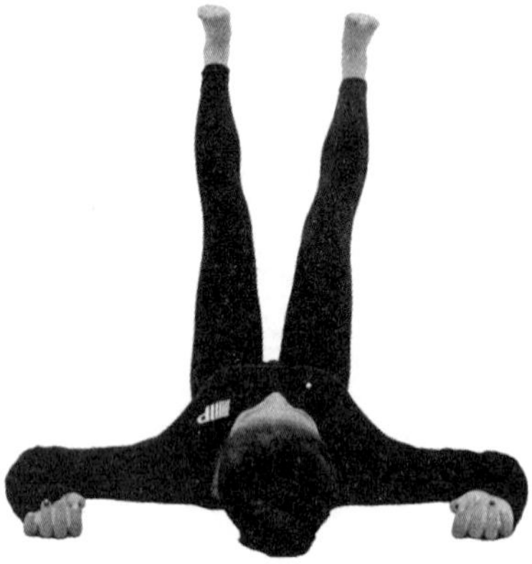

图4-88 双脚靠墙倒立式

(二)大休息式和大休息式变体

在大休息式(见图2-5,借用完全呼吸法的体式)的基础上,将瑜伽砖垫在肩胛骨下缘和头部下方(见图4-89),即大休息式变体(见图4-90),可以被动扩展胸腔,伸展肋间肌,加深呼吸。将双手平摊放在身体两侧,掌心朝上,闭上双眼,用这个姿势休息5-10分钟之后,结束练习。

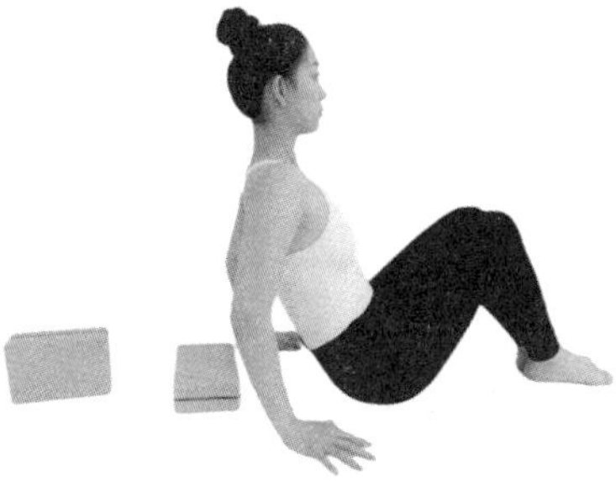

图 4-89　瑜伽砖的放置位置 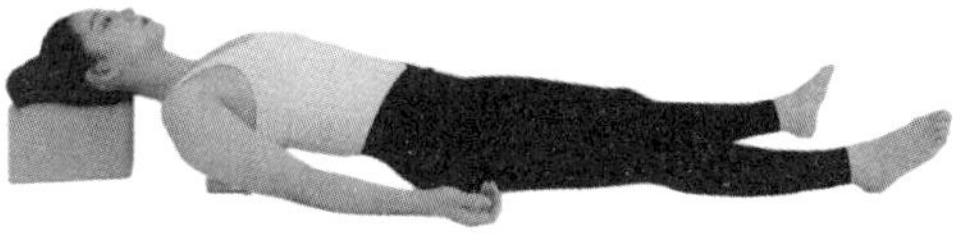　　　　图 4-90　大休息式变体

第三节　身体后弯及扭转体式

一、后弯体式

（一）蝗虫式（Salabhasana）

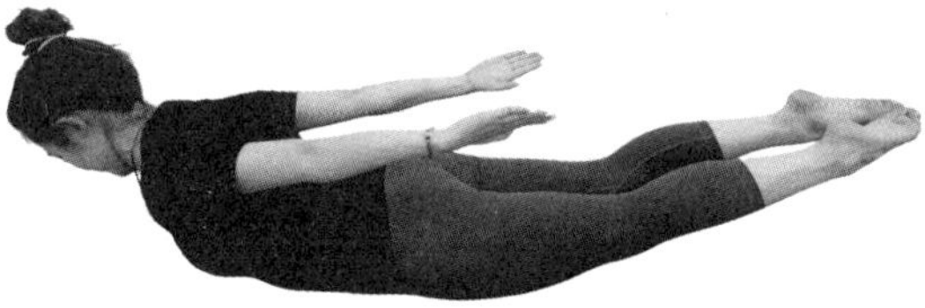

图 4-91　蝗虫式

蝗虫式（见图 4-91）看似简单，但是完成它需要有强有力的肌肉力量和良好的柔软度，这个体式就像一只趴在地上的蝗虫，因此而得名。

练习方法：①腹部紧贴地面，脸朝下俯卧，手臂向后伸展，掌心朝上，吸气，延展脊柱；②呼气，头部、胸部和腿部同时离开地面，向上抬高，背部肌肉收缩使手臂和肋骨也离开地面，手心朝上，整个身体的重量由腹部承受，收缩臀部，伸展大腿肌肉,膝盖伸直,双腿并拢,脚跟夹紧,在这里停留3-5次呼吸;③随着最后一次呼气,放下躯干和四肢放松。

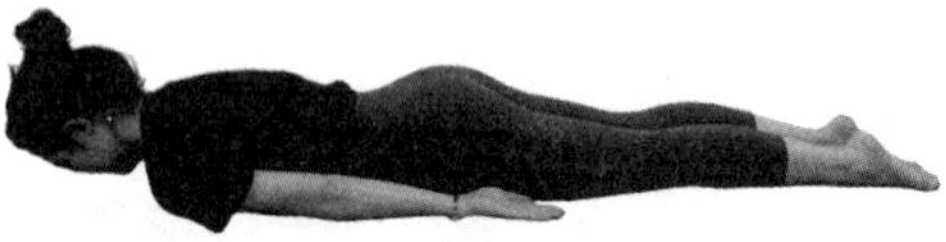

动作要点:颈部后侧肌肉伸展,微收下颌;双手掌心朝上,手臂向后伸展,肩膀远离耳朵,大腿后侧肌肉收缩,臀部肌肉收紧,绷脚背,大腿内侧夹紧。

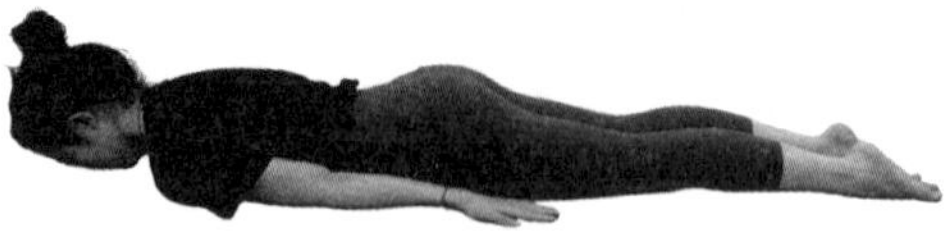

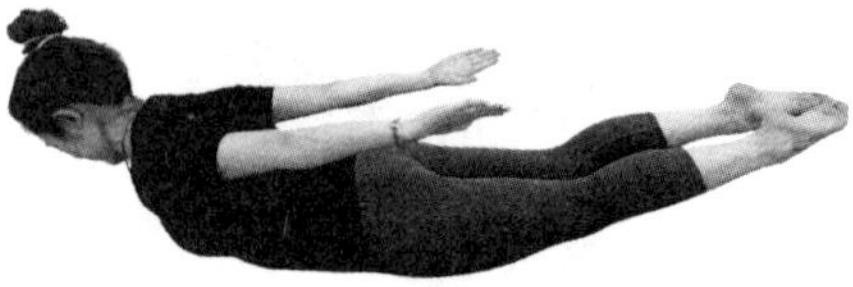

辅助练习:可以将手心放在地面上(见图4-92),帮助支撑背部。

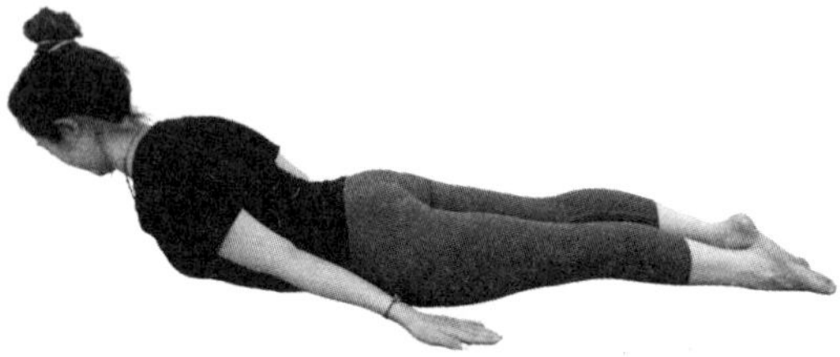

图4-92 退阶蝗虫式练习

进阶练习:身体离开地面时,双手抱在后脑勺上,肘关节打开(见图4-93)。

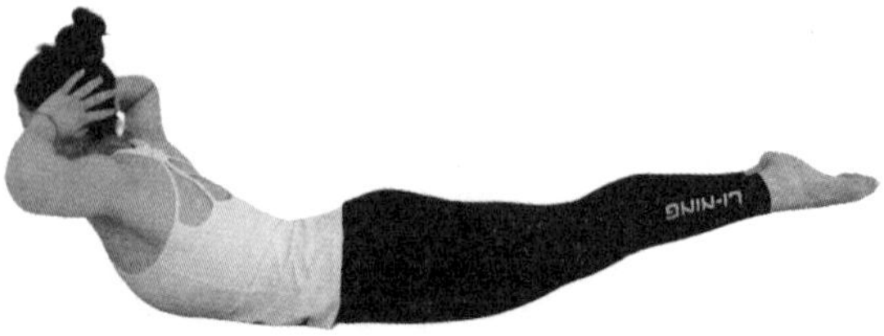

图4-93 进阶蝗虫式练习

练习功效：增强脊椎弹性，帮助消化，缓解胃部疾患和胃肠胀气，缓解下背部疼痛。

（二）眼镜蛇式（Bhujangasana）

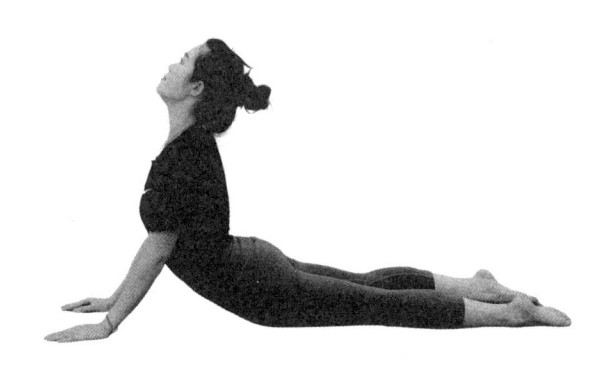

图 4-94　眼镜蛇式

眼镜蛇式（见图 4-94）的梵文意为大毒蛇。这个体式需要脸朝下平卧在地面上，身体从躯干向上抬起，头部尽量向后，如同一条准备进攻的毒蛇。

练习方法：①脸朝下平卧在地面上，伸直双腿，双脚大脚趾相碰，双膝收紧，双手掌按压在胸腔或肋骨两侧的地面上；②吸气，手掌用力按压地面，抬起上身，延展脊柱，耻骨上提，呼气，肩膀放松下沉，远离耳朵，锁骨向两端延展，尾骨压向地面，臀部和大腿收紧，在这里停留 3-5 次呼吸；③最后一次呼气时，屈肘，上身回到地面放松。

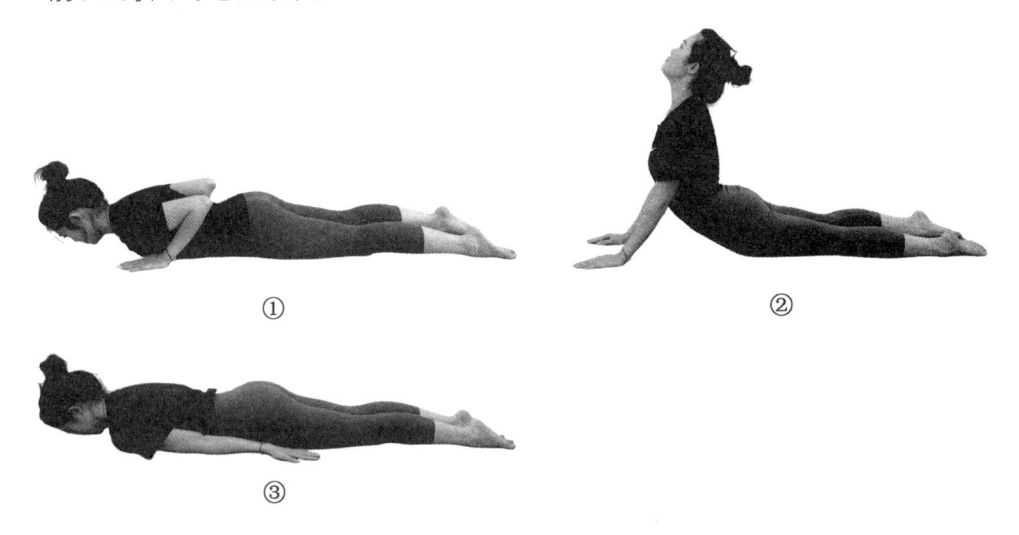

① ② ③

动作要点：脊柱伸展，胸腔上提，锁骨伸展，肩膀远离耳朵，大臂外旋；颈部后侧伸展，后脑勺向后靠，下颌微收；尾骨压实地面，耻骨上提。

辅助练习：小臂贴地支撑，呈人面狮身式（见图4-95），避免挤压腰椎。

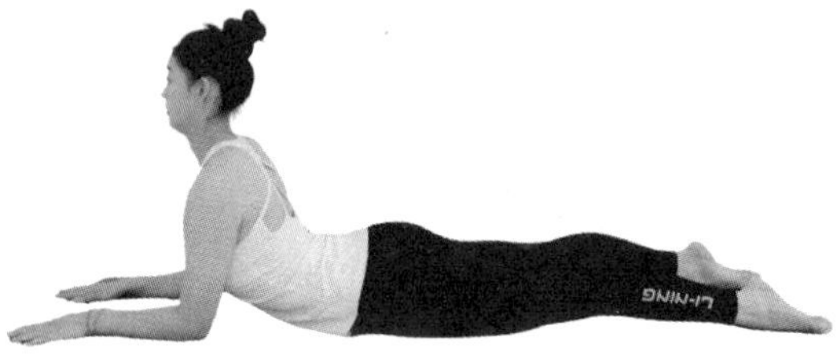

图4-95　人面狮身式

进阶练习：脚背压地，膝盖离开地面，呈上犬式（见图4-96）。

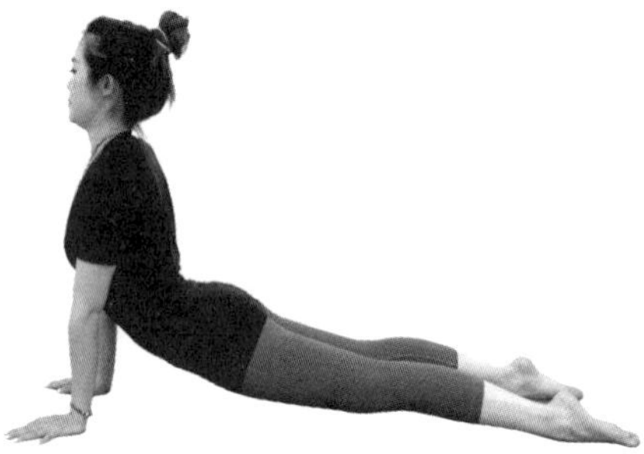

图4-96　上犬式

练习功效：增强脊椎弹性，扩展胸部；促进骨盆血液循环，缓解背部疼痛。

（三）骆驼式（Ustrasana）

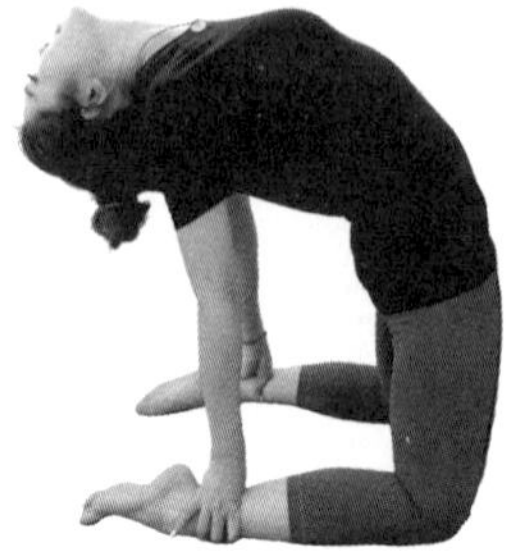

图4-97　骆驼式

骆驼式(见图4-97)是一个后弯体式,在这个体式中,肩膀要向后延展,双手压在双脚脚跟上,联结四肢,可加深背部后弯,启动腹肌,创造腹腔"气囊扩张"效应,避免腰椎过度后弯,以保护下背部。

练习方法:①双膝跪地,双手扶髋,两膝之间与骨盆同宽,小腿和脚背压地;②吸气,脊柱延展,胸腔上提,呼气,手掌放在臀部上,伸展大腿,脊柱后弯,肋骨延展,吸气,胸腔向上提;③双手依次放在脚踝上,手掌下压,头部向后,脊柱向大腿方向推,同时大腿应始终与地面垂直,收缩臀部,伸展脊柱和尾骨区域,伸展颈部,在这里停留3-5次呼吸;④随着最后一次吸气,双手依次回到臀部,上身回正,婴儿跪趴式放松。

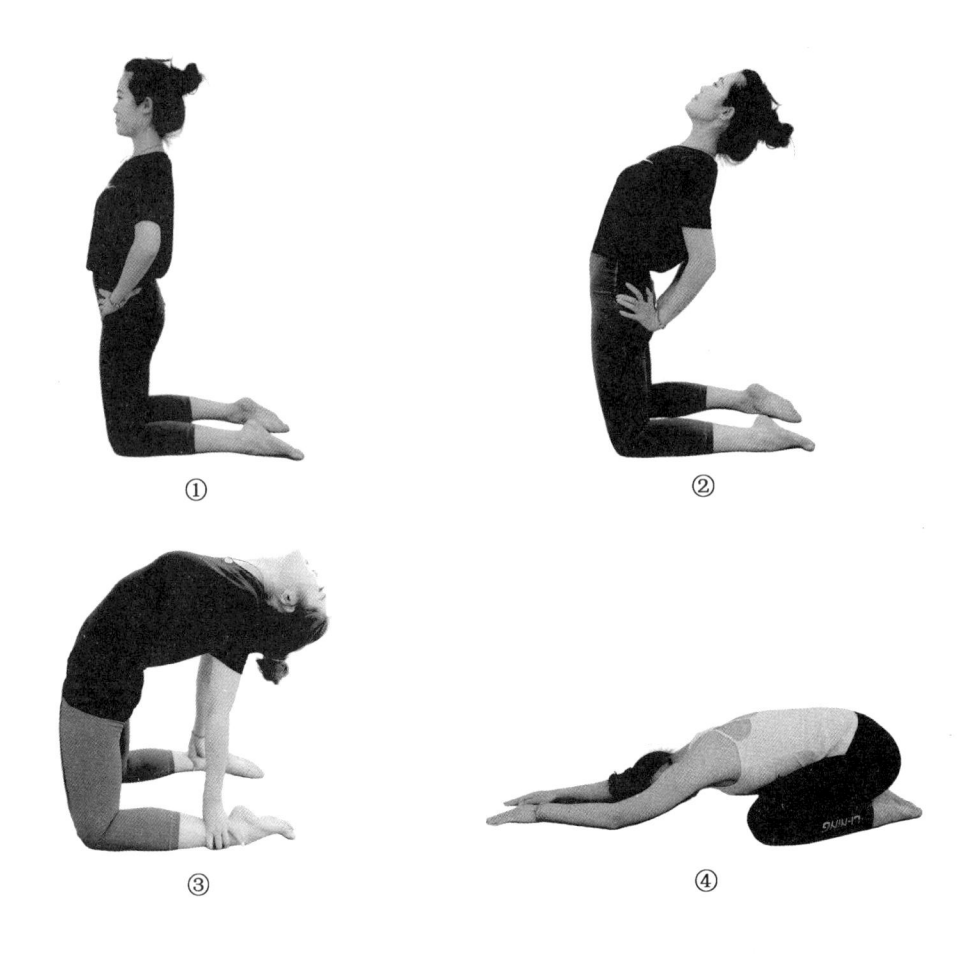

动作要点：胸腔始终保持上提，大腿内旋，脚背压实地面，缓解膝盖压力；有颈椎病的练习者头不要后仰，收下颌；大腿前侧肌肉伸展，腹股沟伸展，臀部向前推。

辅助练习：肩关节紧张时，可以将双手放在臀部上，双腿间夹砖，保证大腿内旋，激活大腿前侧肌肉（见图4-98）；或者将腹股沟贴墙进行练习，保证髋关节伸展（见图4-99）。

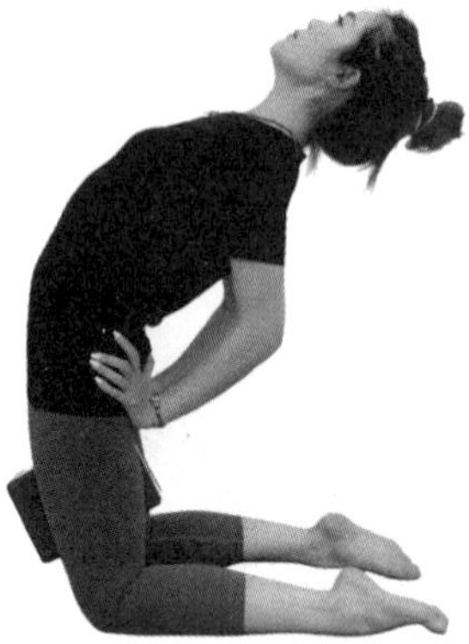

图4-98 双腿中间夹砖的辅助练习 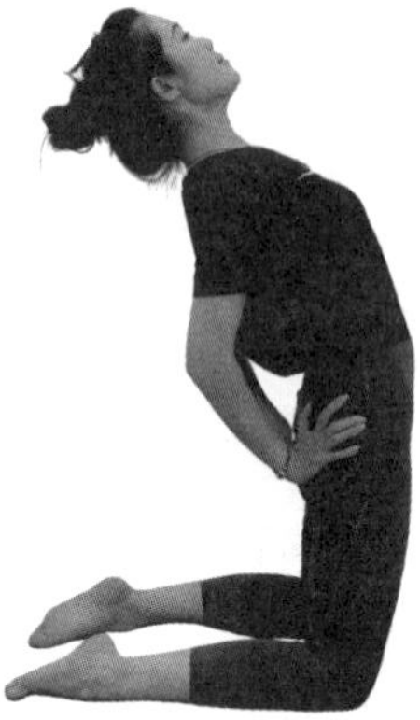　　图4-99 腹股沟贴墙的辅助练习

进阶练习：双手肘关节弯曲撑地，头部继续下沉靠近地面之后双手抱头（见图4-100）。

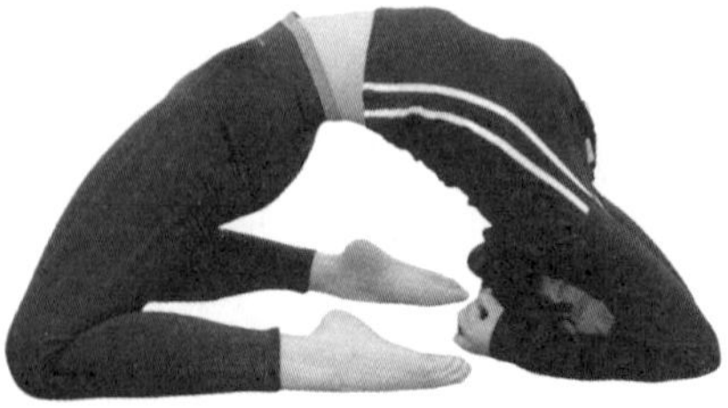

图4-100 骆驼式进阶练习

练习功效：整个脊柱都得到充分伸展，增强脊椎弹性，有助于纠正不良体态。

(四)反台式(Purvottanasana)

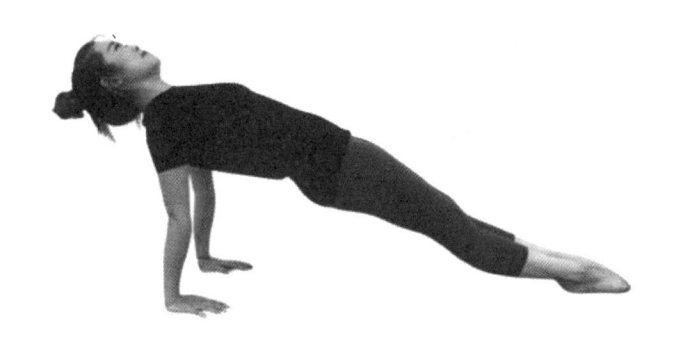

图 4-101 反台式

反台式(见图 4-101)和骆驼式属于同一种体位,不用大幅延展髋关节,重点是伸展肩膀。

练习方法:①手杖式准备,弯曲膝盖,脚掌和脚跟放在地面上;②呼气,抬起身体,伸直双臂和双腿,保持膝盖和肘关节伸展,手臂与地面垂直,从肩膀到骨盆的整个躯干与地面平行,伸展颈部,下颌微收,保持这个体式 3-5 次呼吸;③最后一次呼气时,弯曲膝盖和肘关节,身体放低,回到手杖式。

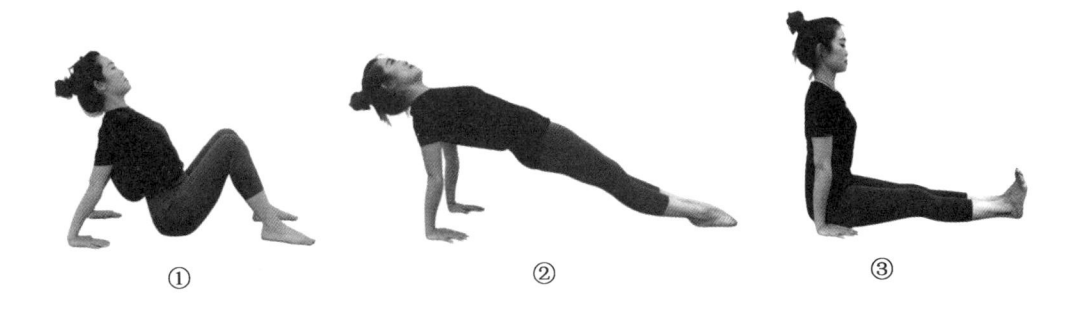

① ② ③

动作要点:双手五指张开压实地面,双脚并拢踩实地面,背部向上推,臀部收紧,腹部核心收紧,沉肋骨;伸展腹股沟,大腿前侧肌肉收紧上提,大腿根内旋。

辅助练习:屈膝双脚踩地面,启动大腿后侧肌肉(见图 4-102)。

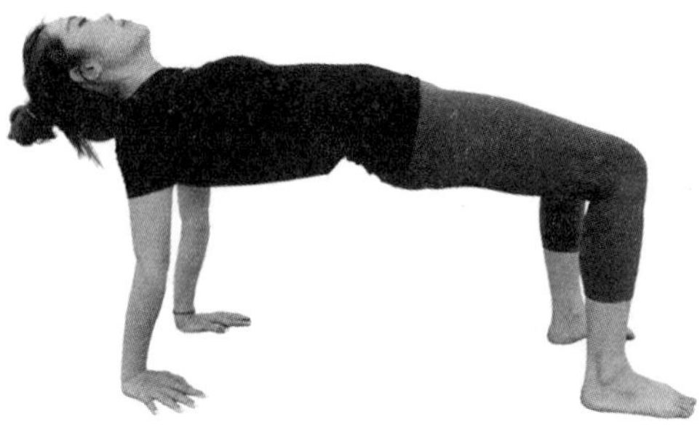

图 4-102　反台式的辅助练习

练习功效：增强手腕和脚踝力量，灵活肩关节；增强背部力量，缓解练习前屈体式的疲惫。

(五) 弓式 (Dhanurasana)

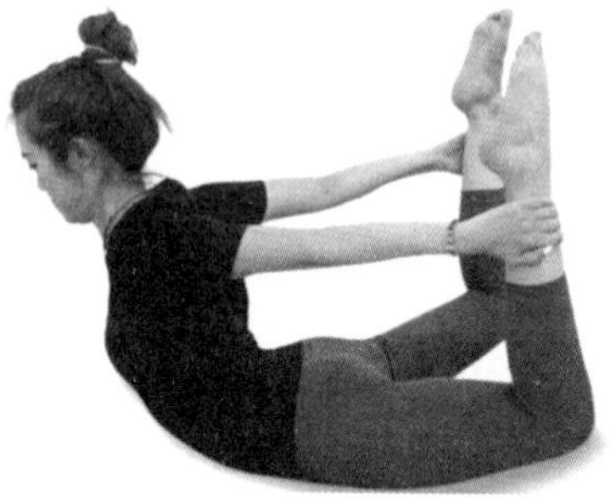

图 4-103　弓式

在弓式(见图 4-103)这个体位中，躯干与双腿做出弯弓的形状，双手充当弓弦。收缩背部肌肉时，可以舒张充当弓弦的双手。持续启动身体前侧的肌肉，让弓形保持紧绷。

练习方法：①俯卧，腹部贴地，吸气，伸展脊柱，呼气，屈膝，双脚向上离开地面，双手向后伸展，分别抓住双脚脚踝；②再一次吸气，抬头，双膝向上，拉动大腿抬高，同时拉动胸腔离地，手臂和手的动作犹如一根弓弦拉紧身体呈弓形，当腿部已经完全向上伸展后，可以再把左右大腿膝盖、脚踝并拢，加深体式，停留在这里保持3-5次呼吸;③最后一次呼气时,解开双手,双腿伸直,躯干和四肢回到地面放松。

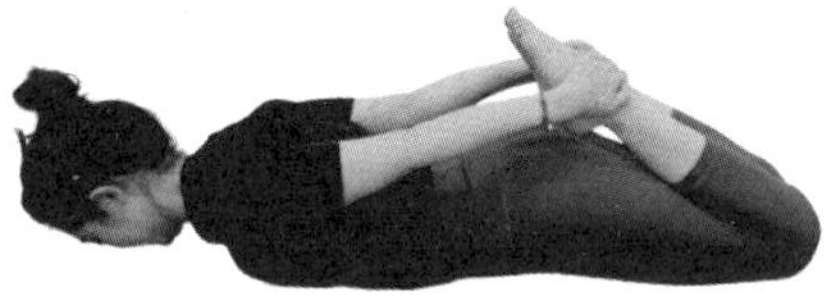

① 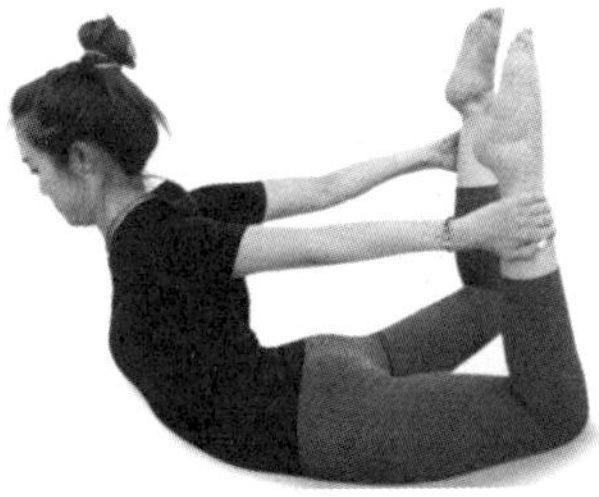 ②
③ 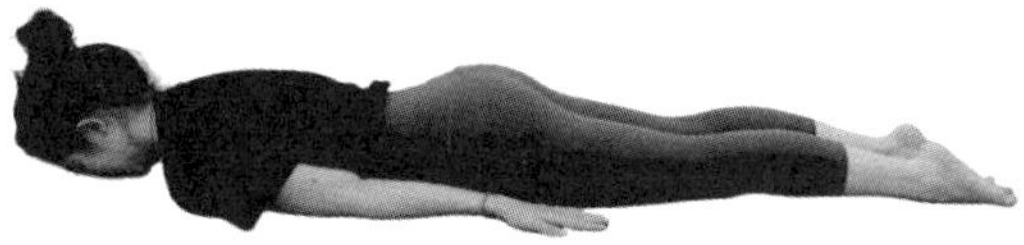

动作要点:颈部舒展,头顶向上延展,下颌微收,胸腔打开上提,收肋骨;肩膀外旋,肩胛骨内收,背部肌肉收紧,脊柱延展,耻骨上提;大腿内旋,双膝与髋关节同宽,双腿向上向后伸展,脚趾回勾或绷脚背。

辅助练习:使用瑜伽砖垫在肋骨下方,启动背部肌肉,如果肩关节紧张,可以使用瑜伽带连接手脚辅助练习(见图4-104)。

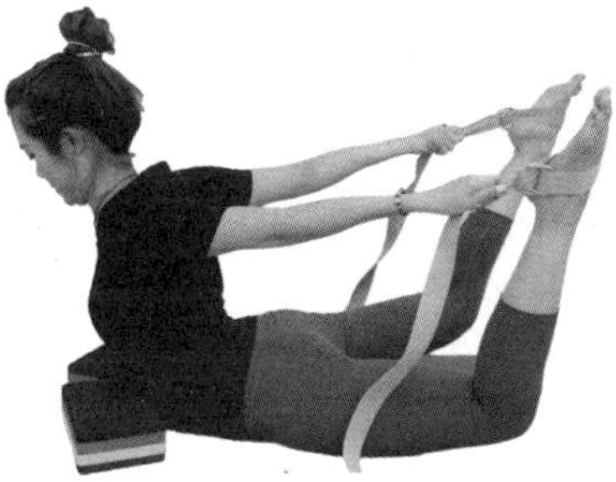

图4-104 弓式的辅助练习

练习功效:打开胸腔,改善圆肩驼背;灵活脊柱,缓解背部不适;伸展身体前侧,强化腿部和腰腹力量。

(六)桥式(Setu Bandha Sarvangasana)

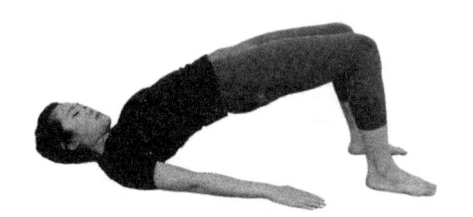

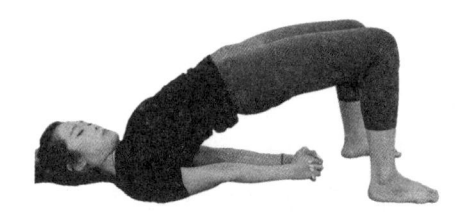

图4-105 桥式

桥式(见图4-105)结合了挺背和肩部伸展的动作,来抬高骨盆和躯干。在这个体式中,心脏的位置比躯干低,因此桥式是一个温和的倒立动作,拥有传统倒立体式的诸多优点。

练习方法:①仰卧在垫子上,双手自然放于体侧,屈膝,双脚踩实地面,双腿分开与髋关节同宽,脚后跟靠近臀部。②呼气,脚掌压地,卷尾骨从臀、腰、背逐节向上抬离地面,双手掌心下压地面,或双手交叉握拳,在背部下方用力下压;启动大腿和臀部的力量,充分拉开大腿前侧和腹股沟,吸气,胸腔扩张,肩胛骨内收,呼气,收紧核心,肋骨下沉,在这里停留3-5次呼吸。③最后一次呼气时,双手压地,臀部下落,回到仰卧双手抱膝姿势放松。

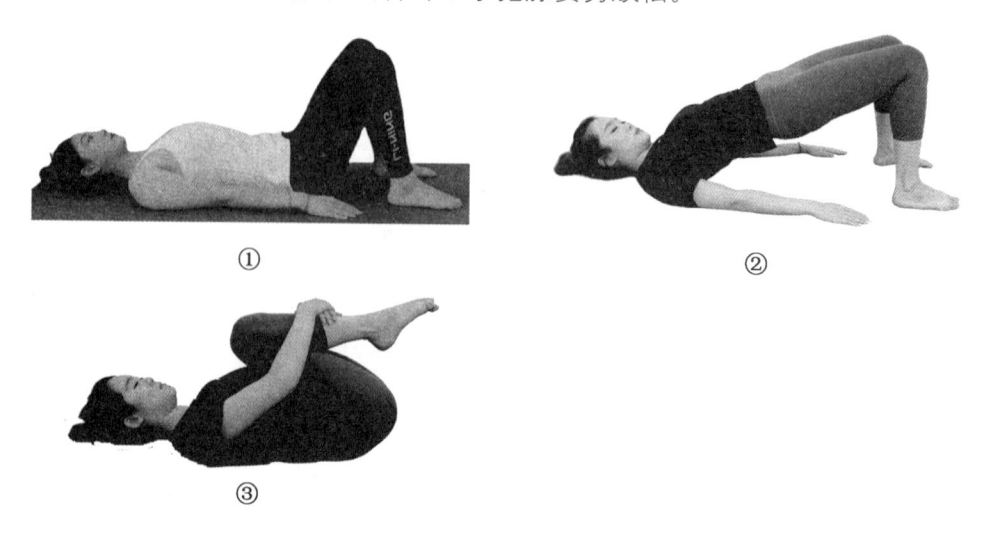

动作要点：颈部舒展，下颌微收，胸腔打开，肩胛骨内收；收腹收肋骨，臀部上提，大腿内旋，膝盖对着脚尖的方向，脚掌内侧压实地面。

辅助练习：双腿中间夹砖，激活大腿内侧，保证髋关节内旋（见图4-106）。

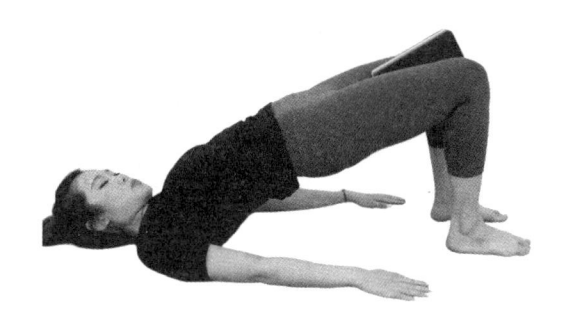

图4-106 双腿夹瑜伽砖的辅助练习

进阶练习：单腿桥式，强化臀部和大腿后侧力量（见图4-107）。

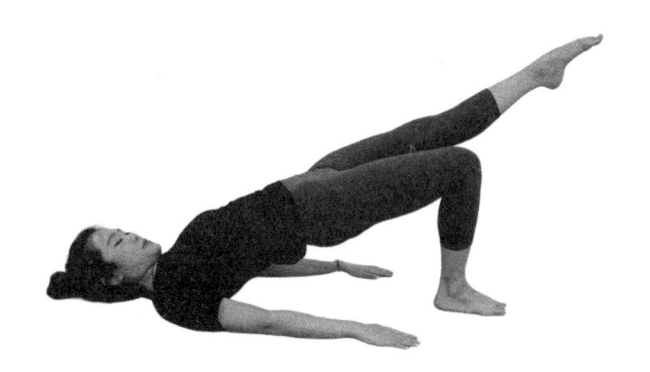

图4-107 桥式进阶练习

练习功效：强化大腿、臀部、腰腹和背部力量；灵活脊柱，缓解背部不适；增强骨盆稳定性；打开胸腔，纠正不良体态；伸展身体前侧。

(七)轮式(Urdhva Dhanurasana)

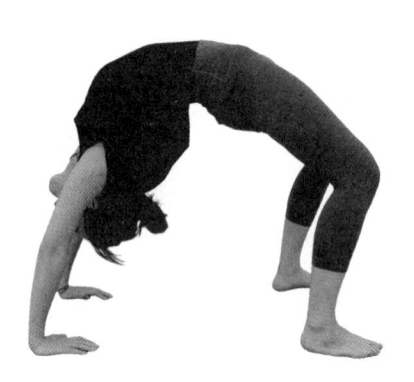

图 4-108　轮式

轮式(见图 4-108)与弓式的不同在于,轮式的肩膀完全弯向头部,肩部肌肉被拉长,躯干呈弧状而且抬得更高,将身体前侧带入更深的伸展状态。

练习方法:①背部朝下仰卧在垫子上,屈膝并抬双肘,把双手手掌放在双肩旁,双手之间的距离不超过肩宽,手指向后,指向脚跟的方向,弯曲双膝,脚跟靠近臀部,脚尖朝前;②呼气,抬起躯干,头顶点地,再次吸气,胸腔上提,呼气,双手推地,使背部和头离开地面,手臂伸直,大腿肌肉向上拉伸;③吸气,胸腔再次上提,呼气,提脚跟离开地面,进一步拉伸大腿前侧,脚尖推地,使胸部进一步扩展,在这里保持 3-5 次呼吸;④最后一次呼气时,屈肘,身体放回地面,回到仰卧双手抱膝姿势放松。

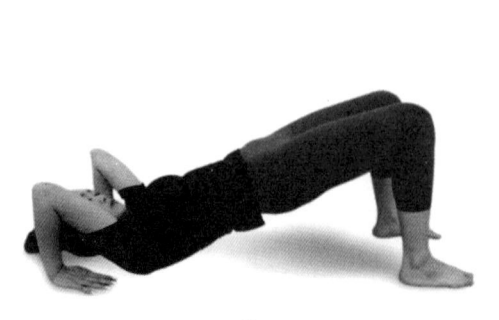

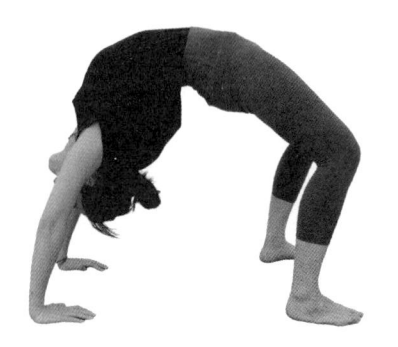

① ②

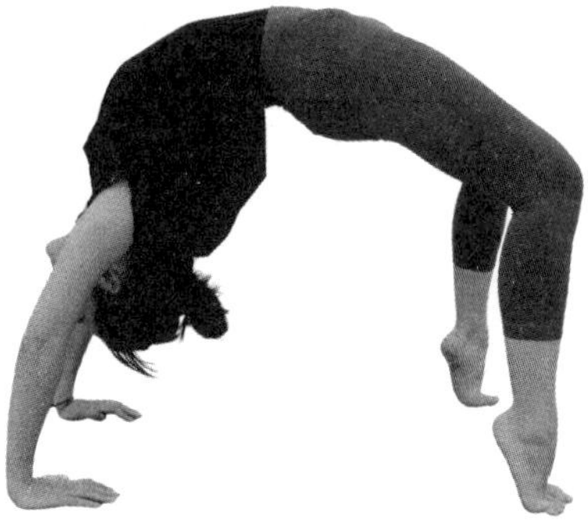

③ 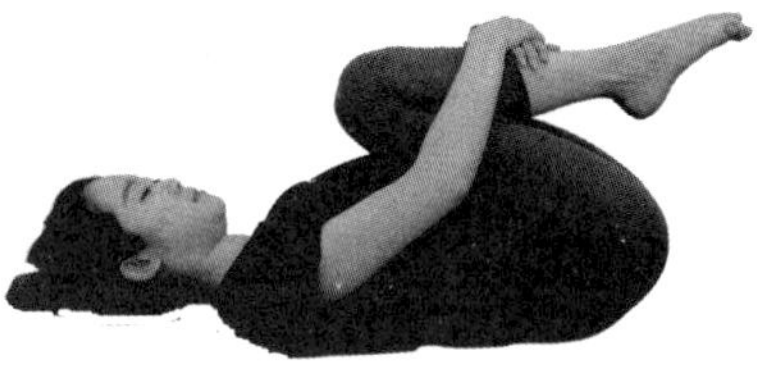 ④

动作要点:双臂肘关节伸展,手臂垂直于地面,头部自然放松,颈部舒展,肩膀外旋,肩胛骨内收,腋窝打开;收腹收肋骨,腹股沟伸展,脊柱延展,大腿内旋,大腿肌肉收紧上提,膝盖朝着脚尖的方向,双脚踩实地面,脚尖朝前。

辅助练习:肩关节紧张的人群,可以在手掌下撑砖进行辅助练习(见图4-109)。

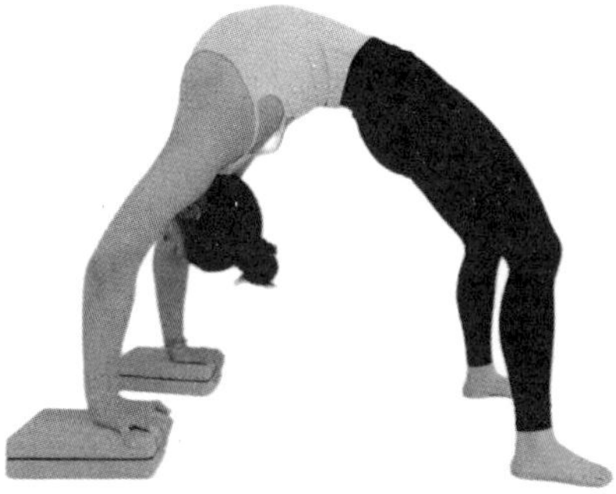

图4-109 瑜伽砖辅助的轮式

进阶练习:屈肘轮式(见图4-110),强化肩关节的灵活性和稳定性;或直腿轮式(见图4-111),强化髋关节的伸展和肩背的力量。

图 4-110　屈肘轮式　　　　图 4-111　直腿轮式

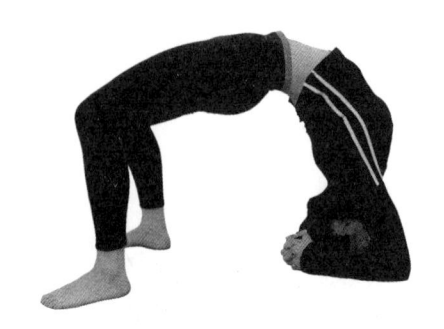

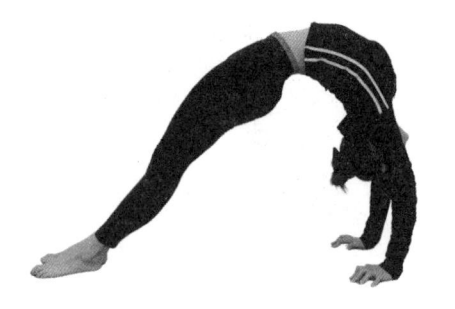

练习功效：伸展前侧链，打开肩膀，灵活脊柱，增强手腕、脚踝、双腿和背部的力量。

（八）单腿内收直棍式（Eka Pada Viparita Dandasana）

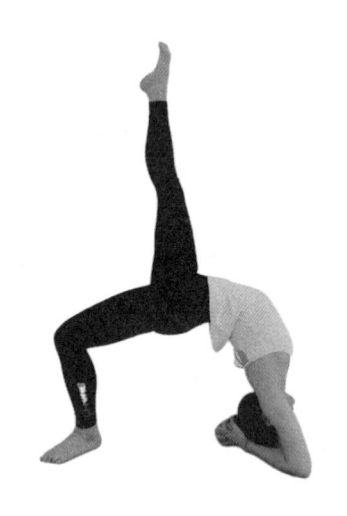

图 4-112　单腿内收直棍式

单腿内收直棍式（见图 4-112）属于进阶版后弯体式，在练习这个体式之前，要先掌握屈肘轮式及轮式伸直腿的练习方法。

练习方法：①从轮式进入，双手依次屈手肘，放在地面上，头顶点地，双手十指交叉抱住后脑勺；②保持顺畅的呼吸，呼气，左腿垂直向上抬起，在这里保持3-5次呼吸之后，左腿放回地面，再次呼气，换右腿向上抬起，保持同样的时间;③最后一次呼气时,右脚放回地面回到轮式,再将臀部、背部依次慢慢回到地面平躺,双手抱小腿放松身体。

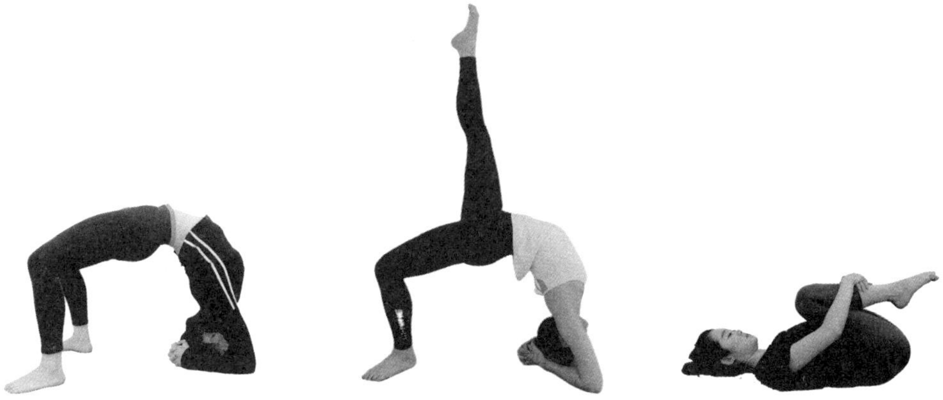

① ② ③

动作要点:在这个体式中,横膈膜收缩,呼吸会变得急促。尽量拉长呼气和吸气的时间,呼气的时候抬高肩膀,提起胸腔、躯干、臀部、大腿和小腿;脚后跟抵住地面,大腿内旋夹紧。

辅助练习:髋关节伸展度不足的人群,可以伸直双腿,将双脚抵在墙面上进行练习(见图4-113)。

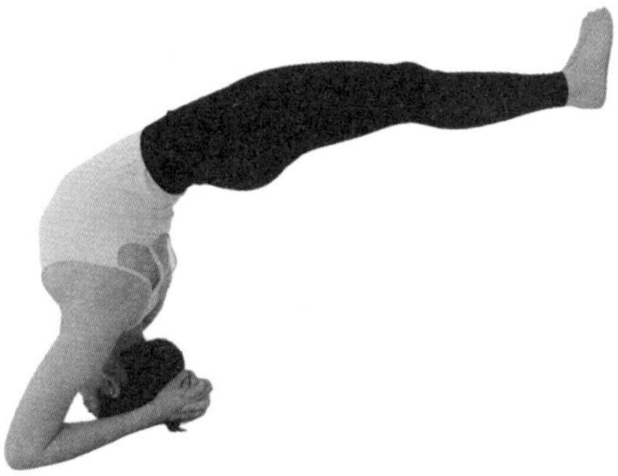

图4-113 脚贴墙的辅助练习

练习功效:增强脊柱弹性,扩展胸腔;促进大脑血液循环,缓解尾骨疼痛。

(九)蝎子式(Vrschikasana)

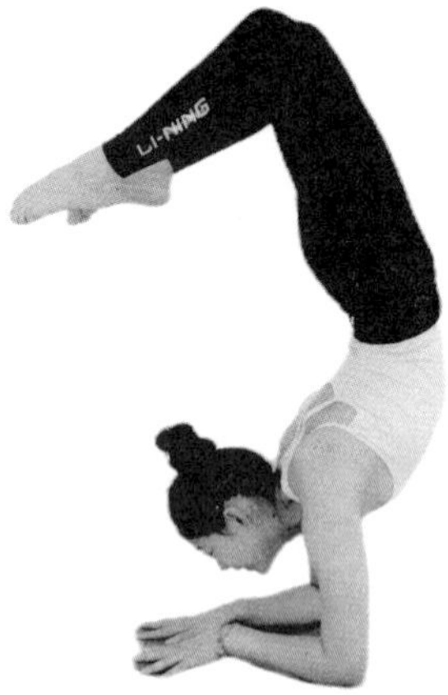

图 4-114　蝎子式

蝎子式(见图 4-114)共有三个体式重点：后弯、手臂平衡、倒立。因此，最好将其拆解成三个局部动作，各自加以练习，最后再把这三个局部动作结合成一个完整体式。

练习方法：①从孔雀起舞式进入；②保持稳定之后，呼气，弯曲双膝，尽可能把颈部和头部抬高，双膝继续弯曲，双脚靠近头部，在这里保持 3-5 次呼吸；③随着最后一次呼气，双腿慢慢向头顶伸展，屈髋，双脚依次着地，婴儿跪趴式休息。

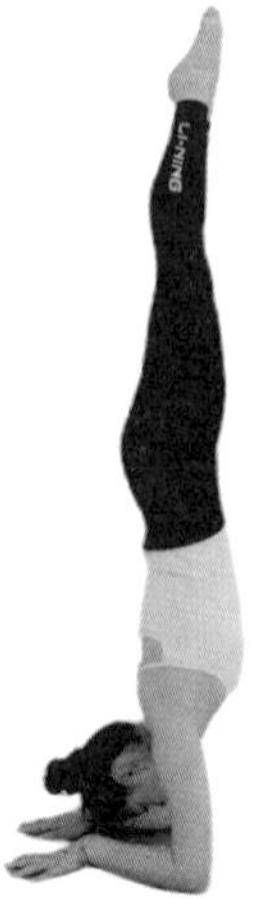

① 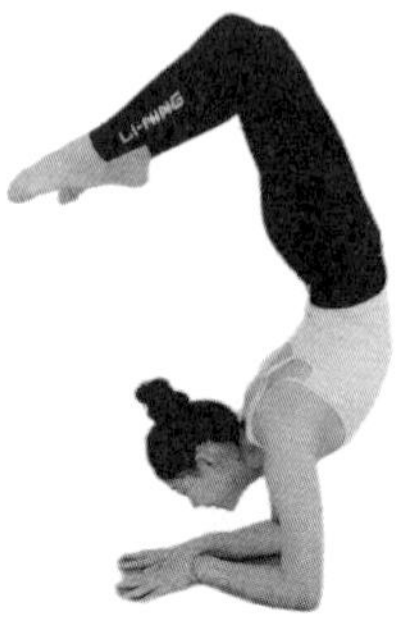 ② 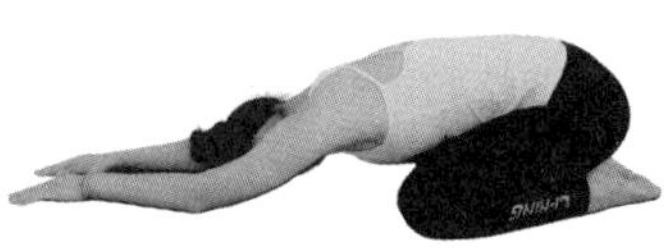 ③

动作要点：小臂和手掌向下用力推地，双肘与肩同宽，肩膀远离耳朵，大臂外旋；伸展上背部，打开腹股沟，收腹沉肋，伸展大腿前侧和髋关节，绷脚背；抬头，眼睛凝视垫子前方某处。

辅助练习：初阶练习者可以先练习下犬蝎子式（见图4-115），待肌肉力量和关节稳定性足够，再进行蝎子式练习。

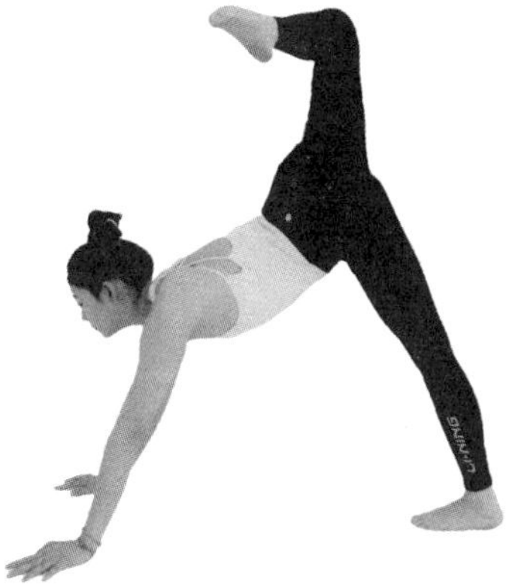

图4-115　下犬蝎子式

练习功效：扩张胸腔，加强脊柱弹性，拉伸腹部肌肉；促进大脑血液循环，提高平衡能力，提升专注力。

（十）单腿鸽王式（Eka Pada Rajakapotasana）

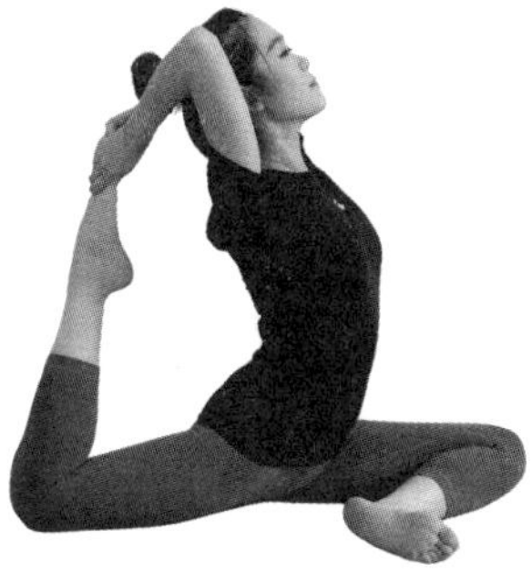

图4-116　单腿鸽王式

单腿鸽王式(见图4-116)也属于瑜伽后弯的进阶体式。单腿鸽王式有三个重点:前腿髋关节屈曲、外展、外旋,后腿髋关节伸展、内收、内旋,背部后弯。髋关节两侧的动作相反,会在整个骨盆创造一个收束的力量,有助于稳定骨盆。

练习方法:①手杖式准备,弯曲左膝,使左脚脚后跟靠近会阴,左小腿贴地,右腿向后伸展,大腿、膝盖、脚背贴地;②吸气,手掌放在后腰上,胸腔上提,伸展颈部,头尽可能后仰;③呼气,双手放在地面上,屈右膝,右脚向上向前靠近头部,小腿与地面保持垂直;④吸气,左臂举过头顶,左手抓住右脚,呼气,右手也向上抓住右脚,使脚掌贴在后脑勺上,在这里停留3-5次呼吸;⑤随着最后一次呼气,解开双手,回到手杖式,再进行反侧练习。

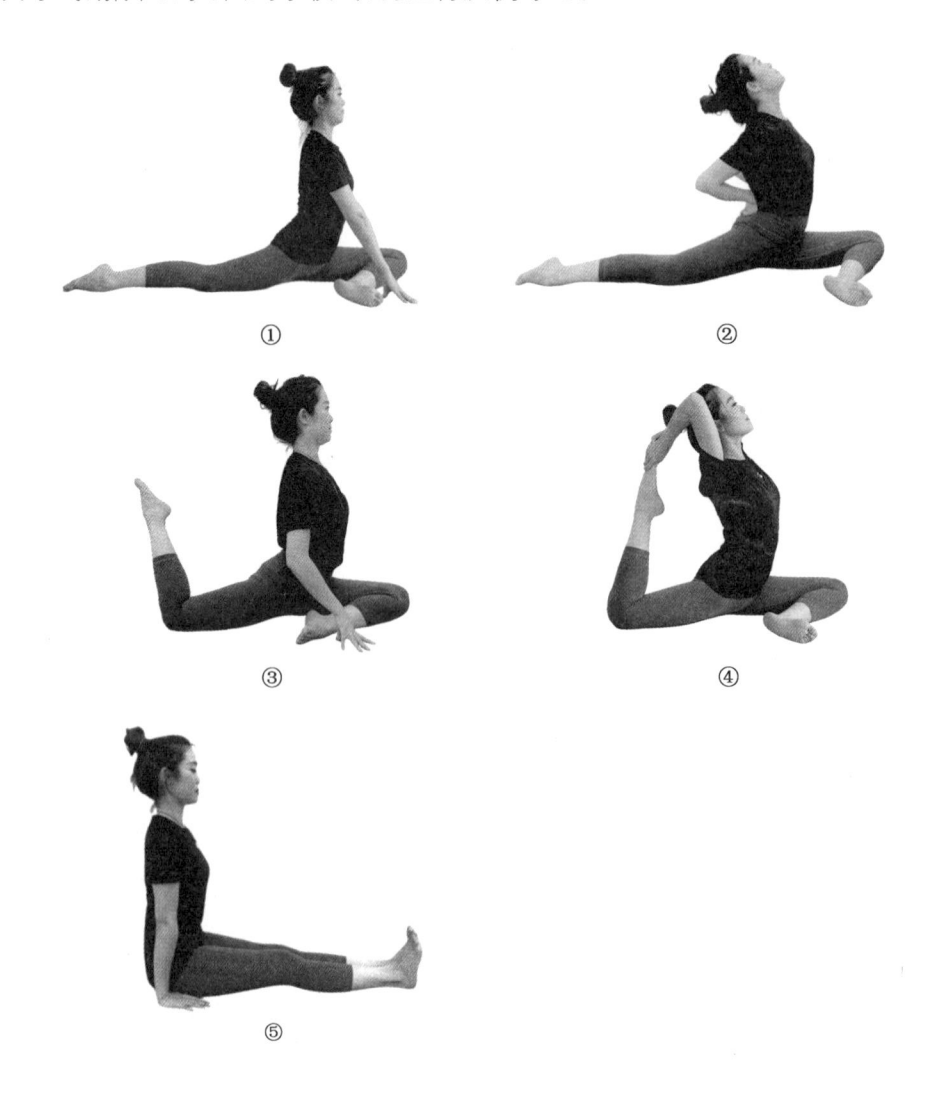

动作要点:颈部前侧伸展,肩膀外旋,肩胛骨内收,双手手肘向中间靠拢;胸腔上提,肋骨下沉,腹部前侧伸展;前侧大腿外旋,后方大腿内旋,后侧小腿用力上提;髋部下沉,保持骨盆中立。

辅助练习:大腿前侧伸展能力不足的人群,可以进行侧鸽式(见图4-117)练习;肩关节灵活性不足的人群,可以使用瑜伽带连接手和脚(见图4-118)。

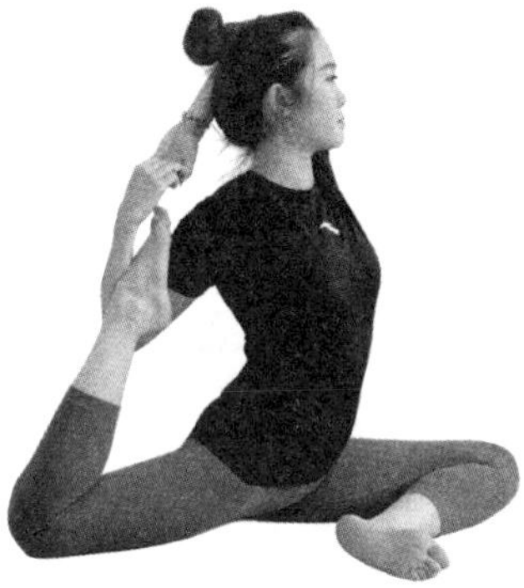

图4-117 侧鸽式 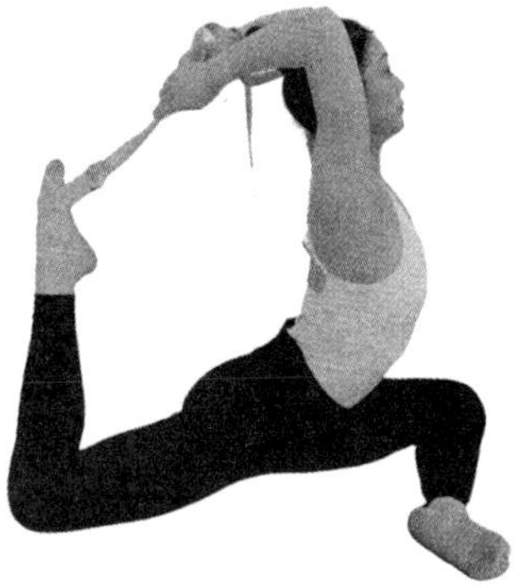　　　图4-118 使用瑜伽带辅助的鸽王式

练习功效:伸展躯干、胸腔侧面和肩背区域;拉伸大腿内侧和前侧,打开腹股沟;灵活髋关节,促进血液循环。

(十一)舞王式(Natarajasana)

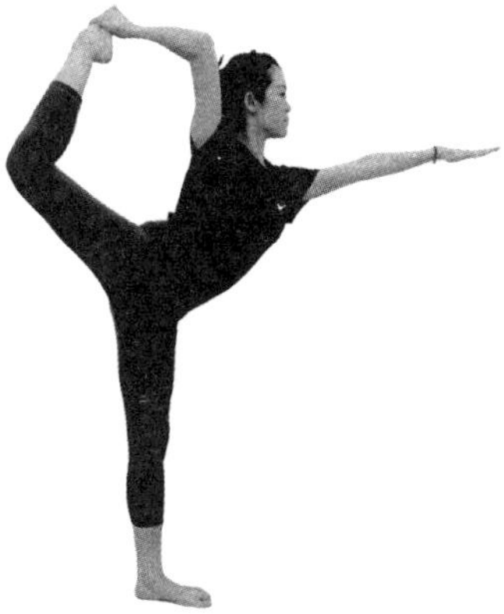

图4-119 舞王式

舞王式(见图4-119)结合了后弯和平衡的动作,非常具有挑战性。完成舞王式的先决条件是大幅度伸展髋关节和大腿,因此要先伸展腰肌及其协同肌,以训练柔软度。

练习方法:①山式站立,左臂朝前伸展,与地面平行,重心放在左脚,屈右膝,右脚向后向上抬起,右手抓住右脚脚趾;②右肘和右肩翻转,使右臂在脑后向上伸展,同时把右腿向上拉伸,使右臂和右腿在背后形成一个弓形,右大腿与地面平行,小腿与地面垂直;③再次把右臂和右腿向上拉伸,保持3-5次呼吸之后,松开右脚,重新以山式站立,再进行反侧练习,保持同样的时间。

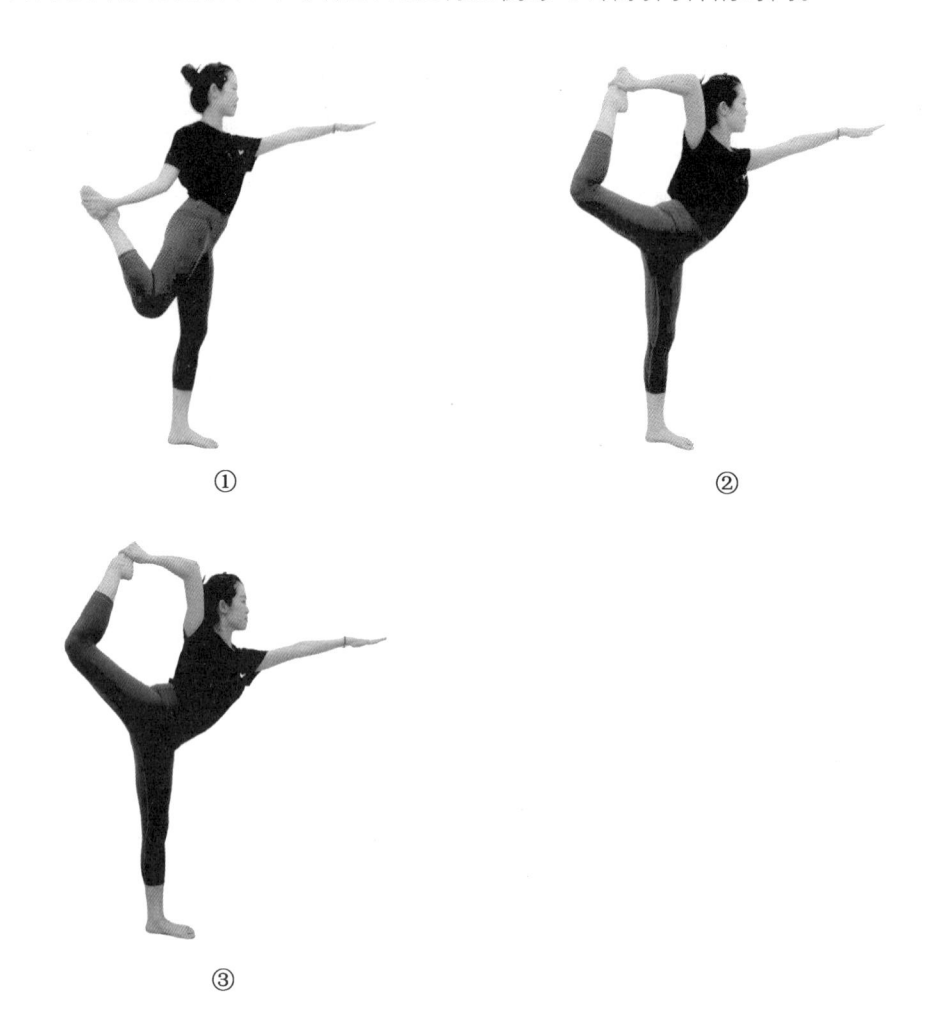

动作要点:右脚根基稳定,大腿肌肉收紧上提,膝盖放松;支撑腿的大腿内旋,后侧腿的大腿内旋,骨盆中立;上方腿的大腿向上向后抬高,手脚相互对抗,背部肌肉收紧,脊柱延展,肩胛骨内收,腋窝打开,颈部舒展。

辅助练习:肩关节和髋关节灵活性不足的人群,可以在手和脚之间使用瑜伽带连接(见图4-120)。

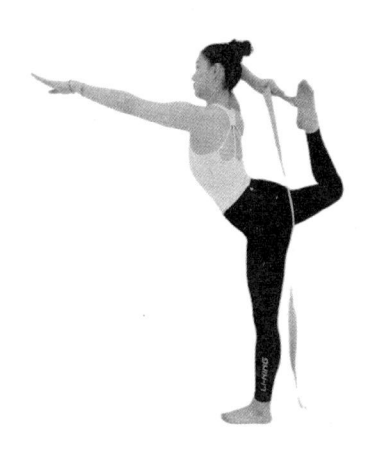

图4-120 瑜伽带辅助的舞王式

进阶练习:双手抓住脚,放在头上(见图4-121),加深髋关节和肩关节的伸展。

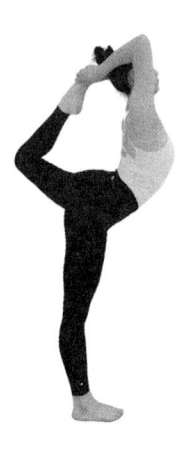

图4-121 舞王式进阶练习

练习功效:加强腿部和臀部力量,提高身体的平衡能力,提高专注力;伸展胸椎,灵活脊柱和肩关节。

二、扭转体式

(一)侧扭转坐式(Parsva Sukhasana)

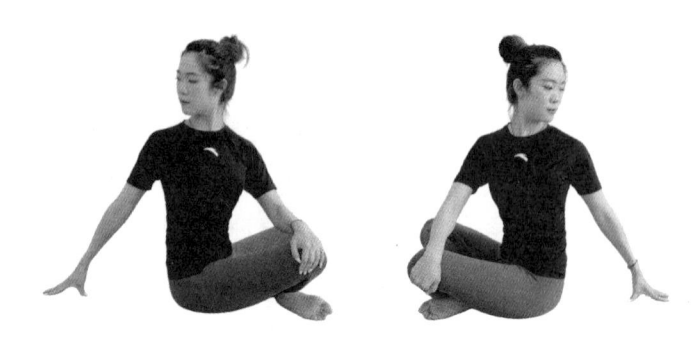

图 4-122　侧扭转坐式

侧扭转坐式(见图 4-122)是利用上下肢骨骼的连接来扭转中轴骨骼,进而拉长脊椎旋转肌群。它既可以作为练习前的热身体位,也可以作为练习后弯或前弯等体位之后缓解肌肉紧绷的放松体位。

练习方法:①手杖式准备,双脚依次屈膝盘腿,形成简易坐姿;②吸气,延展脊柱,胸腔上提,呼气,身体向左侧转动,左手扶在体后的地面上,右手扶在左膝上,右手和左腿之间形成一个拮抗的力量,眼睛看向自己的左肩远处,停留在这里保持 3-5 次呼吸;③随着最后一次呼气,上身慢慢回正,双腿向前伸直,回到手杖式,再进行反侧练习,保持同样的时间。

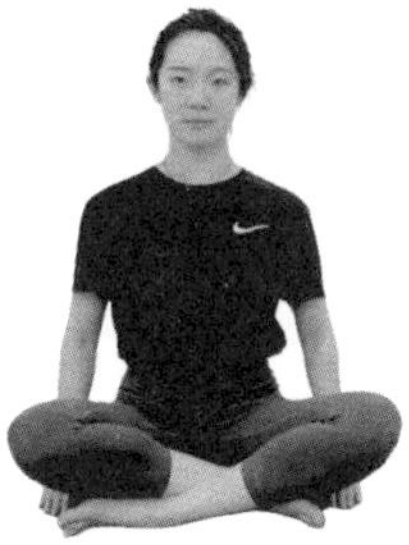

① 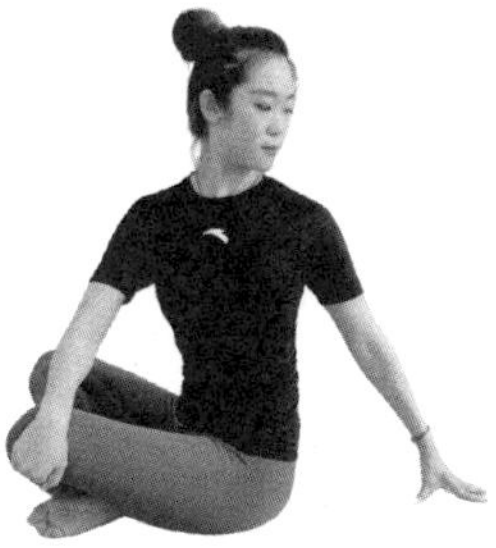 ② 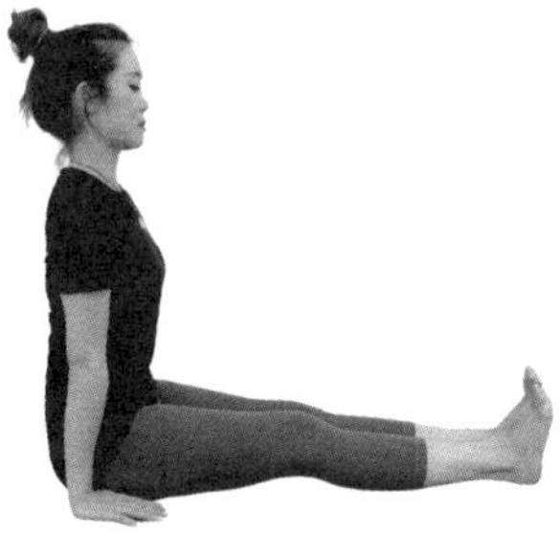 ③

动作要点:坐骨压实地面,骨盆中立,两侧大腿外旋,膝盖压向地面;收腹收肋骨,胸腔上提,脊柱伸展;肩膀外旋,肩胛骨内收,双肩在一条水平线上,颈部后侧舒展,下颌微收。

辅助练习:减小扭转幅度进行退阶练习。

进阶练习:可将一条腿伸直,另一条腿屈膝,脚掌踩在伸直腿大腿内侧的地面上,伸直腿同侧的肩向后、对侧的肩向前,同时对侧手臂绕过屈膝腿,在背后与另一只手相握,可手指互勾(见图4-123),也可互抓手腕,使扭转加深。

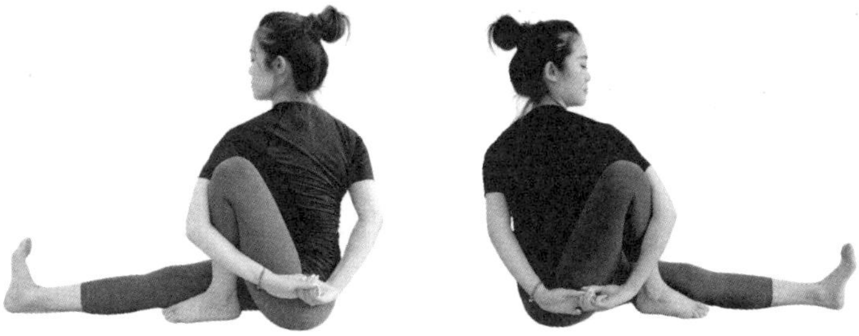

图4-123 坐姿扭转进阶练习

练习功效：灵活脊柱，缓解肩颈和腰背的肌肉紧张，促进骨盆区域的血液循环。

(二)圣哲玛里琪第一式(Marichyasana Ⅰ)

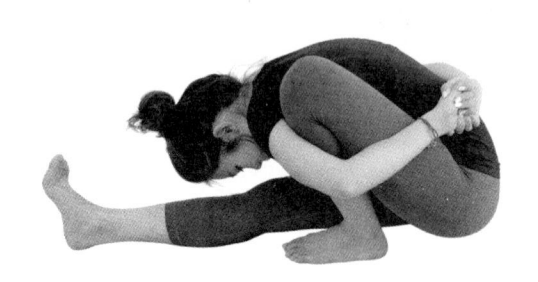

图 4-124　圣哲玛里琪第一式

圣哲玛里琪第一式(见图 4-124)是献给圣哲玛里琪(Marichi)的，他是创造之神梵天(Brahma)的儿子。这个体式的重点是上半身向内转、下半身向外转。这样做可以活化转动的肌群，使体位更深入，转动的肌群包括肩关节旋转肌群、髋关节旋转肌群和腘绳肌。

练习方法：①手杖式准备，弯曲左膝，左脚脚底平放在地面上，小腿与地面垂直，脚跟靠近臀部；②吸气，脊柱延展，左手向上举高带动躯干向左侧转，呼气，左肩向前伸，使左臂从左膝内侧向后环绕住左大腿和小腿，右手在背后握住左手手腕，或者两手手指互勾；③再次吸气，躯干回正，脊柱延展，右腿伸直，脚尖回勾，眼睛看向脚趾的方向，呼气，身体前弯，前额、鼻子、下巴依次放在右腿上，在这里停留 3-5 次呼吸；④最后一次吸气时，抬头，解开双手，伸直左腿，回到手杖式，再进行反侧练习。

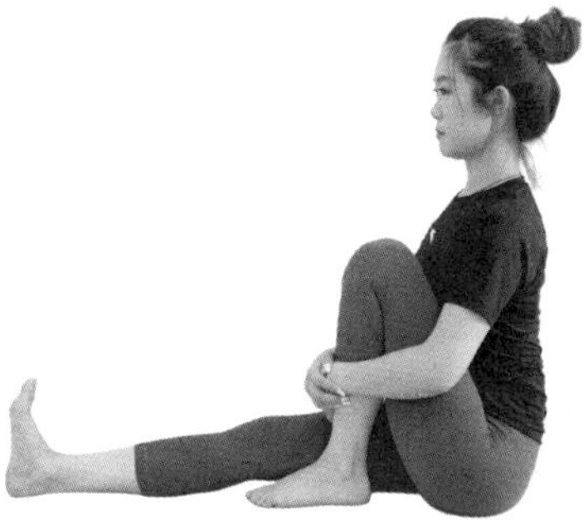

① 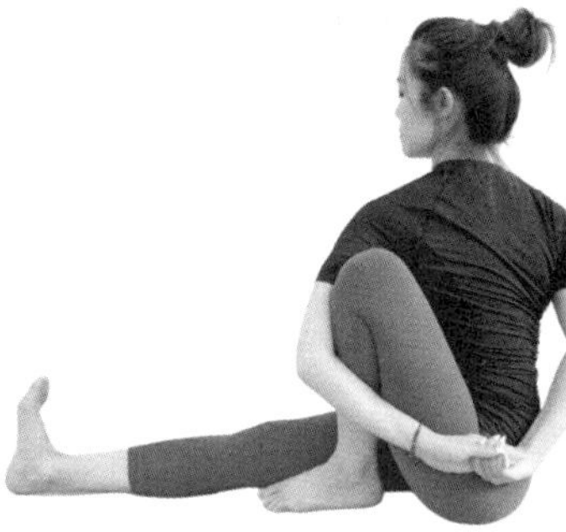 ② 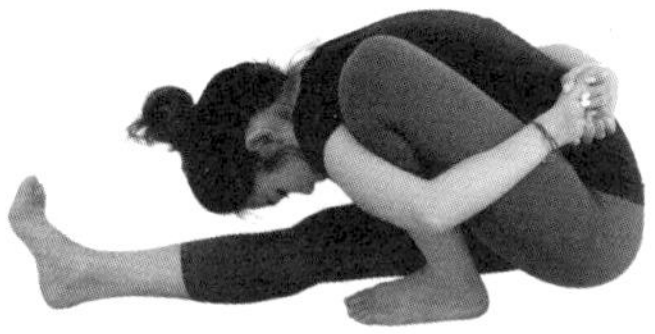 ③ 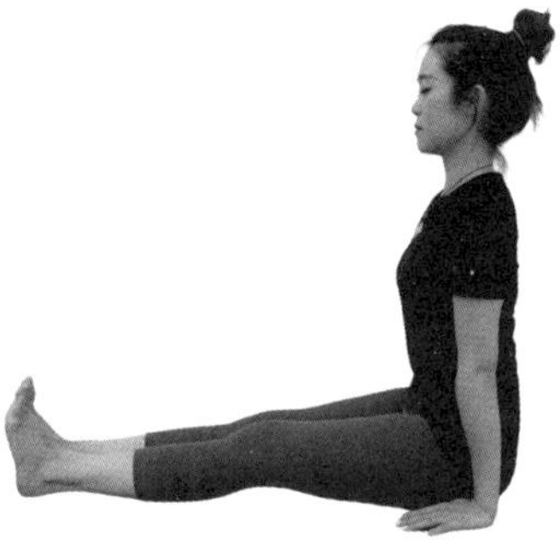 ④

动作要点：坐骨坐实地面，骨盆中立，双肩与地面保持平行，伸直腿的脚尖指向天花板，大腿后侧伸展，脚跟压地；颈部放松，双肩下沉，远离耳朵。

辅助练习：大腿后侧伸展不足的人群，可以减小动作幅度；肩关节灵活性不足的人群，可以双手之间使用瑜伽带连接（见图4-125）。

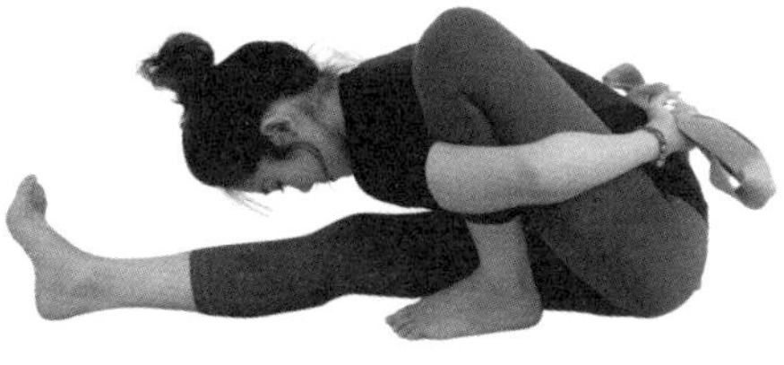

图4-125 瑜伽带辅助的圣哲玛里琪第一式

练习功效：增强脊柱弹性，按摩腹部器官。

(三)圣哲玛里琪第三式(Marichyasana Ⅲ)

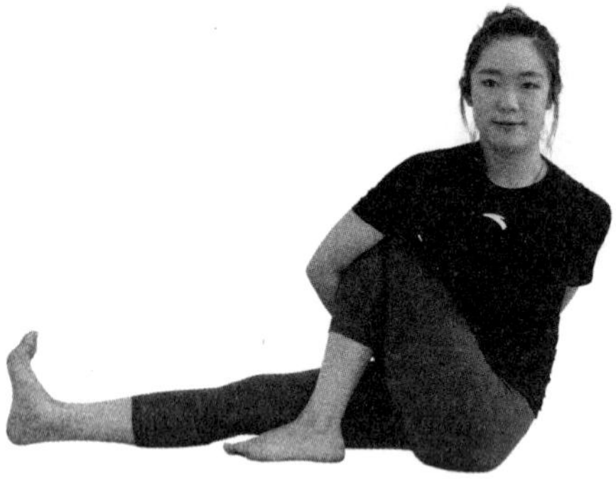

图 4-126 圣哲玛里琪第三式

在圣哲玛里琪第三式(见图 4-126)中,我们要把上半身转离伸直腿,转向弯曲腿,下半身也要转离上半身。肩关节和髋关节的连接主要靠扭转的躯干和脊柱,每一个身体部位构成一个局部动作,每个局部动作又可以帮助完成主要动作。

练习方法:①手杖式准备,弯曲左膝,左脚脚底平放在地面上,小腿与地面垂直,脚跟靠近臀部。②吸气,延展脊柱,胸腔上提,右手举过头顶,呼气,脊柱向左侧扭转 90 度,右臂外侧抵住左大腿外侧。③再次吸气,延展脊柱,肋骨上提,呼气,脊柱进一步向左侧扭转的同时,使右肩抵住左膝外侧,右臂绕过左大腿外侧向背后伸展,同时左手向背后伸展,两手在体后抓住;深吸气,拉伸脊柱,扩展胸腔,呼气,肩膀放松下沉,肩胛骨内收,在这里停留 3-5 次呼吸。④最后一次呼气时,解开双手,左腿伸直,回到手杖式,再进行反侧练习,保持同样的时间。

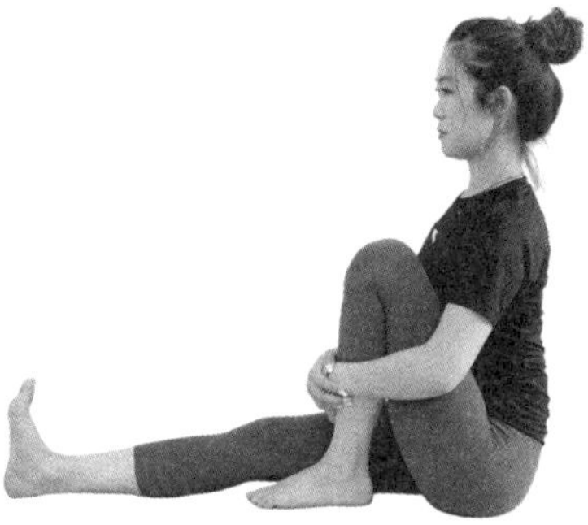

① 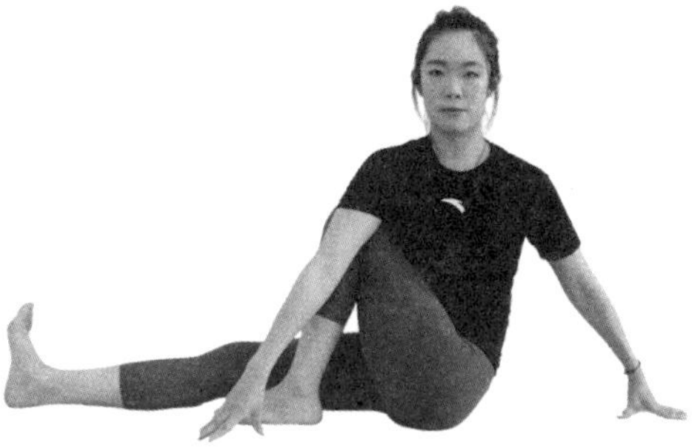 ② 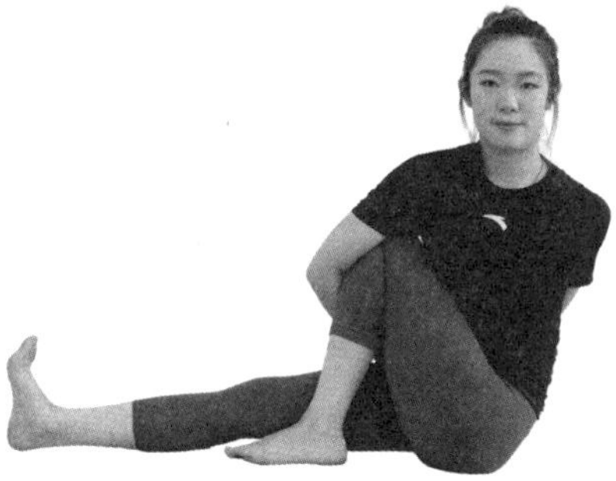 ③ 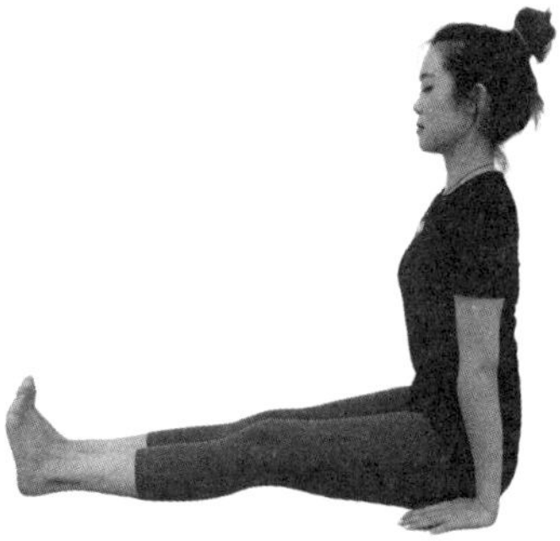 ④

动作要点：坐骨坐实地面，骨盆中立，伸直腿向下压地，脚尖回勾，脚趾指向天花板，大腿肌肉收紧上提；屈膝腿坐骨下沉；脊柱在伸展中扭转，双肩水平；颈部舒展，下颌微收。

辅助练习：脊柱灵活性不足时，双手可以不在体后抓住（见图 4-127），或者双手使用瑜伽带连接（见图 4-128）。

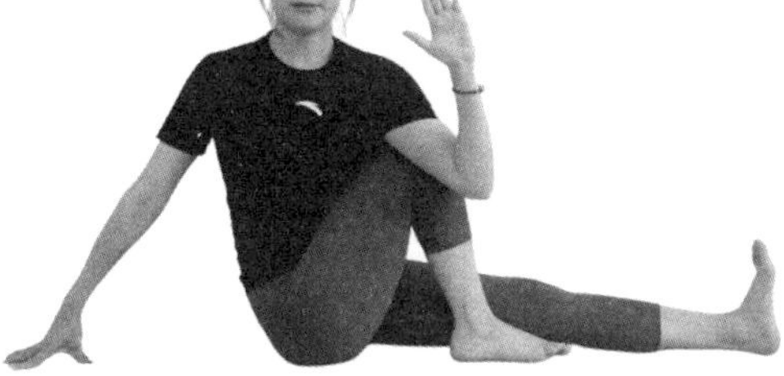

图 4-127　圣哲玛里琪第三式退阶练习 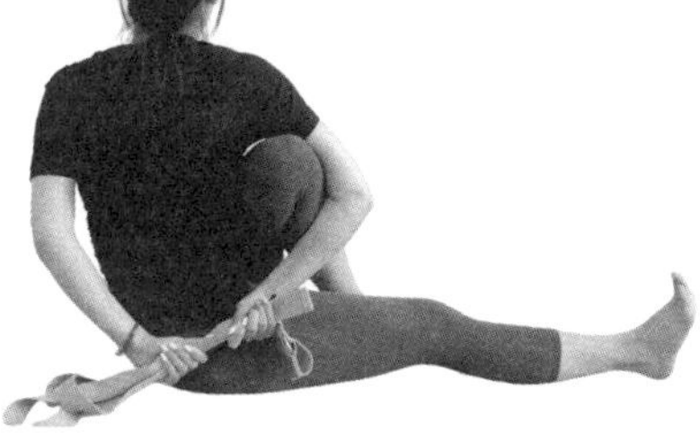　图 4-128　瑜伽带辅助的圣哲玛里琪第三式

练习功效：灵活脊柱，缓解背部僵硬不适，按摩腹部器官；灵活肩关节，增强颈部肌肉力量。

（四）套索扭转式（Pasasana）

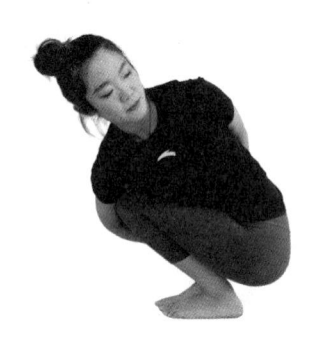

图 4-129　套索扭转式

Pasa 的意思是套索或绳索。在套索扭转式（见图 4-129）中，躯干向一侧扭转 90 度，手臂绕过两条大腿扭转，另一条手臂从肩部反转，双手在背后抓住。双臂像一条绳索把躯干套在腿上，因此而得名。

练习方法：①蹲在垫子上，双脚脚底平放在地面上，使双膝和双脚并拢，保持身体平衡。②躯干向左侧扭转 90 度，使右侧腋下抵住左膝大腿外侧，为了达到最大的扭转程度，可以使右膝向前屈一点。③吸气，脊柱延展，胸腔上提，呼气，伸展右臂，在右腋下和大腿之间不要留有任何空隙，扭转右臂绕过左大腿，右手扶在右髋附近的地面上；再次吸气，拉长脊柱，呼气，左侧肩部向后扭转，双手在体后抓住。④转头，双眼越过左肩向后看，在这里停留 3-5 次呼吸，最后一次呼气时，松开双手，身体回正，再进行反侧练习。

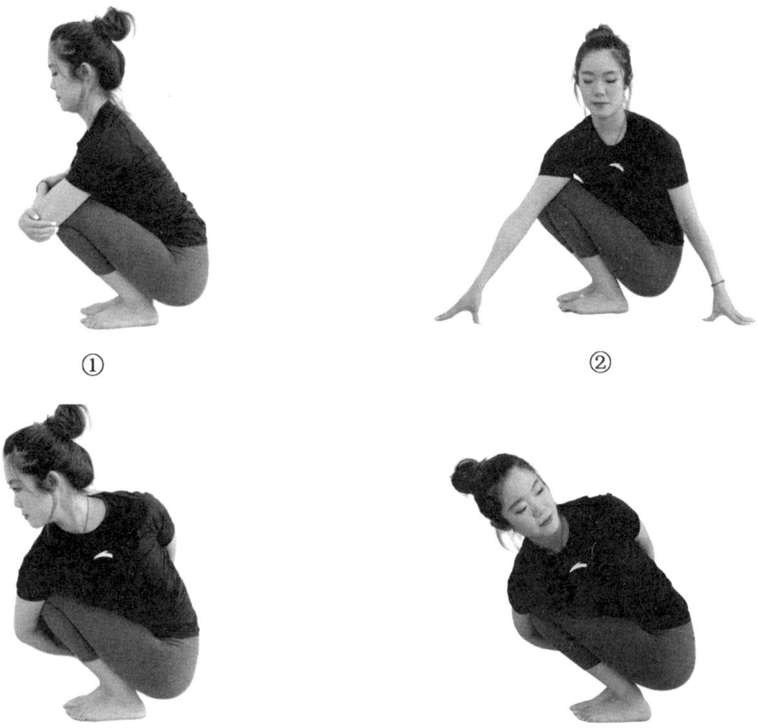

① ② ③ ④

动作要点:脚掌踩实地面,绷紧小腿,保持身体平衡;身体稍前倾,收腹、挺胸,锁骨延展。

辅助练习:踝关节灵活性较差的人群,可以在脚跟下垫砖辅助(见图4-130);肩关节灵活性不足的人群,可以使用瑜伽带连接双手。

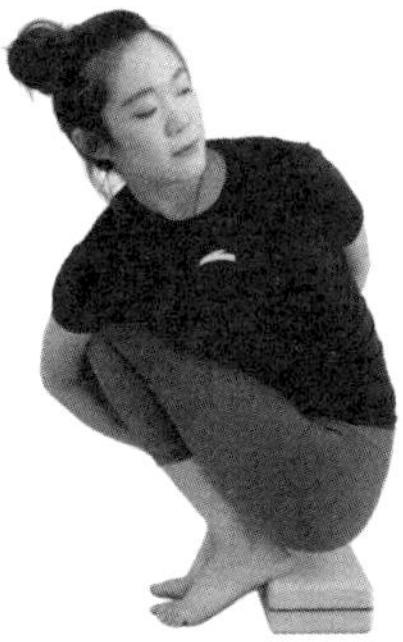

图4-130 瑜伽砖辅助的套索扭转式

练习功效：增强足部力量，灵活踝关节；灵活双肩，扩展胸腔；按摩腹部器官，减少腹部脂肪。

（五）头碰膝扭转前屈伸展坐式（Parivrtta Janu Sirsasana）

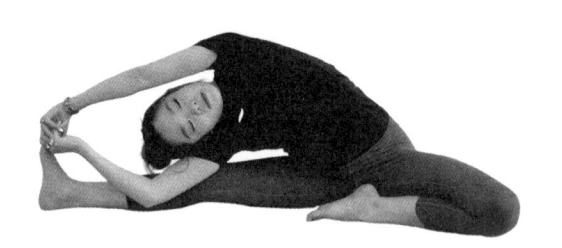

图 4-131　头碰膝扭转前屈伸展坐式

在头碰膝扭转前屈伸展坐式（见图 4-131）中，手臂后侧与肘关节和大腿内侧的连接，形成了一个杠杆支点，带动胸腔转动，使肩部肌肉得到强化伸展。

练习方法：①手杖式准备，弯曲左膝，并向左侧打开，保持左大腿外侧、小腿和左脚背贴地，左脚脚跟靠近会阴，右腿伸直，向右侧打开，脚尖回勾，脚跟压地；②吸气，伸展右臂抓住右脚掌，左臂放在体侧；③呼气，左臂向右侧伸展，带动身体侧倒，左手抓住右脚趾，右臂向下屈，肘关节落在右小腿前侧的地面上，停留在这里保持 3-5 次呼吸；④最后一次呼气时，解开双手，左臂带动上身回正，再进行反侧练习，保持同样的时间。

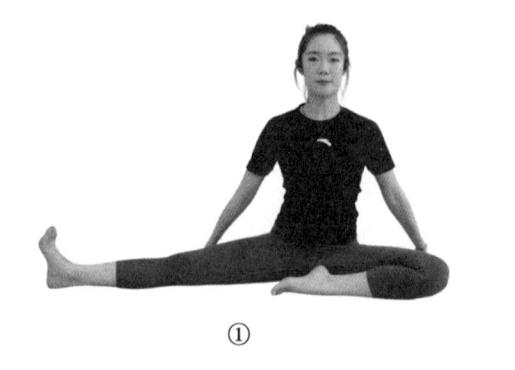

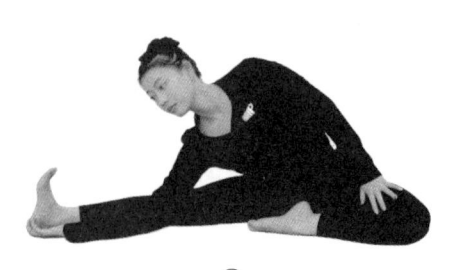

①　　　　　　　　　　　②

③　　　　　　　　　　　　　　　　　④

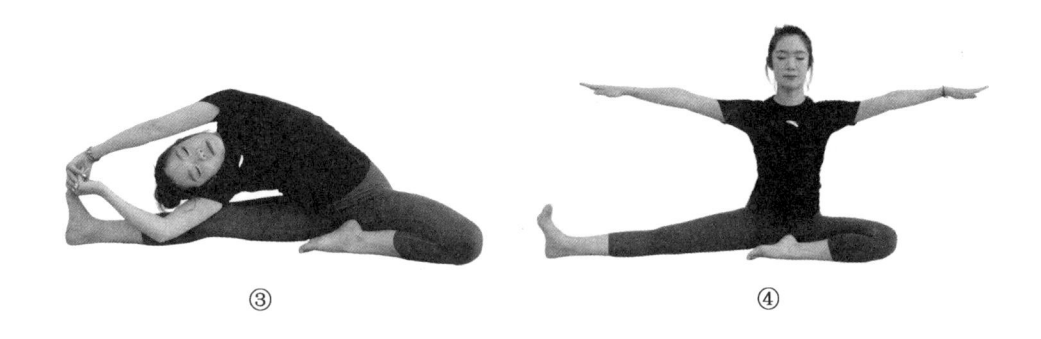

动作要点：坐骨压实地面，骨盆中立；伸直腿的大腿收紧上提，大腿内旋，脚尖回勾，脚跟向外蹬；屈膝腿的膝盖向外伸展，大腿外旋，胸腔和骨盆在一个水平面上；上方手臂伸展，肩膀向后打开，下方手臂屈肘，肩膀向前。

辅助练习：大腿后侧肌肉紧张时，伸直腿可屈膝；脊柱灵活性不足时，可以将上方手和伸直腿之间用瑜伽带连接（见图 4-132）。

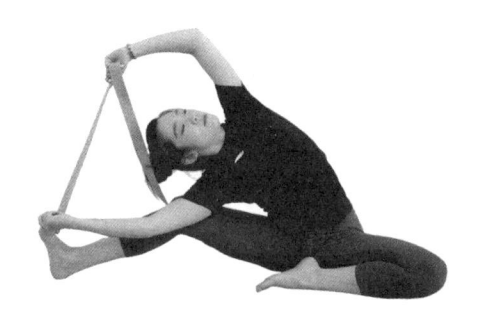

图 4-132　瑜伽带辅助的头碰膝扭转前屈伸展坐式

进阶练习：将胸腔向天花板方向转动，加深肩关节和脊柱灵活性的练习（见图 4-133）。

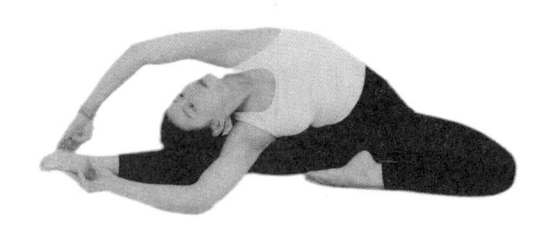

图 4-133　进阶的头碰膝扭转前屈伸展坐式

练习功效：刺激脊柱的血液循环并缓解背部疼痛，减少侧腰的脂肪堆积。

（六）坐姿门闩式（Parighasana Ⅰ）

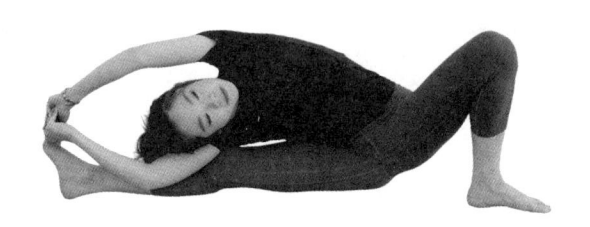

图 4-134　坐姿门闩式

坐姿门闩式（见图 4-134）与头碰膝扭转前屈伸展坐式很相似，不同的地方就在于屈膝腿的大腿内旋，而后者正好相反。

练习方法：①手杖式准备，弯曲左膝，左大腿向左侧打开，左小腿在左大腿外侧折叠，脚掌内侧贴地；②右腿向右侧打开，伸展大腿，脚尖回勾；③吸气，双手侧平举，脊柱延展，呼气，身体向右侧屈，左手越过头顶抓右脚趾，右臂靠近右腿内侧的地面上，右手抓右脚内侧缘，右肩靠近右大腿，眼睛平视正前方，在这里停留3-5次呼吸；④最后一次吸气时，解开双手，上身回正，回到手杖式，再进行反侧练习，并保持相同的时间。

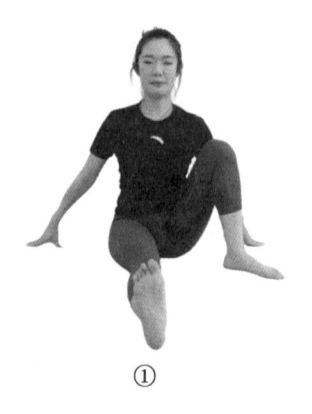

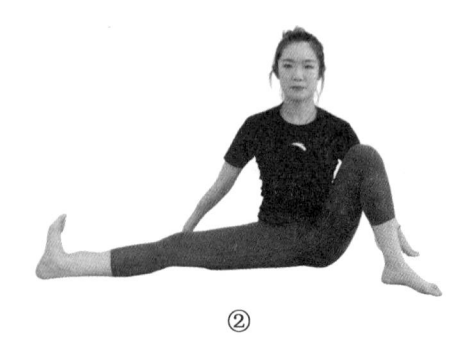

① ②

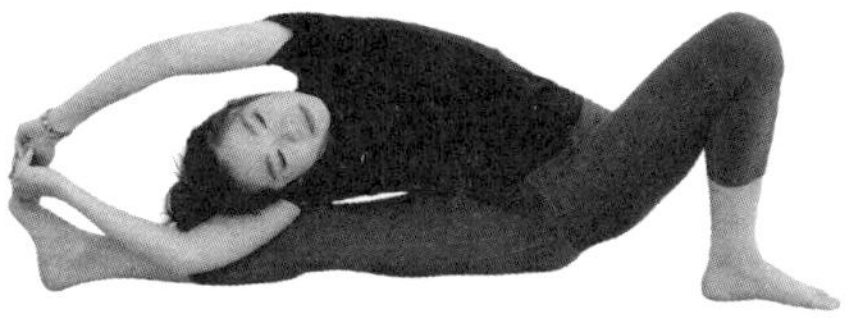

③ 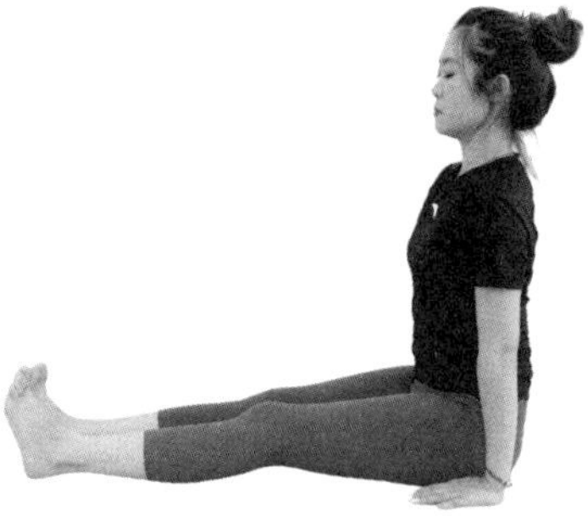　　　　　　　　　　　　　　　　　④

动作要点：屈膝腿的大腿内旋，伸直腿的大腿外旋，脚尖回勾，大腿、小腿和脚跟向下压实地面，骨盆中立；胸腔向上翻转，打开腋窝，伸展脊柱，两侧腰的伸展度保持相同，收腹收肋骨，颈部舒展，下颌微收。

辅助练习：肩关节灵活性不足的人群，可以使用瑜伽带连接手和脚进行辅助（见图4-135）。

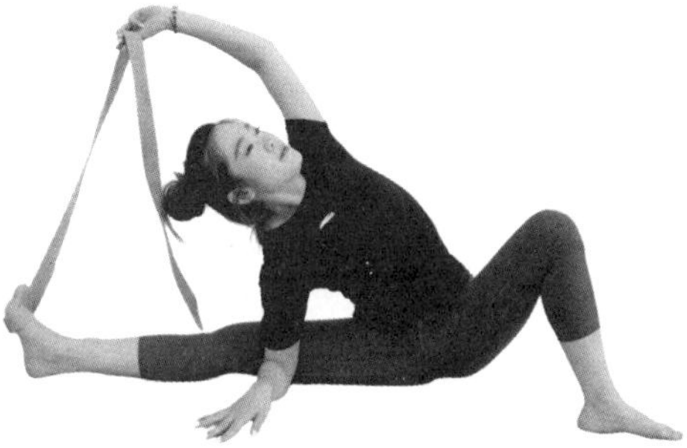

图4-135　瑜伽带辅助的坐姿门闩式

练习功效：灵活胸椎段，增强脊柱弹性；伸展大腿后侧；减少腰部脂肪堆积；增强腹部肌肉力量。

(七)半鱼王式(Ardha Matsyendrasana)

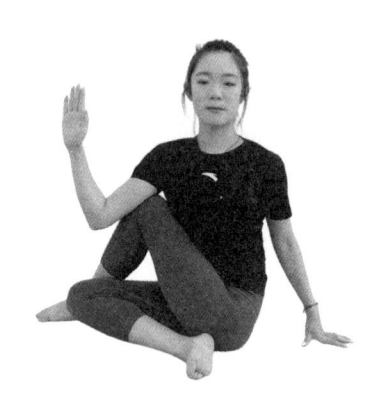

图 4－136　半鱼王式

半鱼王式(见图 4－136)让人联想到鲑鱼逆流而上时扭转鱼身的样子,在这个体式中,前侧手臂与腿部相互拮抗产生能量。

练习方法:①手杖式准备,屈左膝,左脚置于右膝外侧的地面上,脚趾朝正前方,脚内侧踩实地面;②屈右膝,右脚置于左臀下方,脚背贴地;③吸气,右手向上举过头顶,延展脊柱,呼气,身体向左后方转动,左手撑在臀部后侧的地面上,右大臂抵住左大腿外侧,再次吸气,脊柱延展,胸腔肋骨上提,呼气,沉肩沉肋,在此处停留 3－5 次呼吸;④最后一次呼气时,身体回正,回到手杖式,再进行反侧练习,并保持相同的时间。

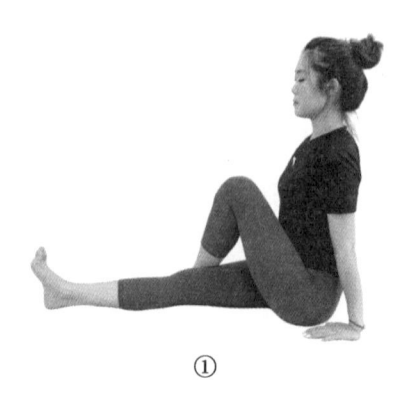

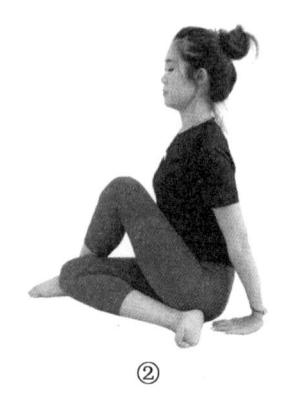

① ②

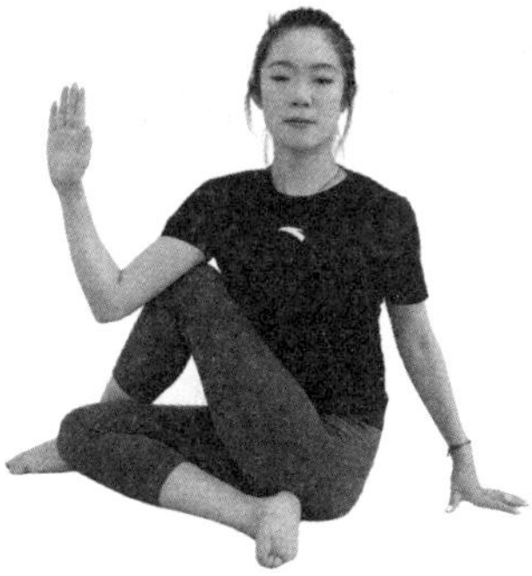

③ 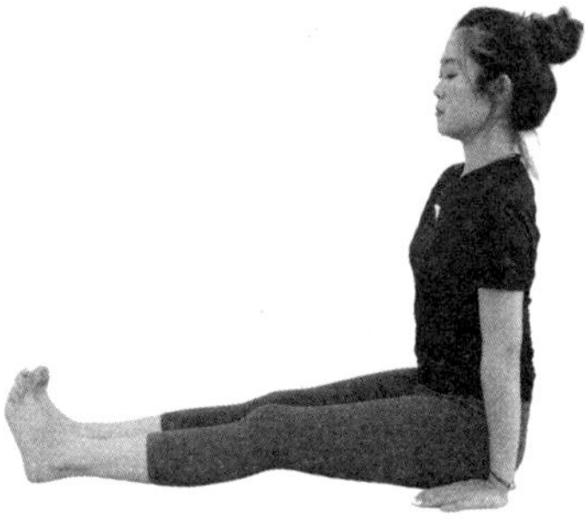 ④

动作要点:下方脚的脚背贴地,膝盖朝前,上方腿的膝盖对准脚尖方向,骨盆中立;手臂和膝盖之间有一个相互拮抗的力量;收腹收肋骨,脊柱在伸展中扭转,右肩向前,左肩向后,双肩下沉保持在一条水平线上;颈部后侧伸展,下颌微收。

辅助练习:脊柱灵活性不足时,可以使用双手分别在身体前后撑地,借助前侧手推地的力量使身体扭转(见图4-137)。

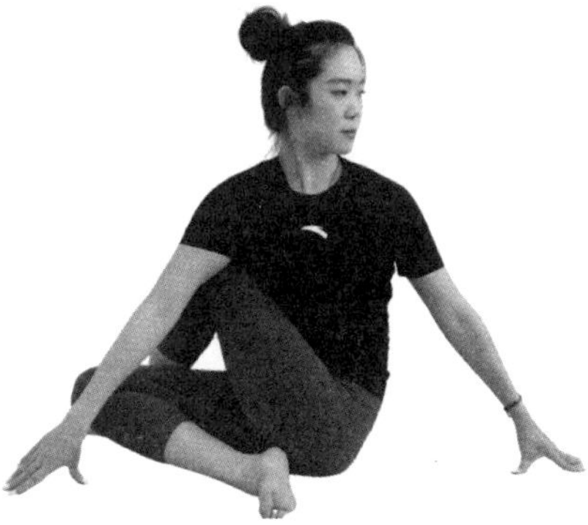

图4-137 半鱼王式退阶练习

进阶练习:前侧手在上方膝盖下穿过,绕过身体,与后侧手在体后抓住,进一步加深扭转(见图4-138)。

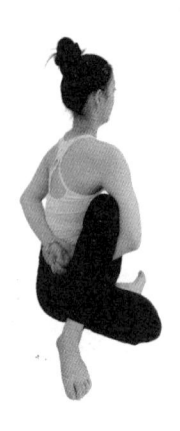

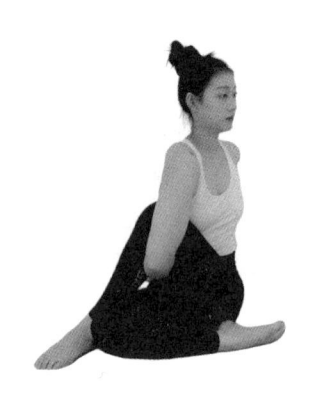

图 4－138　半鱼王式进阶练习

练习功效：灵活脊柱，按摩腹部器官，促进骨盆血液循环。

三、恢复性体式

练习完后弯体式，等身体稳定下来，可以采取被动扭转或前屈的体式来放松，复原背部肌肉，有效地让脊柱回归中立。

（一）仰卧变体

平躺在垫子上，屈右膝，右膝盖转向身体左侧的地面，右手向右侧伸展，转头，眼睛看向右手手指尖，左手压在右膝盖上（见图 4－139），停留片刻之后换反侧。

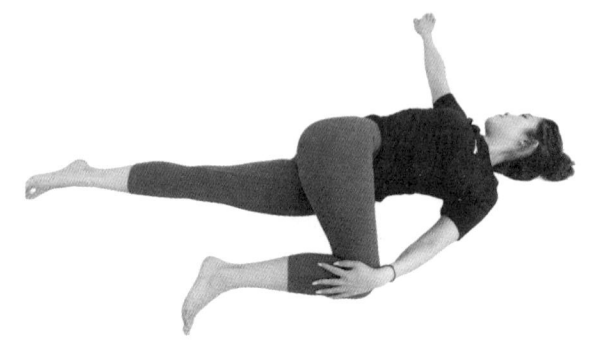

图 4－139　仰卧变体

(二)坐姿侧弯扭转

盘腿坐定,身体前弯,把头放在瑜伽砖上(见图4-140),再转动身体,变为坐姿侧弯扭转(见图4-141),片刻后进行反侧练习,最后进入大休息式。

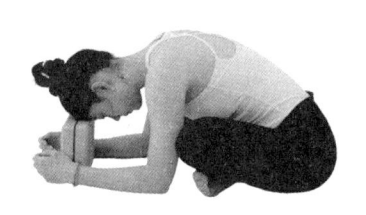

图4-140　瑜伽砖辅助的坐姿前弯　　　　图4-141　坐姿侧弯扭转

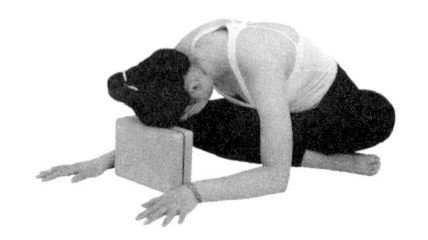

第四节　身体倒立及手臂平衡体式

一、手臂平衡体式

(一)下犬式(Adho Mukha Svanasana)

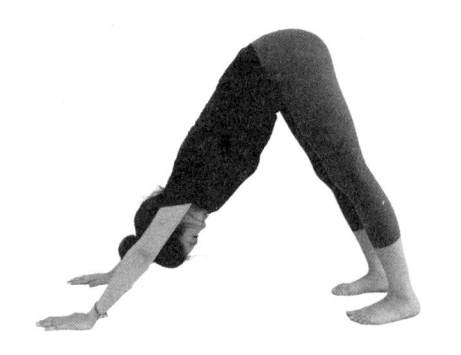

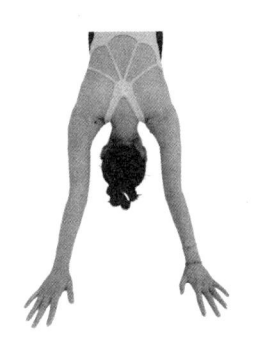

图4-142　下犬式

Svana 的意思是狗,下犬式(见图 4-142)像一条狗,头部和前腿朝下,臀部带动大腿后侧向上,伸展身体,因此而得名。

练习方法:①俯卧在地面上,双手放在胸腔两侧,手指伸直,指向头部的方向,吸气,延展脊柱;②呼气,双手双脚撑地,身体从地面抬起,手臂伸直,头部向下,眼睛看向脚的方向,肘关节伸直,背部伸展,大腿收紧上提,脚后跟可抬起,也可下压,双脚平行,脚尖朝前,膝盖窝伸展,在这里停留 3-5 次呼吸;③最后一次呼气时,膝盖轻轻落地来到桌面式,臀部向后,婴儿跪趴式放松。

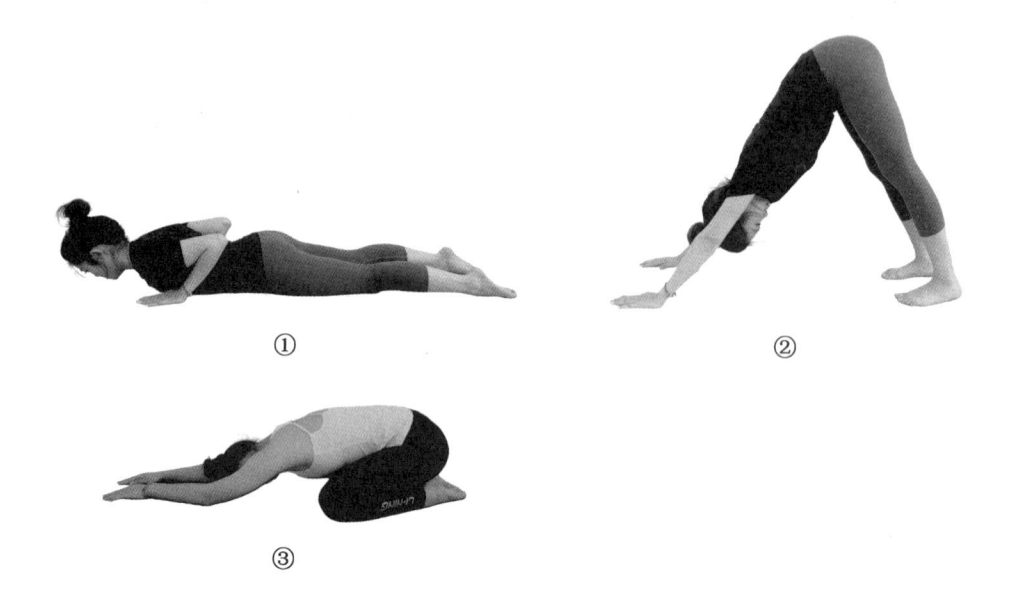

①
②
③

动作要点:五指张开,虎口压实地面,大臂外旋,颈部后侧舒展;双肩外旋,远离耳朵,延展背部和脊柱(见图 4-142 中正面下犬式);收腹收肋骨,坐骨上提,大腿向上向后提,大腿内旋,小腿肌肉收紧,脚跟下压。

辅助练习:可在双手下垫砖进行辅助,将重心推向腿部,激活大腿后侧(见图 4-143);大腿后侧肌肉紧张时,可屈膝,踮脚尖,保持坐骨朝上(见图 4-144)。

图 4-143　瑜伽砖辅助的下犬式　　　　图 4-144　屈膝下犬式

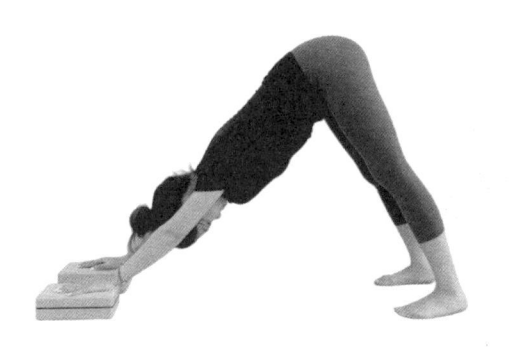

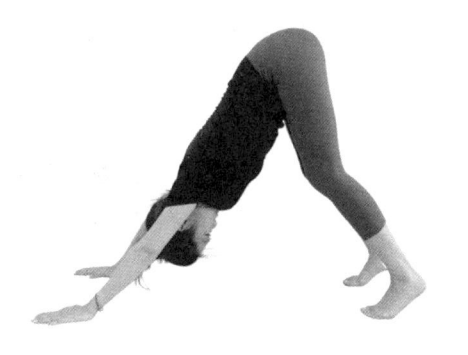

进阶练习：单腿下犬式（见图 4-145），或者手抓对侧脚踝的单手下犬式（见图 4-146），增强肩部稳定性。

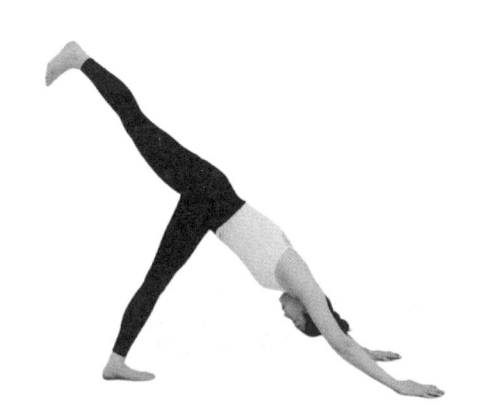

图 4-145　单腿下犬式　　　　图 4-146　单手下犬式

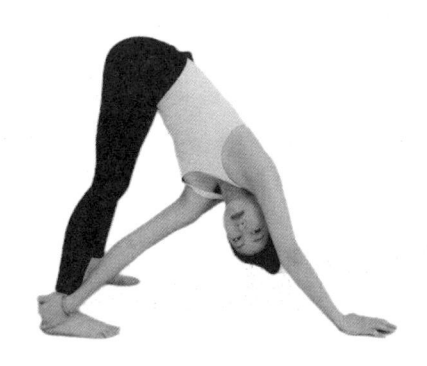

练习功效：增强大腿力量，伸展腿部后侧肌群，增强脚踝屈曲能力；伸展脊柱，增强背部和双肩力量，放松大脑。

(二)四柱式(Chaturanga Dandasana)

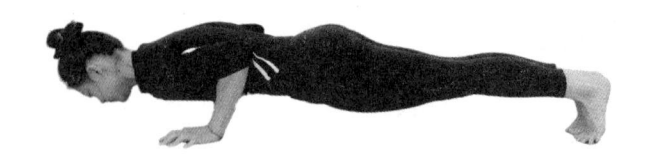

图 4-147 四柱式

在四柱式(见图 4-147)中,身体重量放在双手和脚趾上,身体与地面平行,像一根棍子一样笔直。

练习方法:①脸朝下,平卧在垫子上,双手放在胸腔两侧,肘关节弯曲,双脚打开与髋关节同宽,吸气,延展脊柱;②呼气,双手双脚用力把身体推离地面,仍然保持肘关节弯曲,大臂与背部保持在同一水平面上,头顶向远延伸,脚跟向后蹬伸,大腿肌肉收紧上提,收腹沉肋,眼睛平视地面,在这里停留3-5次呼吸;③最后一次呼气时,屈膝,膝盖慢慢落地,身体回到婴儿跪趴式放松。

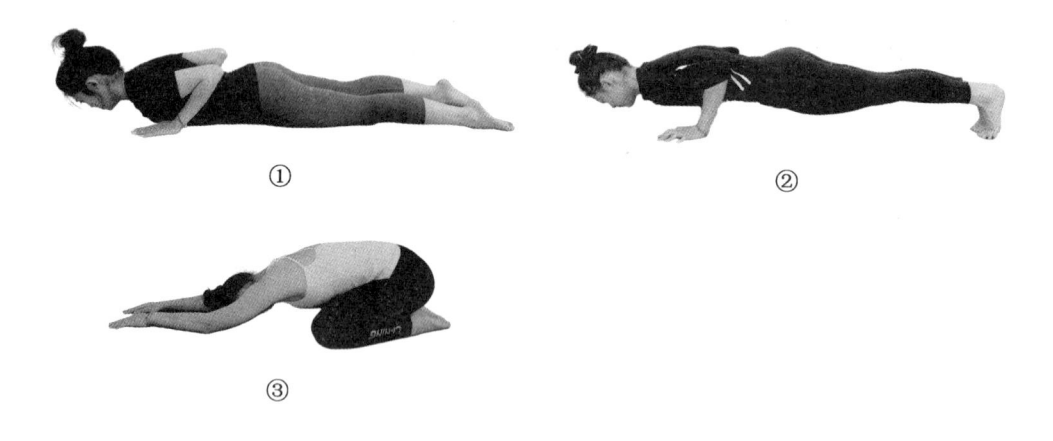

①

②

③

动作要点:五指张开,手掌内侧压实地面;脚趾点地,脚跟与地面保持垂直,膝盖窝伸展,大腿后侧肌肉上提,卷尾骨,收腹,耻骨上提;脊柱伸展,颈部后侧舒展。

辅助练习：核心力量不足时，可以在双肩下垫砖辅助，增加支撑点（见图4-148）。

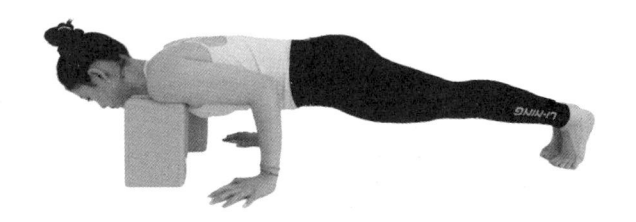

图 4-148　四柱式退阶练习

进阶练习：可从斜板式慢慢下落进入四柱式，再推起（见图 4-149），强化背部、核心、手臂力量。

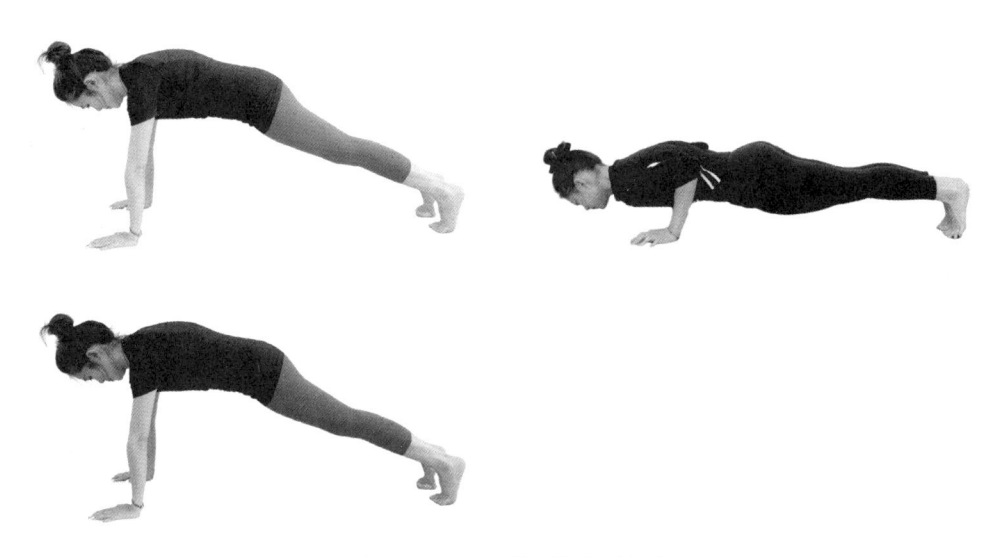

图 4-149　四柱式退阶练习

练习功效：增强腕部和手臂力量，加强腹部力量。

（三）侧板式（Vasisthasana）

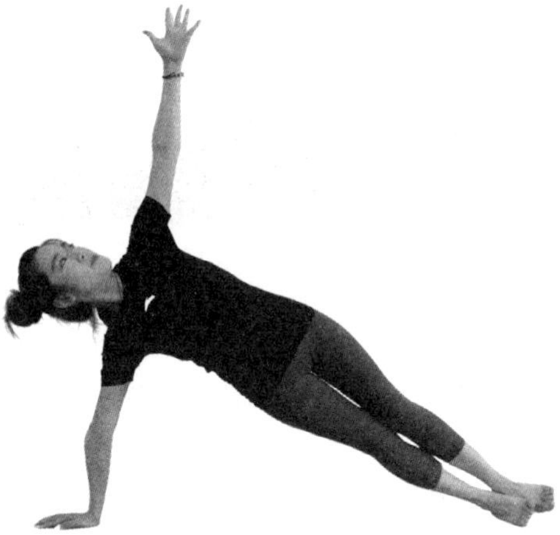

图 4-150　侧板式

侧板式（见图 4-150）与斜板式相似，不同之处在于身体重量仅由一侧手脚支撑完成。

练习方法：①斜板式进入。②身体重心慢慢移到右手和右脚，左手上举指向天花板，右手用力推地，双脚脚跟转向右侧，分别以脚的内侧和外侧支撑；吸气，脚推垫子，脊柱延展，手推垫子，腋窝上提，呼气，大腿根夹紧，骨盆上提，收腹收肋骨，转头，眼睛看向上方手的手指尖，在这里停留 3-5 次呼吸。③最后一次呼气时，上方手落地，双脚踩回地面，回到斜板式，再进行反侧练习，并保持同样的时间。

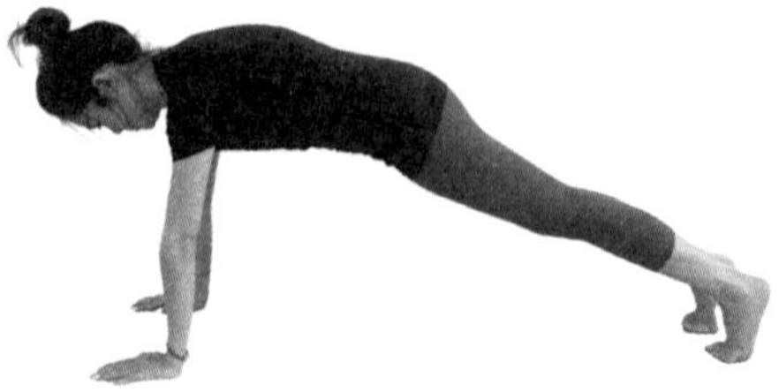

① 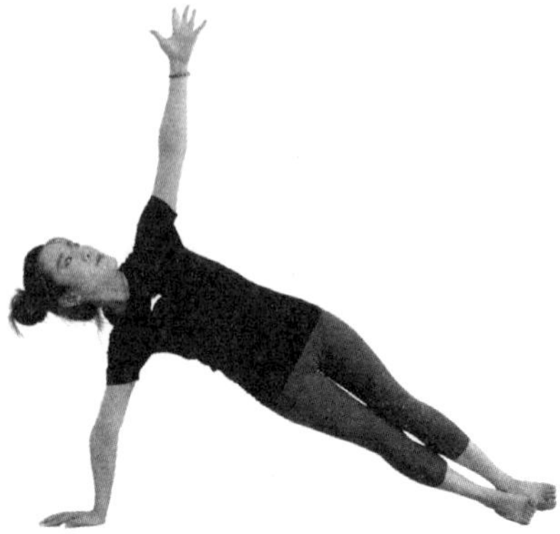　　　　　　　　　　②

③

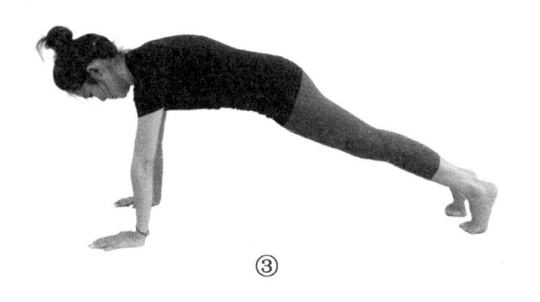

动作要点：下方手在肩膀的正下方，虎口压实地面，大臂伸展，肘关节放松；上方手用力向上伸展，双肩在一个水平面上，后脑勺向后靠，颈部后侧舒展，下颌微收；收腹收肋骨，伸展腹股沟，卷尾骨，保持骨盆和胸腔在一个水平面上；大腿肌肉收紧上提，脚的外侧缘压实地面，小腿肌肉上提。

辅助练习：侧面力量不足的人群，可以将下方腿屈膝，小腿落在地面上并向下压实地面，上方手落下，放在体侧，降低动作强度（见图4-151）。

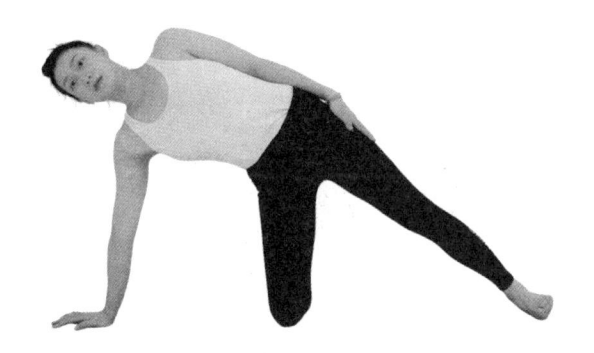

图 4-151　退阶侧板式

进阶练习：上方腿向上抬，脚趾向远延伸（见图4-152），强化大腿力量，加强侧面肌肉力量。

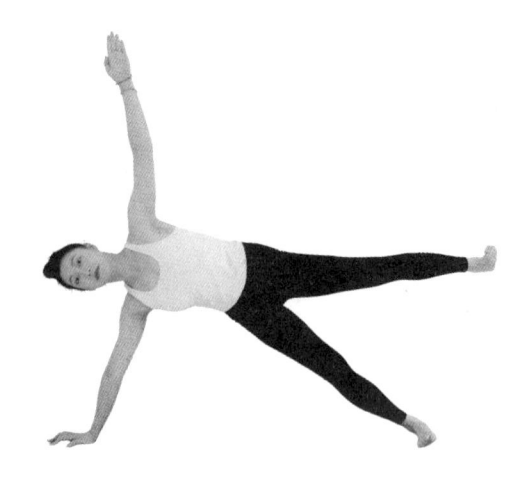

图 4-152　进阶侧板式

练习功效：强健手腕，锻炼腿部肌肉，增强腹部核心力量，伸展背部。

(四)鹤禅式(Bakasana)

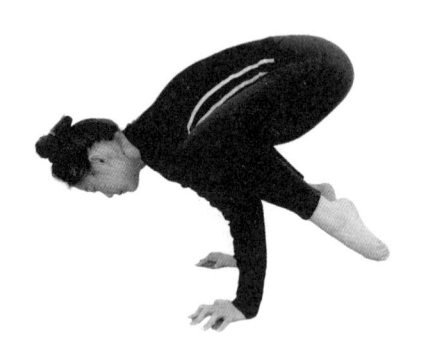

图 4-153　鹤蝉式

在鹤蝉式(见图 4-153)中，身体像一只鹤正在涉过池塘，因此而得名。

练习方法：①下犬式准备，吸气，抬头，背部延展，呼气，收腹收肋骨，双脚踮脚尖慢慢向前走，走至双手后方；②屈膝重心降低，双肘微屈，肘关节转向后，五指张开，双膝分开，大腿内侧抵在手臂后侧，小腿靠近腋窝，脚尖推地面，把身体重心慢慢向前推，抬头，眼睛看向双手的位置，重心推至脚尖离地，绷脚背向上，大脚趾相碰,在这里停留3-5次呼吸;③最后一次呼气时,重心后移,双脚慢慢落地,两脚后撤,回到下犬式放松。

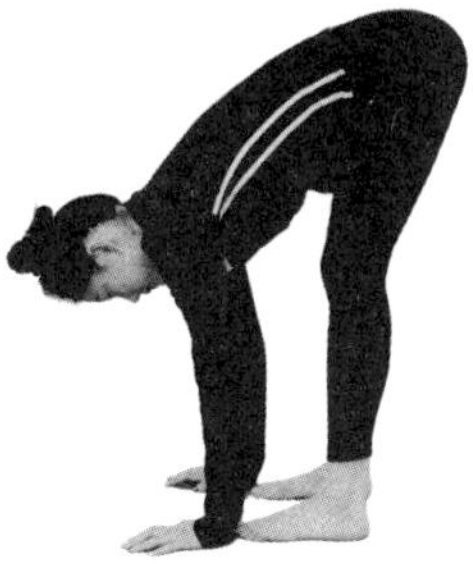

① 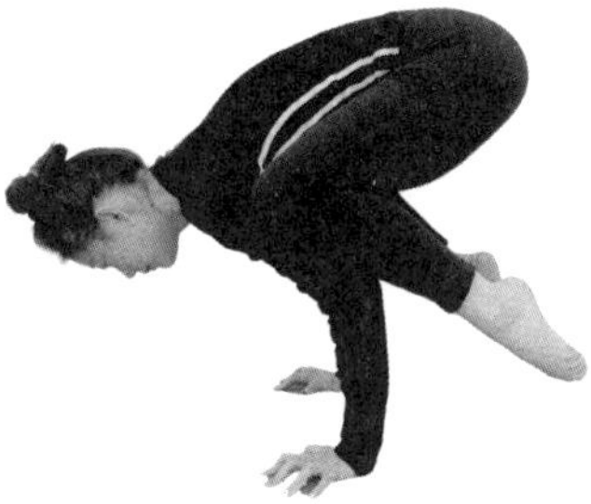 ② 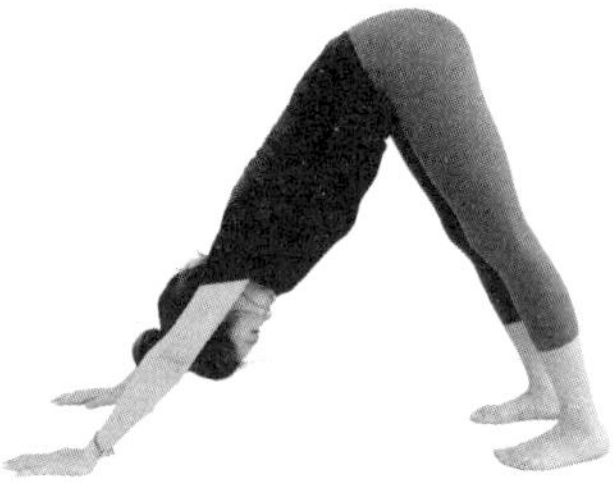 ③

动作要点:大腿收紧提向腹部,小腿收紧贴住大腿,脚跟上提靠近臀部;屈髋臀部向上,核心收紧,背部肌肉发力,双手分开与肩同宽,十指张开,虎口压实地面;大臂肌肉收紧向上推,肘关节内夹,肩膀向前超过双手的位置。

辅助练习:身体无法平衡时,可一脚点地支撑,一脚上提(见图4-154),两脚交换进行练习。

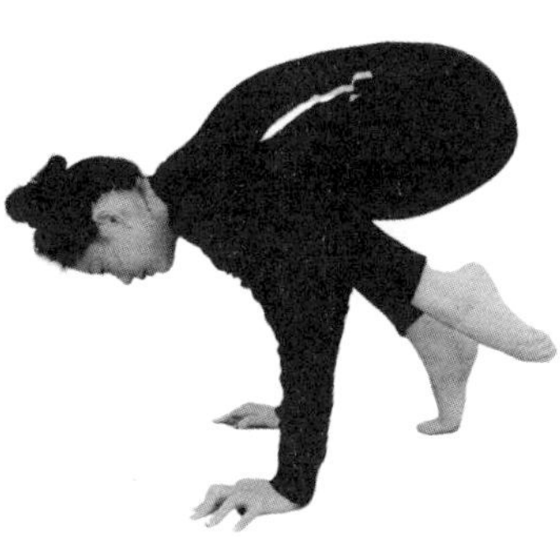

图4-154 退阶鹤蝉式练习

练习功效:增强双臂和腹部肌肉力量,强化腹部器官。

(五)单腿鹤禅第二式(Eka Pada Bakasana Ⅱ)

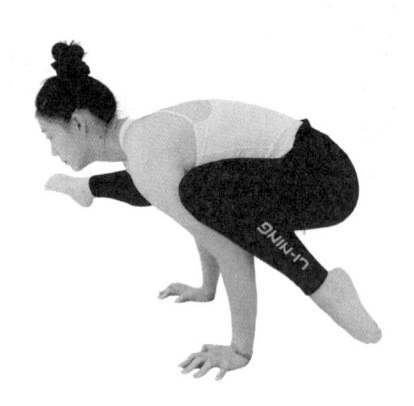

图4-155 单腿鹤蝉第二式

单腿鹤蝉第二式(见图4-155)是以鹤禅式为基础的进阶练习。练习时,要注意局部动作之间的互动,伸直腿要尽量拉到肩膀上方,来创造整体的平衡和稳定。重心稍向前,朝伸直腿的一侧偏移,仿佛身体要顺着延伸方向射出去。

练习方法:①下犬式准备,吸气,抬头,背部延展,呼气,收腹收肋骨,双脚踮脚尖慢慢向前走,走至双手后方;②屈膝重心降低,双肘微屈,肘关节转向后,五指张开,双膝分开,大腿内侧抵在手臂后侧,小腿靠近腋窝,脚尖推地面,把身体重心慢慢向前推,抬头,眼睛看向双手的位置,重心推至脚尖离地,绷脚背向上,来到鹤禅式;③保持身体平衡,屈髋,收缩右腿股四头肌,慢慢把右脚尖朝前伸,膝盖伸展,双腿夹紧上臂,颈部向前伸展,在这里保持3-5次呼气;④最后一次呼气时,慢慢收回右腿,回到鹤禅式,重心后移,双脚落地,两脚向后走,回到下犬式,再进行反侧练习。

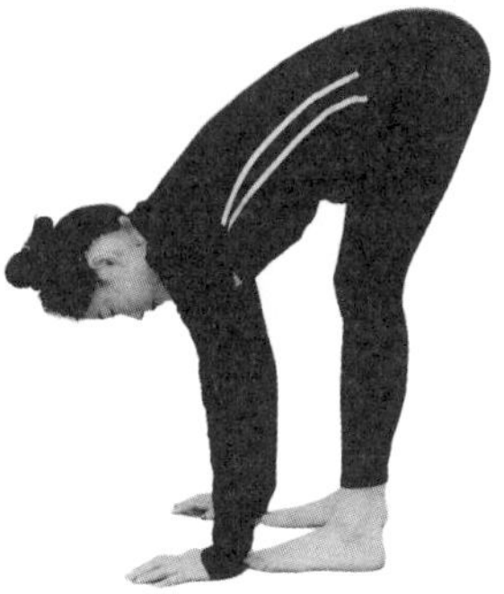

第四章 瑜伽体式详解 | 149

① 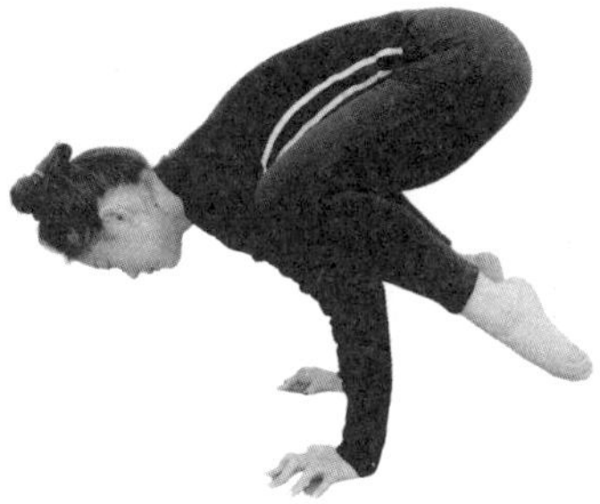 ② 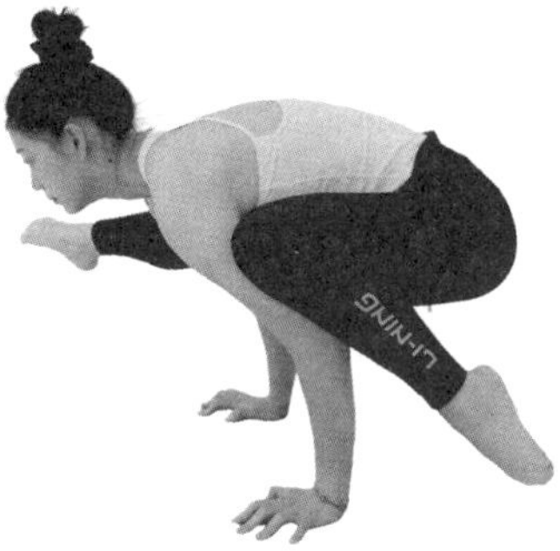 ③ 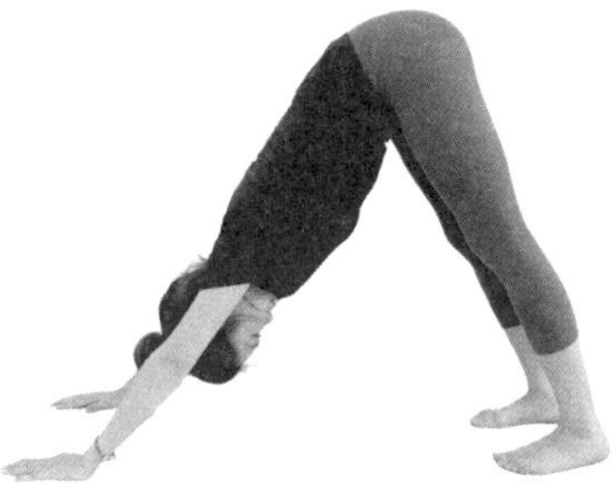 ④

动作要点：髋关节屈曲、内收；一条腿膝关节屈曲，另一条腿膝关节伸展，双腿脚尖回勾；收紧腹部和肋骨，尾骨内卷，大腿肌肉收紧上提，大腿外旋，腰肌发力；肩外旋，肘关节向中间靠拢，腕关节伸展，颈椎伸展。

辅助练习：可在双脚下垫砖，帮助双膝靠近腋窝处（见图4-156），在此基础上慢慢向前伸直一条腿（见图4-157）。

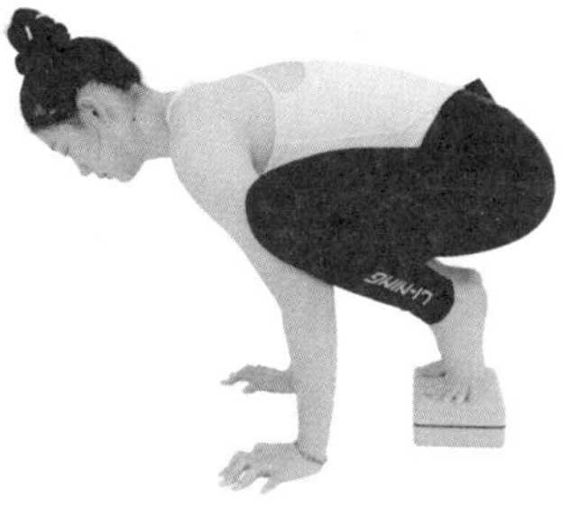

图4-156　脚下垫瑜伽砖的辅助练习 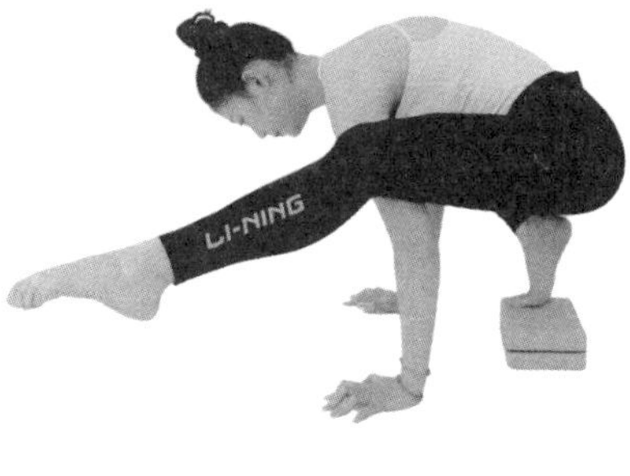　　图4-157　脚下垫砖的单腿鹤蝉第二式

练习功效：使腹部、手臂、背部和胸部肌肉变得更强壮。

(六) 双臂反抱式 (Tittibhasana)

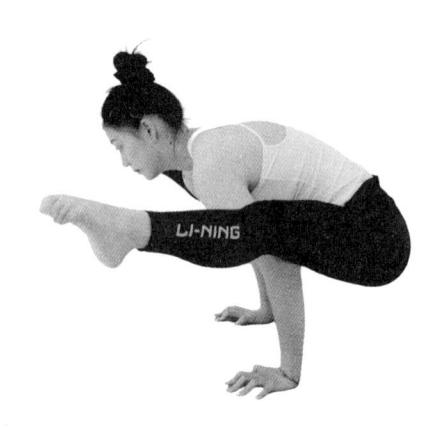

图 4-158　双臂反抱式

Tittibha 是萤火虫的意思，因此双臂反抱式（见图 4-158）也叫做萤火虫式。这个体式是个对称动作，在这个体式中，髋关节屈曲，双腿伸直，大腿内侧挤压手臂，以连接上下肢，并固定肘关节位置。大腿与上臂的连接，可以把骨盆与肩关节的力量结合起来，保持身体平衡。

练习方法：①下犬式准备，与鹤禅式的动作步骤相同，先完成鹤禅式，双腿紧贴在手臂上；②等到身体平衡了之后，再启动一侧腿的股四头肌，伸直膝盖，另一侧腿仍然保持屈膝，大腿内侧仍然抵住手臂向内压；③然后启动另一侧腿的股四头肌，伸直膝关节，脚跟上提，臀部下沉，凝视点在上方，在这里停留 3-5 次呼吸；④最后一次呼气时，双腿依次屈膝，重心后移，双脚慢慢落地，两脚向后撤，回到下犬式放松。

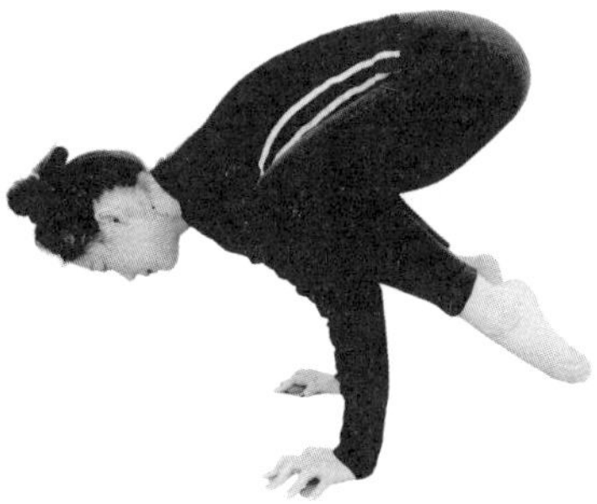

① 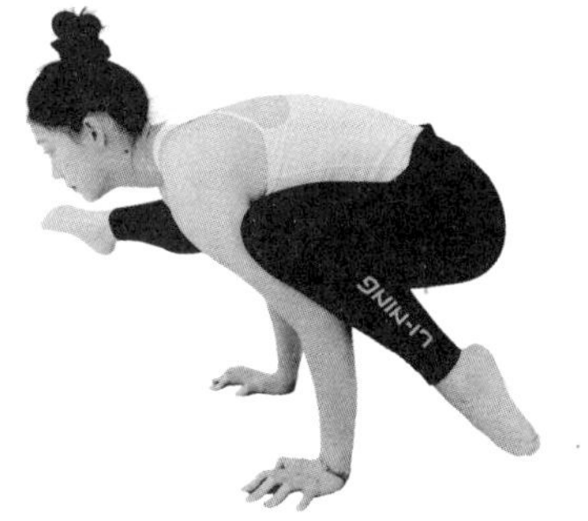 ② 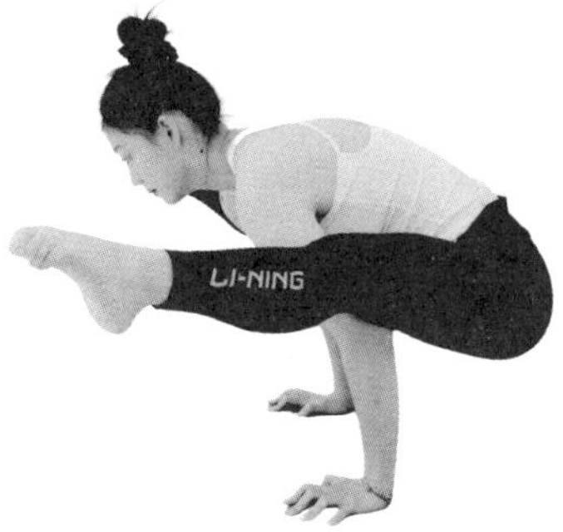 ③ 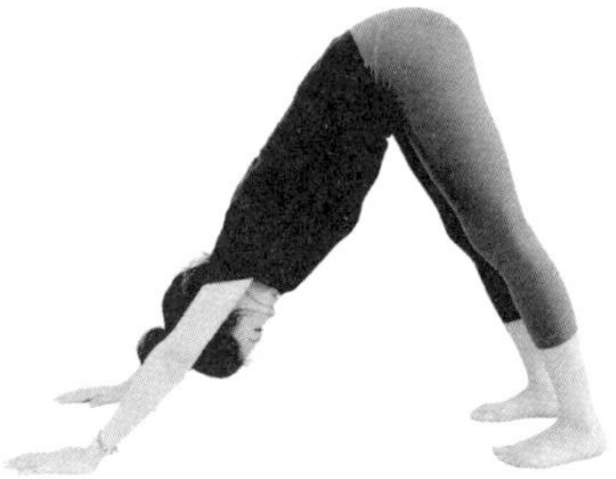 ④

动作要点：髋关节屈曲，核心收缩，背部伸展，大腿夹紧双臂，双手十指张开，压实地面，伸展颈椎。

辅助练习：双手可以撑在砖上（见图4-159），将重心升高；或者在臀部下面垫砖（见图4-160），帮助支撑，启动大腿前侧肌肉的力量。

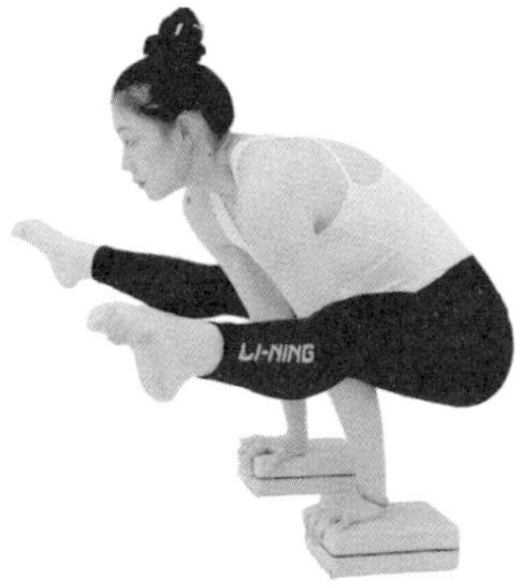

图4-159　双手撑砖的辅助练习 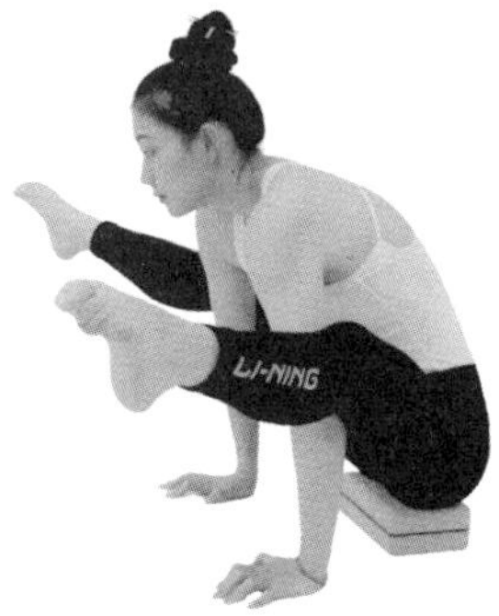　　图4-160　瑜伽砖支撑臀部的辅助练习

练习功效：伸展脊柱，按摩腹部器官，伸展大腿后侧肌肉，强化手臂、背部、腹部和大腿的肌肉力量。

（七）脚交叉双臂支撑式（Bhujapidasana）

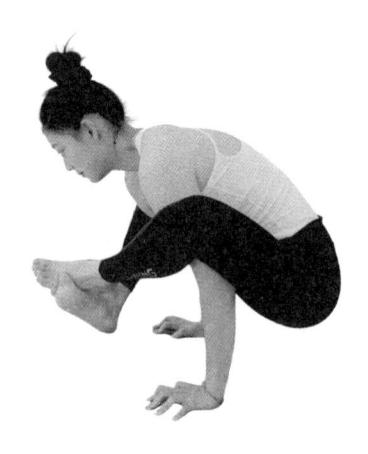

图 4-161　脚交叉双臂支撑式

脚交叉双臂支撑式（见图 4-161）与双臂反抱式很像，各关节动作几乎一样，唯独屈膝和双脚脚踝在体前交扣这两个动作不同。

练习方法：①山式站立，双脚分开，吸气，延展脊柱，胸腔上提；②呼气，前屈，并弯曲膝盖，将双肩分别放在双膝膝盖窝下，手臂从小腿内侧绕过，分别按压在双脚内侧的地面上，十指张开，屈肘，肘关节内收，大腿后侧贴在上臂后侧，夹紧双臂；③呼气，缓缓抬起脚趾离开地面，双手保持平衡，然后把双脚在脚踝处交叉，尽可能把大腿后侧提得更高，慢慢伸展双臂，头部上抬，在这里停留3-5次呼吸；④最后一次呼气时，双腿依次后移，松开双脚，双脚回到地面上，进入双角式，再进行反侧练习（交换双脚交叉的位置）。

① ② ③ ④

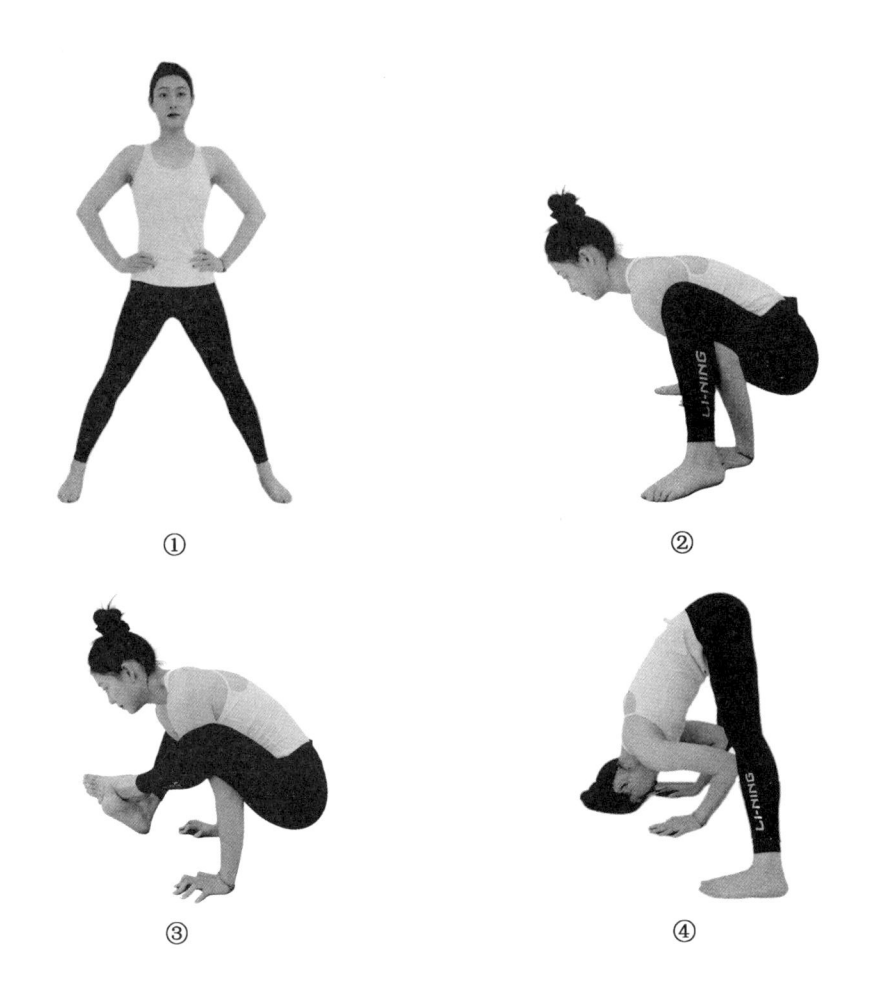

动作要点：双脚交叉放松，勾脚下沉与臀部力量拮抗保持平衡，双腿内夹与手臂力量拮抗保持身体稳定；腹部内收，启动核心，脊柱延展；臀部与双脚均匀向下发力，保持平衡；双手分开与肩同宽，肘关节朝后，大臂内收，颈部延展，眼睛看前方固定凝视点。

辅助练习：可使用瑜伽砖放在双手下面，垫高重心（见图 4-162），帮助身体远离地面。

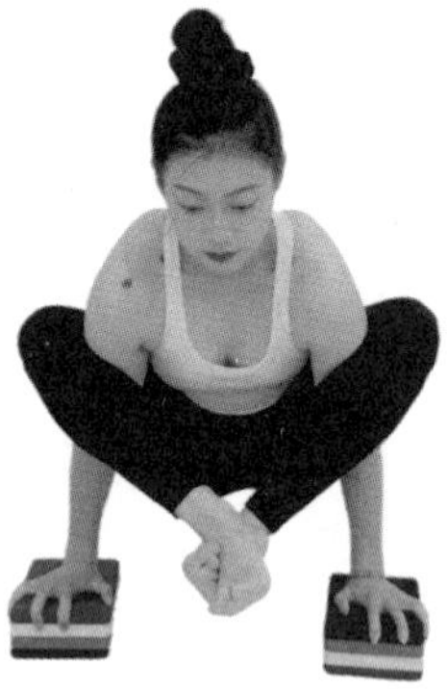

图 4-162　瑜伽砖辅助的脚交叉双臂支撑式

练习功效：强化手腕和手臂力量，增强腹部、臀部和大腿的肌肉力量。

（八）圣哲阿斯塔瓦卡茹支撑式（Astavakrasana）

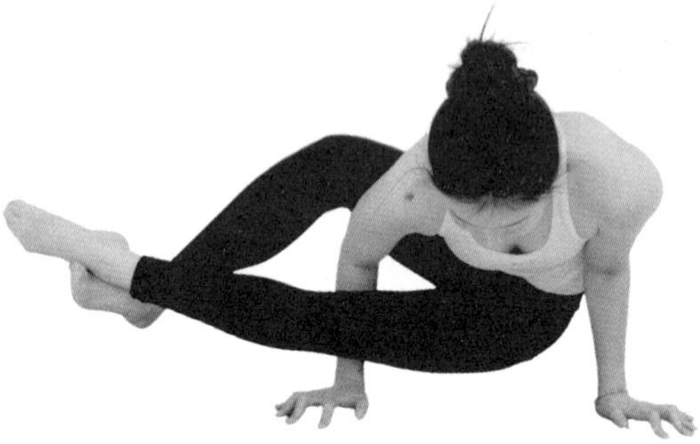

图 4-163　圣哲阿斯塔瓦卡茹支撑式

圣哲阿斯塔瓦卡茹支撑式（见图 4-163）结合了扭转体式和手臂平衡体式，大腿缠绕手臂的位置正是创造收束的地方，这是一个极其考验力量和手臂平衡的体式。

练习方法：①双脚分开与骨盆同宽，站立在垫子上；②弯曲双膝，身体前屈，右手手掌放在双脚之间，左手手掌放在左脚外侧，右腿绕过右臂，右大腿后侧放在右上臂外侧，左腿向前，左脚落在双臂之间，靠近右脚；③呼气，双手用力撑地，臀部和双腿离开地面，左脚踝放在右脚踝上方，双脚交叉，呼气，慢慢向右侧伸直双腿,右臂夹在双腿之间,然后屈肘,上身下落至头部和双肘在一个水平面上,并与地面平行,在这里停留3-5次呼吸;④随着最后一次呼气,慢慢伸直手臂,抬起上身,松开交叉的双腿回到地面,回到金刚坐姿,再进行反侧练习,并保持相同的时间。

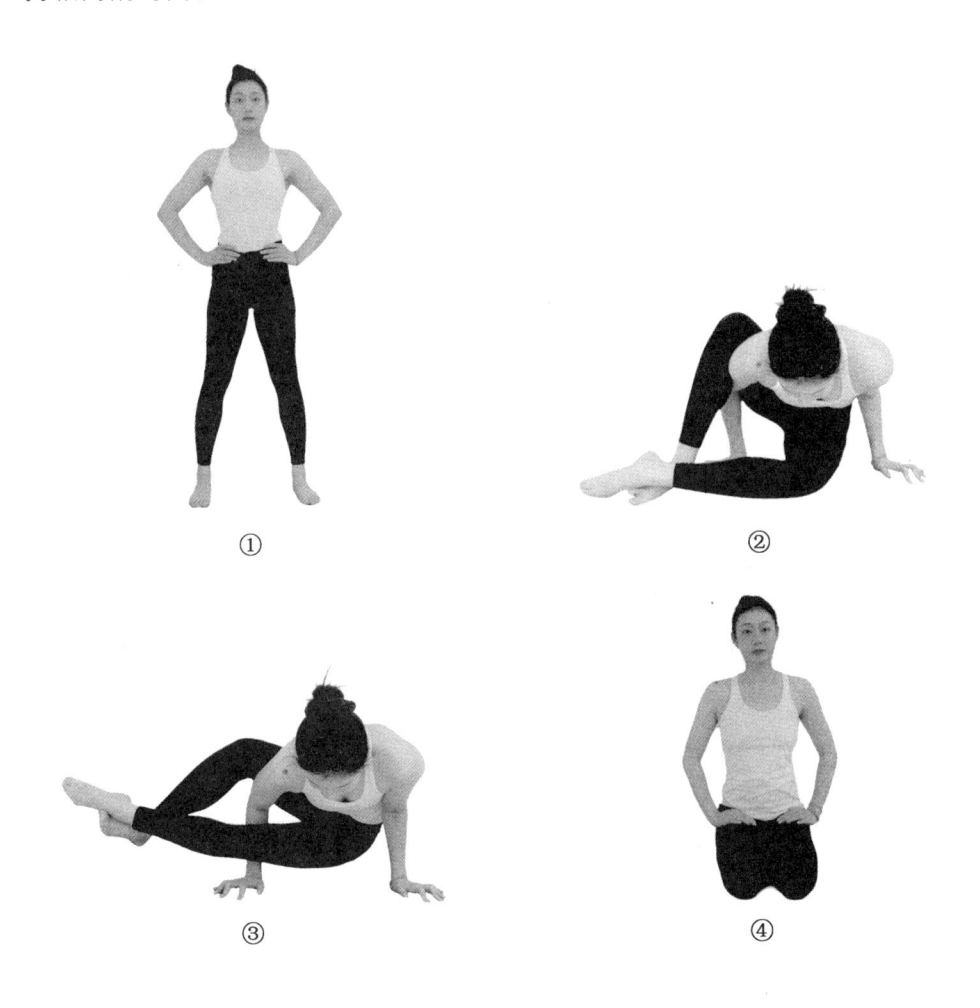

① ② ③ ④

动作要点:挂在手臂上的腿要向地面方向用力踩下去,大腿内侧挤压同侧手臂,同侧手臂稍屈,肘关节朝后;屈髋,腹部核心收紧上提,背部伸展,肩膀放松,颈部后侧舒展,眼睛平视地面。

辅助练习:可以在双脚下面垫砖,帮助支撑双腿(见图4-164);手臂力量不足时,也可以将手臂伸直。

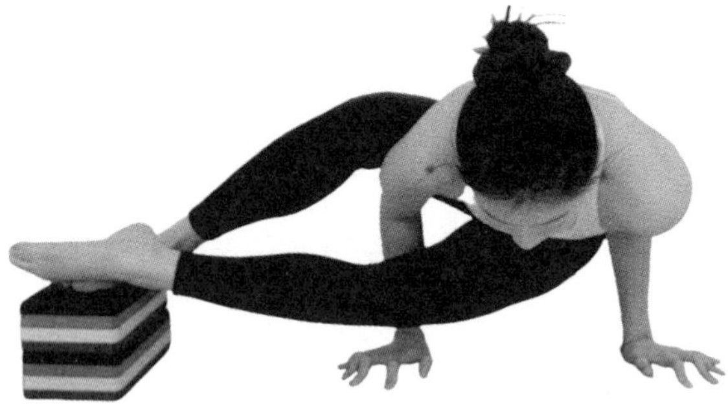

图 4-164　瑜伽砖辅助的圣哲阿斯塔瓦卡茹支撑式

练习功效：增强双臂和手腕力量，增强腹部肌肉力量；锻炼身体平衡能力，提高专注力。

(九)康迪亚二式(Eka Pada Koundinyasana Ⅱ)

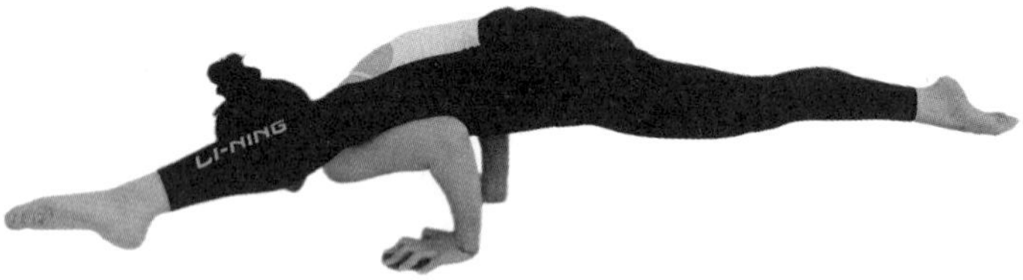

图 4-165　康迪亚二式

康迪亚二式(见图 4-165)是扭转+手臂平衡的体式，属于瑜伽进阶高级体式。当手臂支撑和扭转达到一定阶段之后可以进行练习，并需要反复练习。

练习方法：①下犬式准备，吸气，伸展脊柱；②抬起左腿，向前跨一大步，左脚踩在左臂外侧；③左臂放在左腿下方，双臂肘关节抵住肋骨下缘；④左脚慢慢抬离地面并伸直小腿，吸气，双手掌向下推地，延展胸腔，肩背饱满，呼气，重心向前，右脚缓慢有控制地抬离地面，使躯干平行于地面，在这里停留 3-5 次呼吸；⑤最后一次呼气时，左腿慢慢落地，重心后移，右脚落地，回到下犬式，再进行反侧练习。

① ② ③ ④ ⑤

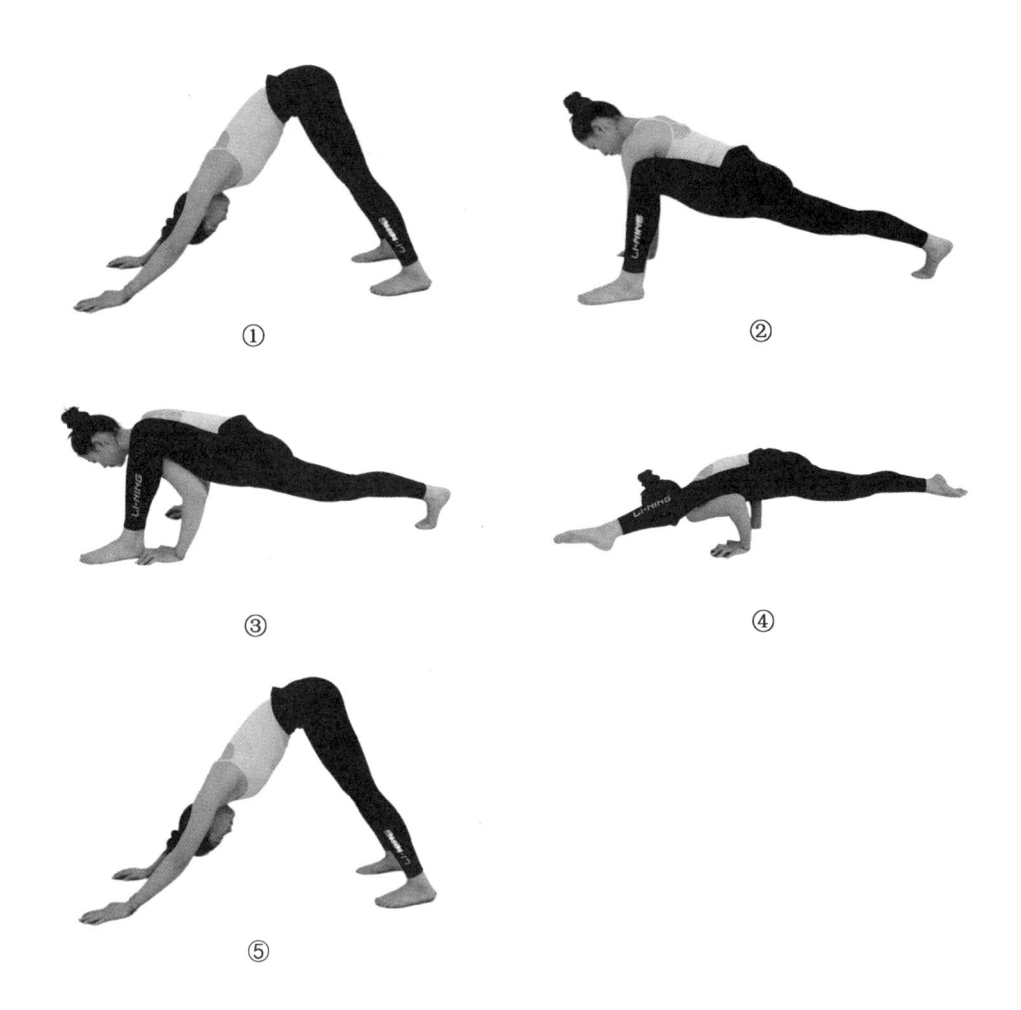

动作要点：双手五指分开，掌心压实地面；肩外旋，肩膀远离耳朵，手肘内夹，重心前移，骨盆保持中立，臀腿发力；后方腿的膝盖伸展，脚尖向后延伸，保持抬头。

辅助练习：可以在后方腿下垫砖，帮助大腿离开地面，激活大腿后侧（见图4-166）。

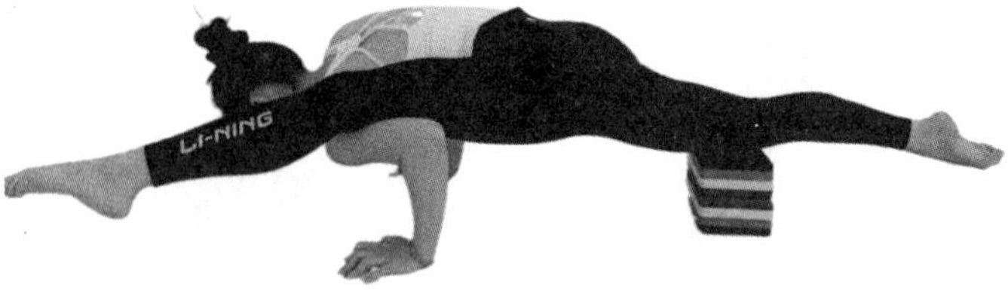

图 4-166　瑜伽砖辅助的康迪亚二式

练习功效：增强腹部肌肉力量，按摩腹部器官，促进手臂和手腕力量。

（十）侧鹤禅式（Parsva Bakasana）

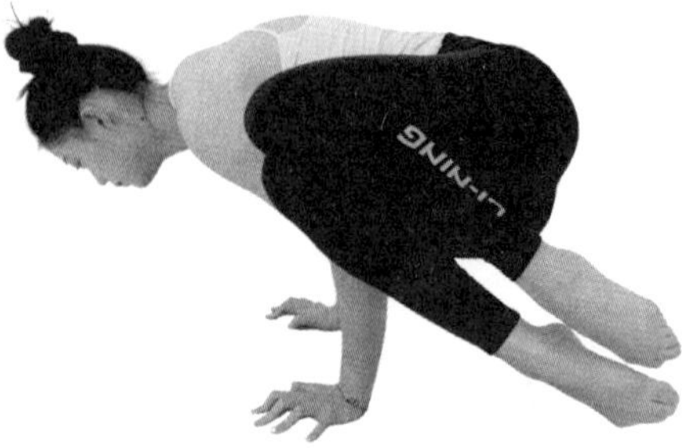

图 4-167　侧鹤蝉式

Parsva 的意思是侧面或倾斜，在侧鹤蝉式（见图 4-167）中，双腿放在躯干侧面的位置，因此而得名。

练习方法：①下犬式准备，吸气，延展脊柱；②呼气，双脚向前走到双手后侧，屈膝，双腿并拢，屈肘，肘关节朝后；③双膝转向身体左侧，右大腿抵住左臂后侧；④重心前移，上身慢慢下沉，抬头，肘关节屈至大臂与地面平行，双手推地，臀部上提，大腿贴住腹部，双膝靠近左侧腋窝，双脚离开地面，眼睛平视前方，在这里停留 3-5 次呼吸；⑤最后一次呼气时，重心慢慢后移，双脚落地，回到下犬式，再进行反侧练习，保持相同的时间。

① ② ③ ④ ⑤

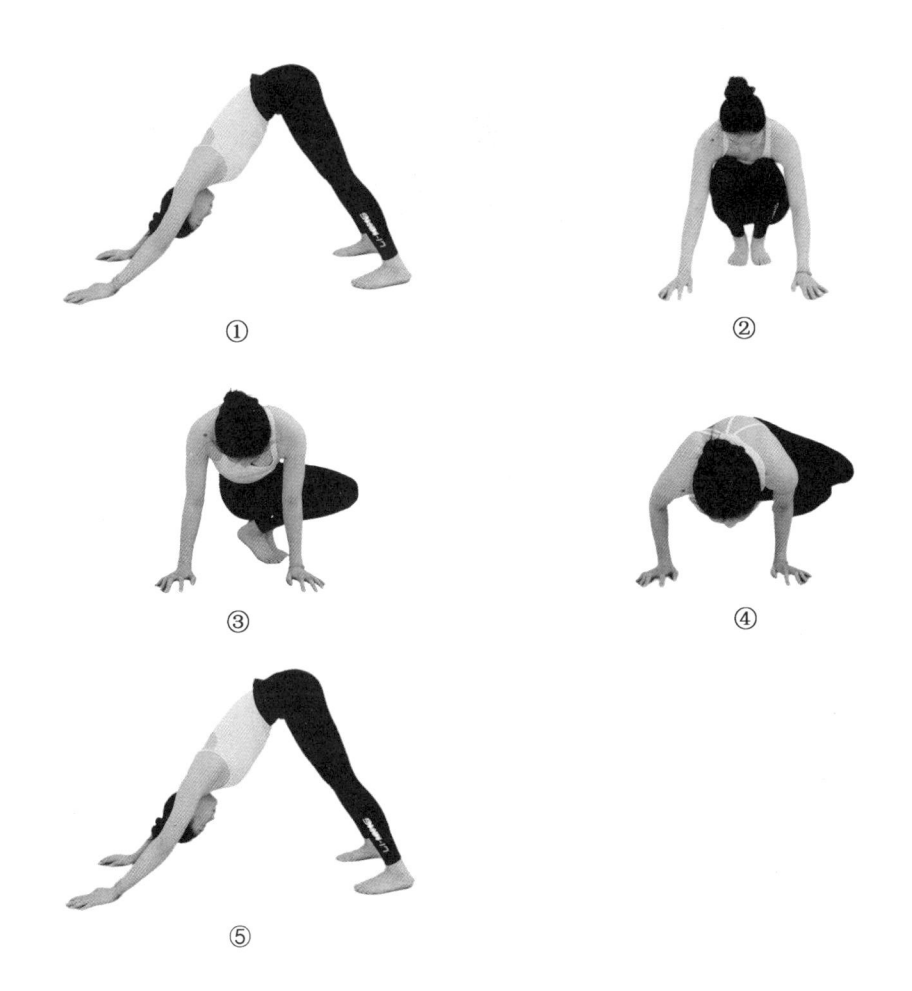

动作要点：颈椎延展，肩关节外旋、内收，远离耳朵；上背部饱满，脊柱延展，髋关节屈曲、内收，腹部收紧，膝关节屈曲，小腿收向大腿，小臂垂直于地面，绷脚背。

辅助练习：身体无法平衡时，可以在双肩下用瑜伽砖支撑（见图4-168）。

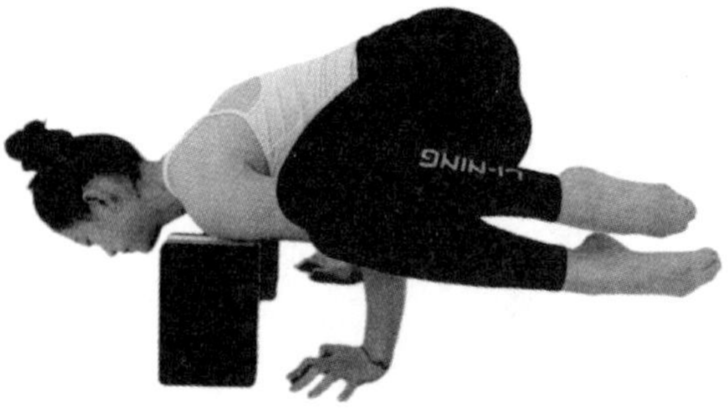

图 4-168　瑜伽砖辅助的侧鹤蝉式

练习功效：增强腹部两侧的肌肉力量，强化手臂和手腕力量，减少腰部脂肪堆积。

二、倒立体式

（一）手倒立式(Adho Mukha Vrksasana)

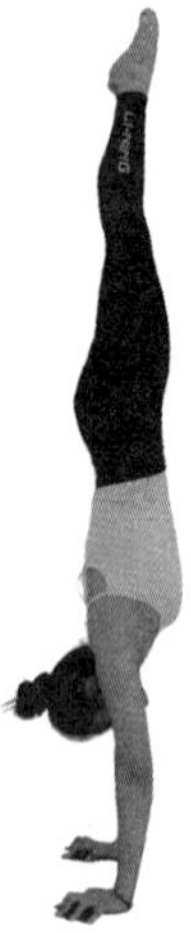

图 4-169　手倒立式

手倒立式（见图 4-169）既是倒立体式，又是手臂平衡体式。倒立体式有很多好处，如提高静脉回流，使得心输出量相应增加，促进淋巴液输入胸导管。

练习方法：①下犬式准备，双手之间的距离与肩同宽，双臂伸展，吸气，脊柱伸展;②呼气,右腿伸直指向天花板,保持髋关节不外翻,左腿屈膝脚尖点地;③右腿向上摆动的同时,左脚蹬地向上跳,左腿与右腿并拢向上延展,保持正常呼吸,在这里停留大约1分钟;④最后一次呼气时,屈髋,双脚依次轻轻落地,回到下犬式放松。

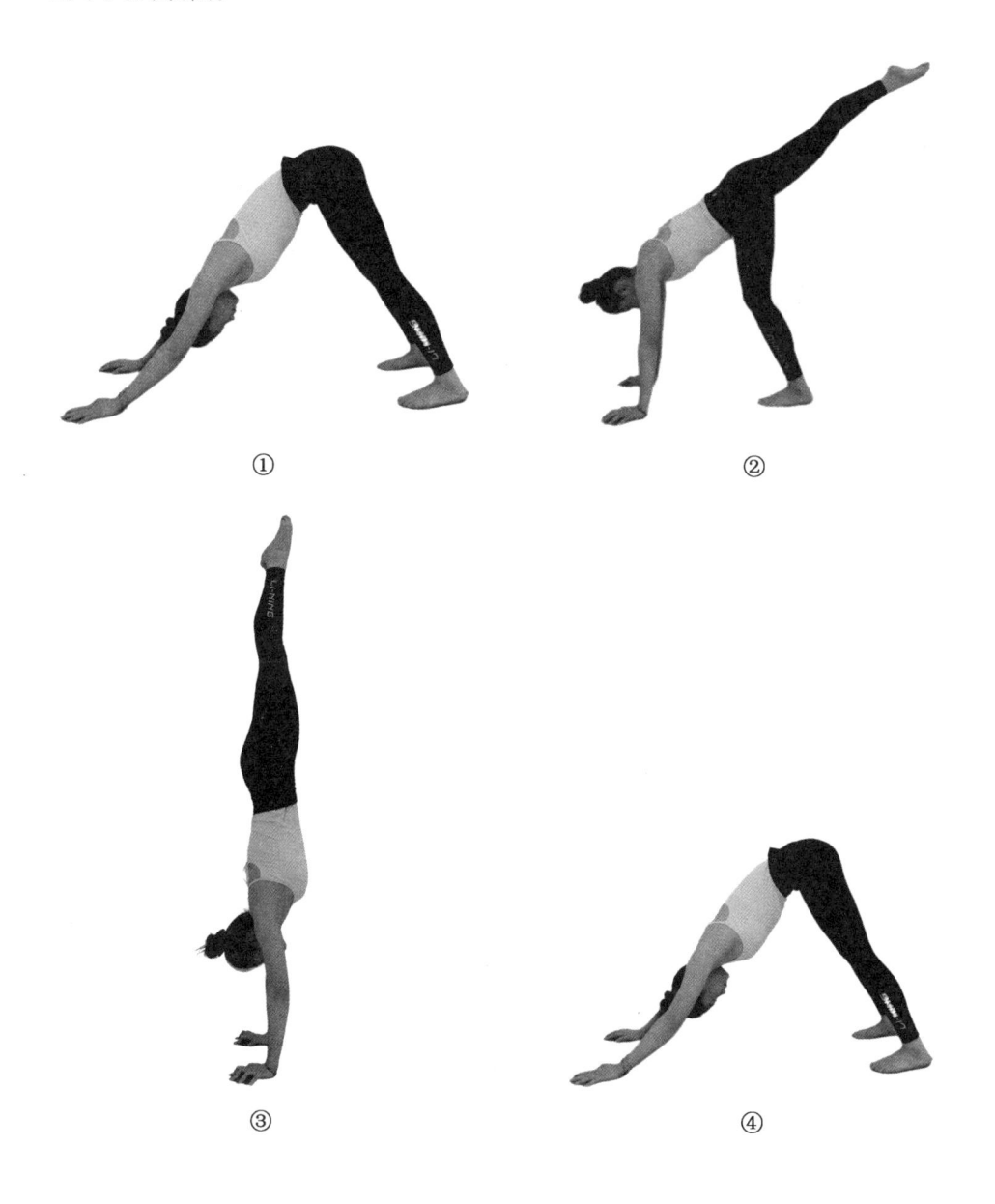

① ②

③ ④

动作要点：双手十指张开，手指关节稍屈，用指腹向下扣住地面，手臂伸展，肩关节外旋，肘关节内收，肩膀远离耳朵，脊柱延展；收腹收肋骨，髋关节伸展，大腿内旋，大腿肌肉收紧上提，脚尖向上伸展。

辅助练习：身体无法控制平衡时，可双脚靠墙（见图4-170）或单脚靠墙（见图4-171）进行辅助。

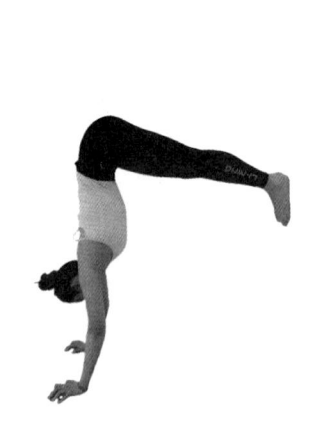

图4-170　双脚靠墙的辅助倒立练习　　图4-171　单脚靠墙的辅助倒立练习

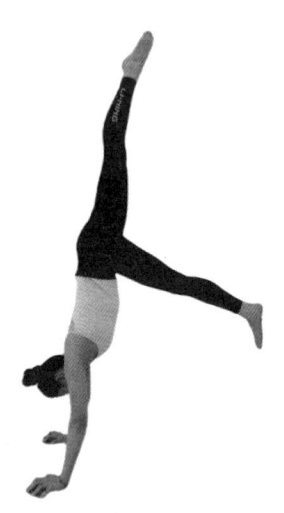

练习功效：加强肩部、手腕、手臂力量，扩展胸腔，促进全身血液循环。

（二）孔雀起舞式（Pincha Mayurasana）

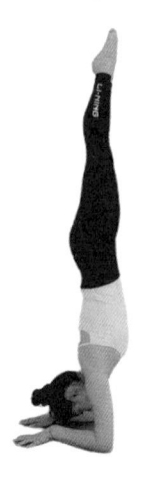

图4-172　孔雀起舞式

Pincha 的意思是下巴或羽毛，Mayura 的意思是孔雀，在孔雀起舞式（见图 4-172）中，躯干和双腿离开地面，身体靠前臂和手掌支撑，就像一只孔雀开屏时起舞的样子。

练习方法：①跪撑在垫子上，身体向前屈，将双肘、前臂和手掌贴在垫子上，双手平行，双臂平行，双肘与肩同宽，手肘、前臂和手掌用力向下推地；②双膝离开垫子，臀部向上抬高，双脚向前走，双臂用力将双肩向后向上推；③双脚向前走到不能再走为止，与手倒立式相似，右腿向上抬高，膝关节伸展，左腿稍屈膝，脚尖点地，右腿向上摆动的同时，左脚推地向上跳起，双腿并拢向上延展，在这里停留1分钟，保持正常呼吸；④最后一次呼气时，屈髋，双腿依次轻轻落地，回到下犬式放松。

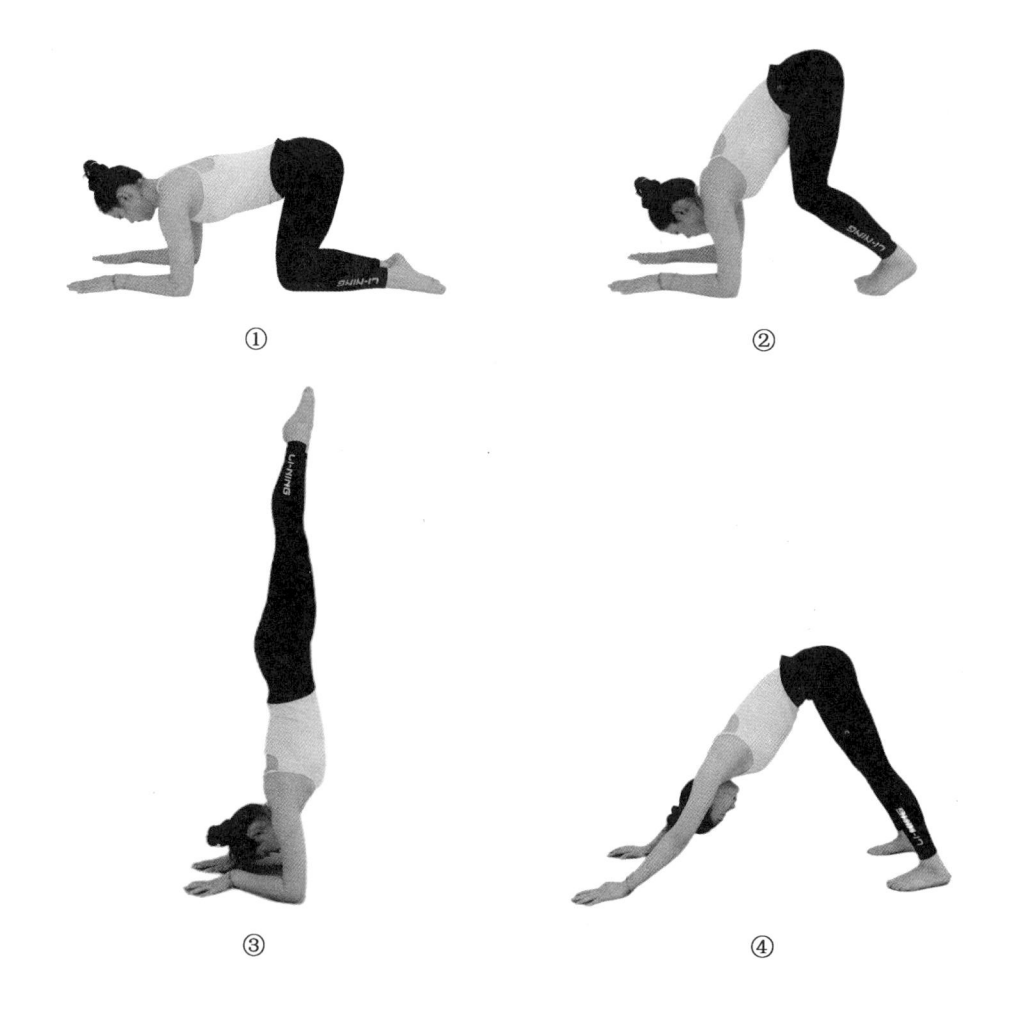

①

②

③

④

动作要点：双手和双肘保持平行，小臂和手掌压实地面，推高肩膀，肩关节外旋，远离耳朵；收腹收肋骨，大腿内旋，骨盆中立，尾骨内收，大腿前侧肌肉收紧上提，脚尖回勾，脚跟向上蹬伸；抬头，眼睛平视地面，颈部后侧舒展。

辅助练习：双手虎口之间卡住瑜伽砖，控制双臂的距离（见图 4-173），或者在大臂上使用瑜伽带固定（见图 4-174），在手臂固定的基础上，再根据顺序进行练习。

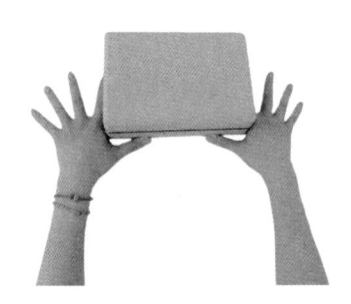

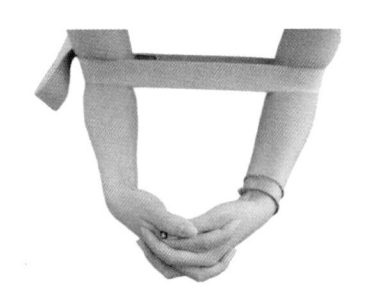

图 4-173 使用瑜伽砖辅助的手部细节　　图 4-174 使用瑜伽带固定的手臂细节

练习功效：提升肩关节灵活性，增强大臂和背部肌肉力量，增强脊柱弹性，伸展腹部肌肉。

（三）头倒立式（Sirsasana）

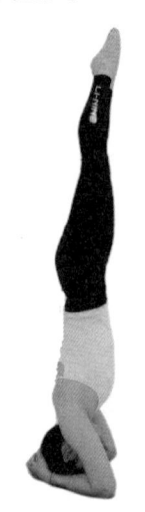

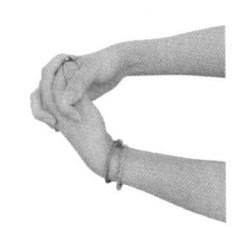

图 4-175 头倒立式

头倒立式(见图 4 - 175)是一个以头做支撑的体式,也是瑜伽体式中非常重要的体式之一。这个基本体式还包括几个不同的变体,掌握这个体式可以增加练习者身心的平衡感和自制力。

练习方法:①双手双膝跪撑在瑜伽垫上,小臂贴地,肘关节之间的距离不超过肩宽,双手十指交叉相锁呈杯状(见图 4 - 175 中手部特写),小手指压地。在倒立的整个过程中,始终保持手指相锁。头顶放在垫子上,双手交叉形成杯状部分贴住后脑勺。头部位置放好之后,双膝离开地面。②屈膝,双脚慢慢向双手靠近,一直到双脚脚尖能够离开地面,在这个位置上保持呼吸。③身体平衡之后,再慢慢向上伸直双腿,整个身体与地面垂直,在最后的位置上保持 2 - 3 分钟。④放松膝盖,身体按照刚才的顺序反方向回到婴儿跪趴式放松。

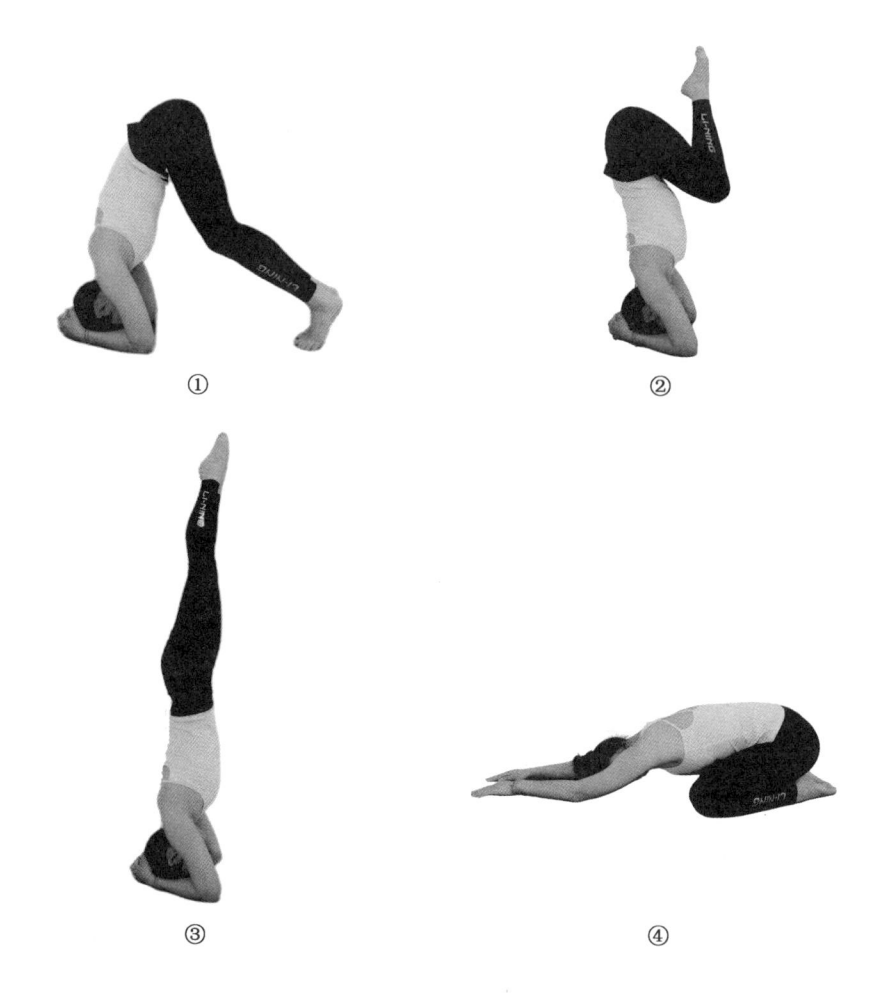

① ②

③ ④

动作要点:双肘之间的宽度不超过双肩,肩关节外旋,手臂用力撑地,把肩关节推高,不要挤压颈椎;收腹收肋骨,尾骨内收,大腿内旋,骨盆保持中立,膝关节伸展,脚尖回勾,脚趾伸展。

辅助练习:双肘之间套瑜伽带,保持根基稳定(见图4-174);也可以双脚靠墙,进行半倒立练习,先锻炼肩关节的力量(见图4-176)。

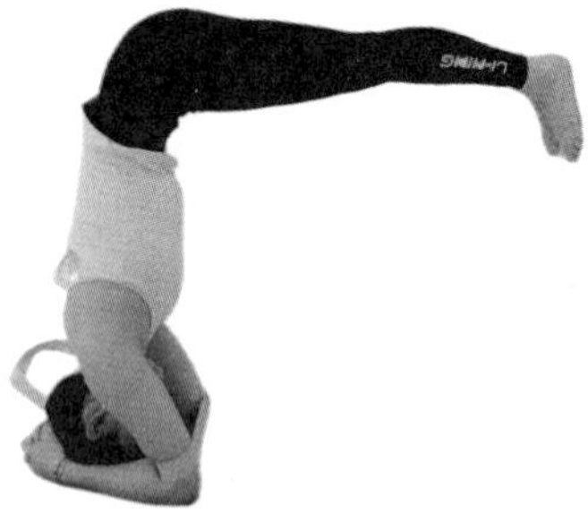

图4-176 双脚靠墙的半倒立练习

练习功效:增强背部肌肉力量,增强核心肌肉力量,锻炼身体控制能力;使脑细胞更加活跃,思维能力得到增强;保证脑下垂体及松果体得到充足的血液供应;促进记忆力,增强肺部工作能力;促进静脉回流,提高心输出量,降低心率和血压。

(四)扭转侧倒立式(Parsva Sirsasana)

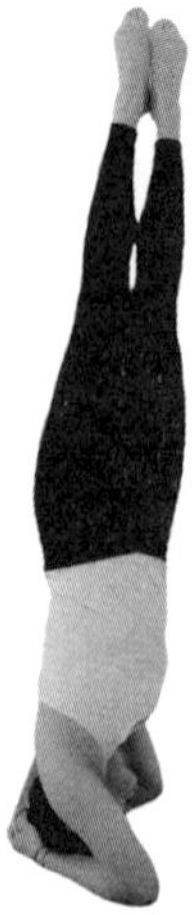

图4-177 扭转侧倒立式

扭转侧倒立式(见图4-177),顾名思义,就是倒立身体向侧面扭转,它是头倒立式的变体之一。它既是倒立体式,也是扭转体式。

练习方法:①从头倒立式开始进入;②呼气,胸腔以下部位朝右侧扭转,保持头部和手臂位置的稳定,双腿和肚脐中心转动,反侧肋骨有伸展的感觉,保持这个体式3-5次呼吸之后,回到头倒立的位置,保持1次呼吸,呼气,向左侧以同样的动作重复以上步骤和时间;③呼气,回到头倒立式,慢慢屈膝、屈髋,双脚回到地面,婴儿跪趴式放松。

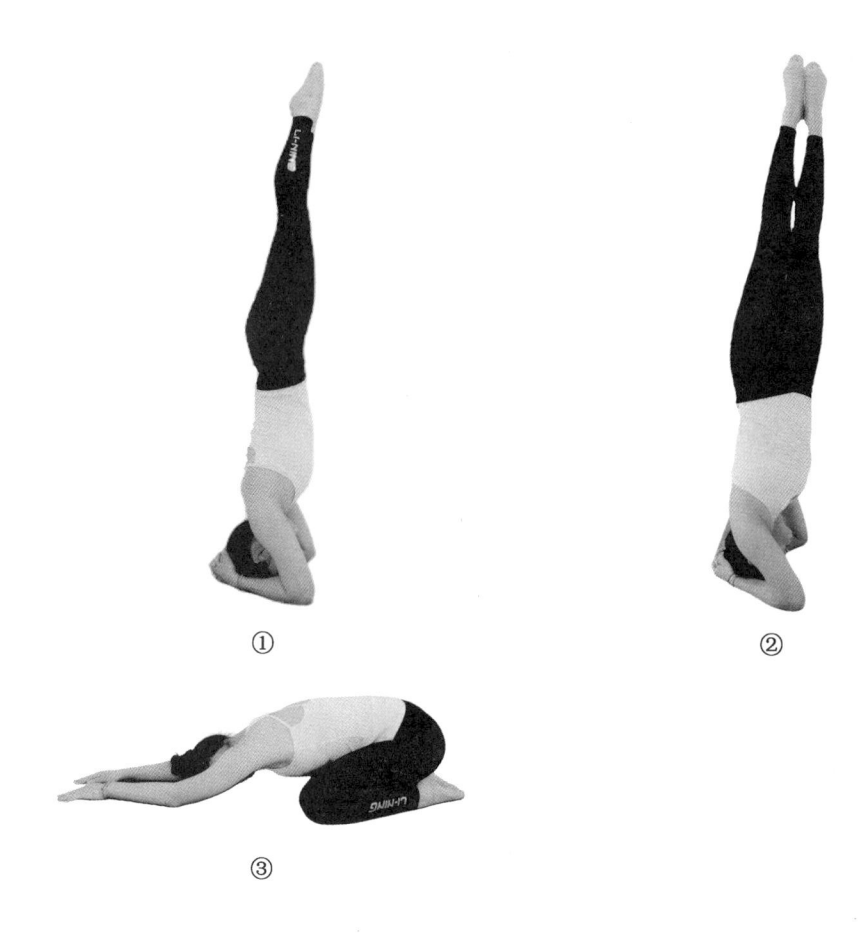

①

②

③

动作要点:肩关节稳定,肩胛骨外旋,夹紧双膝,启动大腿内侧肌群;收缩转向一侧的腰肌,对侧背部伸展;收缩股四头肌,伸展膝关节,保持大腿和骨盆垂直于地面。

辅助练习：可以双腿靠墙，在慢慢找到身体的平衡点之后，再离墙（见图4-178）。

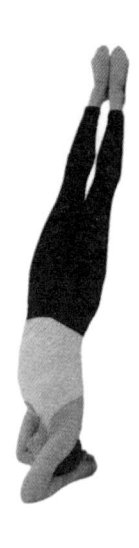

图4-178 双腿靠墙的扭转侧倒立式

练习功效：除了倒立体式的功效之外，这个体式还兼具扭转体式的功效，例如促进新陈代谢、促进淋巴排毒。

（五）单腿头倒立式（Eka Pada Sirsasana）

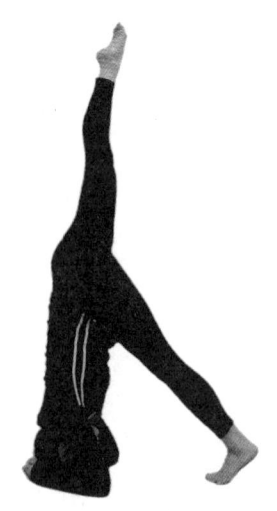

图4-179 单腿头倒立式

单腿头倒立式(见图 4-179)是头倒立式的另一个变体,一条腿直立的同时,另一条腿在头部前方点地。

练习方法:①进入头倒立式,保持呼吸;②呼气,放低左腿在头的前方,脚尖点地,保持膝盖伸直,右腿仍然向上伸展,双腿绷直,大腿后侧肌肉伸展,下腹部肌肉收紧,保持这个体式 3-5 次呼吸,最后一次呼气时,抬起左腿向上,回到头倒立式,保持 1 次呼吸,再放低右腿,保持 3-5 次呼吸,呼气,回到头倒立式;③慢慢屈膝、屈髋,双脚放回地面,婴儿跪趴式放松。

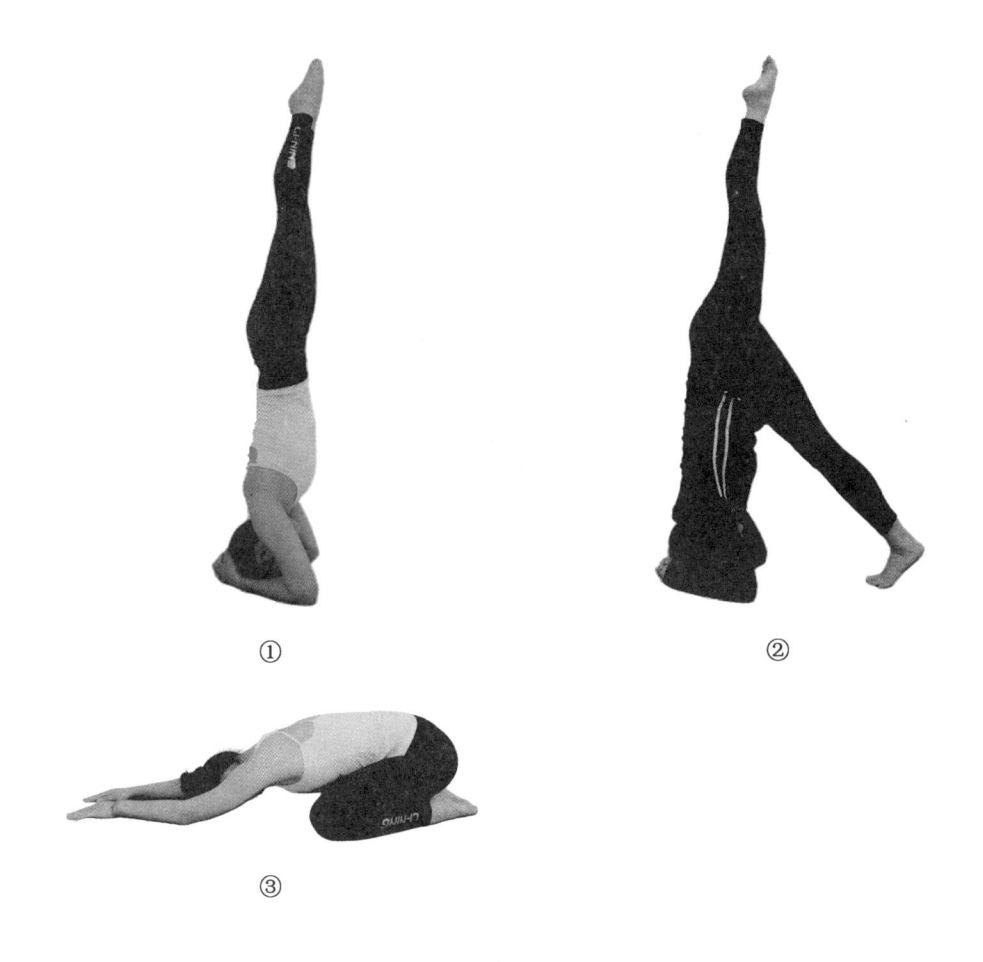

① ② ③

动作要点:保持根基稳定,手臂用力推地,推高双肩,远离耳朵;肩关节外旋,躯干伸展,上抬腿的髋关节伸展、内收、内旋,下方腿的髋关节屈曲。双膝伸展,在腿上抬和下放的过程中始终保持腿伸直,大腿后侧肌肉收紧,不能放松,脚尖回勾,脚趾伸展。

辅助练习:大腿后侧肌肉紧张时,可以将下方腿靠墙进行练习,腿部动作参考手倒立式的辅助练习(见图4-171)。

练习功效:增强肩胛带的稳定性,增强背部肌肉力量,伸展大腿后侧肌群,增强核心肌肉力量。

(六)肩倒立第一式(Salamba Sarvangasana Ⅰ)

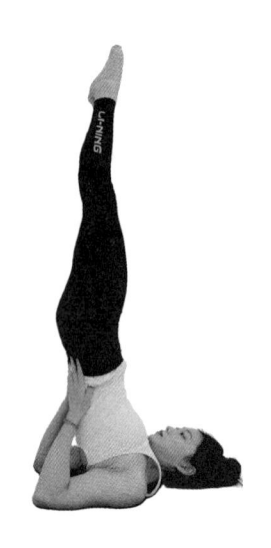

图4-180　肩倒立第一式

肩倒立第一式(见图4-180)与头倒立式的不同之处在于,后者肩关节要前屈,前者肩关节要伸展。

练习方法:①背部朝下平躺在垫子上,双腿伸展,双手放在腿侧,手掌朝下,保持几次深呼吸,呼气,弯曲膝盖靠近胸腔,直到大腿压在腹部,保持2次呼吸;②呼气,臀部向上抬起,屈肘,双手撑在臀部,慢慢推着躯干垂直向上;③直到胸部碰到自己的下巴,只有头后侧、颈部、双肩和上臂后侧放在地面上,配合2次呼吸,呼气,双腿慢慢向上伸直,绷脚背,双腿与地面垂直,保持这个体式3-5次呼吸;④呼气,屈膝,松开双手,使脊柱一节一节落在地面上,平躺在地面上放松。

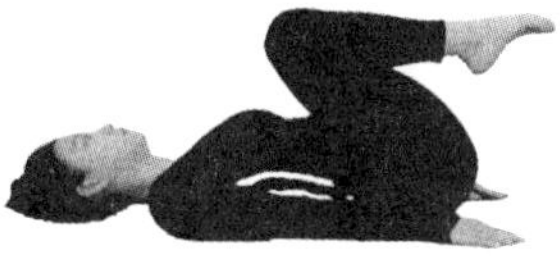

① 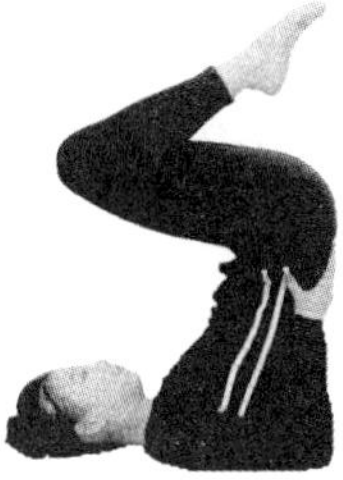 ② 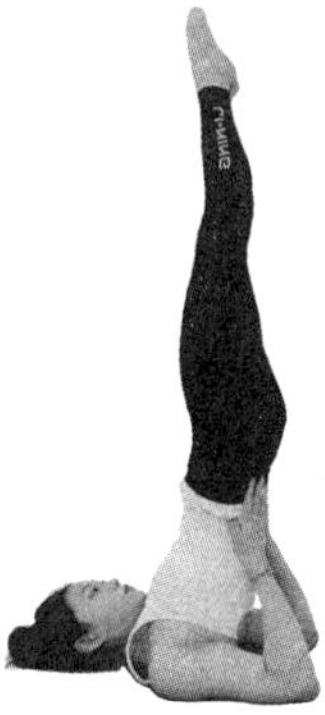 ③ 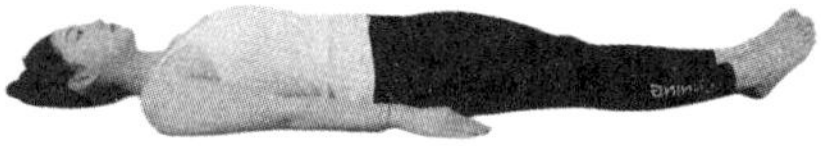 ④

动作要点：髋关节伸展，骨盆保持中立；双肩外旋，手肘内收不超过肩宽；收腹收肋骨，收紧大腿后侧肌肉，大腿内旋，脚尖向上伸展。

辅助练习：在肩膀下面垫瑜伽毯，避免颈部过度屈曲，身体无法平衡时，可以单腿（见图 4-181）或双腿（见图 4-182）靠墙练习。

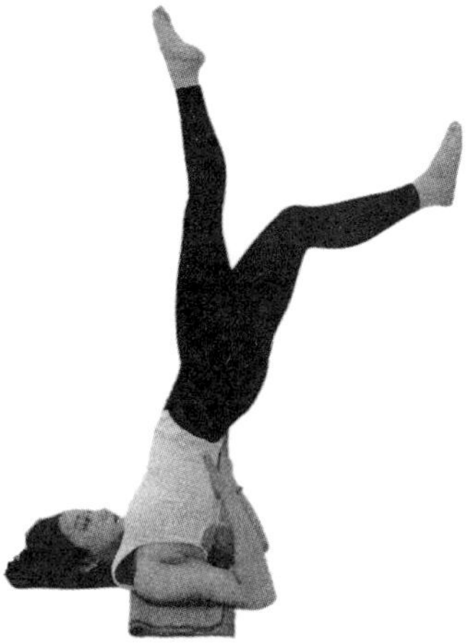

图 4-181　单腿靠墙的肩倒立第一式 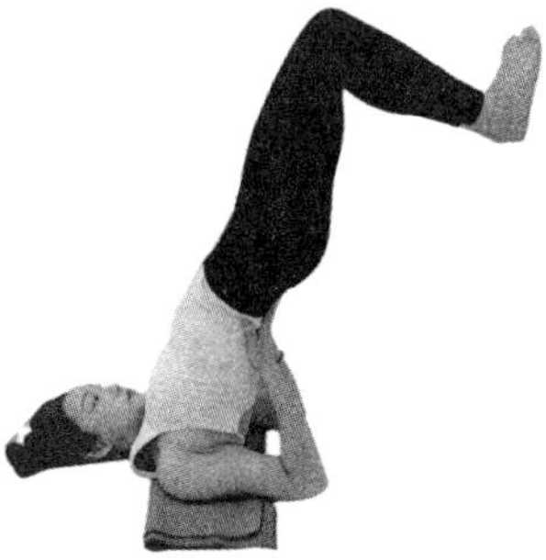　　图 4-182　双腿靠墙的肩倒立第一式

练习功效：肩倒立作用于脖子附近的甲状腺和副甲状腺，增加了此处的血液循环，因此患有气喘、心悸、哮喘和支气管炎的病人可以从肩倒立式中得到缓解。帮助扩展胸腔，促进静脉回流；身体重力变化会影响腹部器官，帮助消化；使大脑获得平和宁静。

（七）犁式（Halasana）

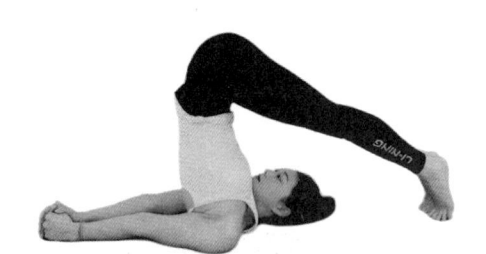

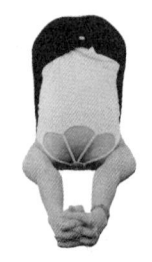

图 4-183　犁式

犁式（见图 4-183）是肩倒立的变化式，这个体式如同一张犁，因此而得名。犁式通常被安排在体式练习的尾声，此时练习趋于缓和，准备进入放松。

练习方法：①背部朝下平躺在垫子上，双腿伸展，双手放在腿侧，手掌朝下，保持几次深呼吸，呼气，弯曲膝盖靠近胸腔，直到大腿压在腹部，保持2次呼吸；②呼气，臀部向上抬起，屈肘，双手撑在臀部，慢慢推着躯干垂直向上；③直到胸部碰到自己的下巴，只有头后侧、颈部、双肩和上臂后侧放在地面上，配合2次呼吸，呼气，双腿慢慢向上伸直，绷脚背，双腿与地面垂直，保持呼吸，呼气，双脚慢慢向后向下落地，脚趾回勾，膝盖伸直，双手十指交叉握拳，伸直手臂压实地面，在这里保持3-5次呼吸；④双腿收回，屈膝，双手松开，让脊柱一节一节放回地面，平躺在垫子上放松。

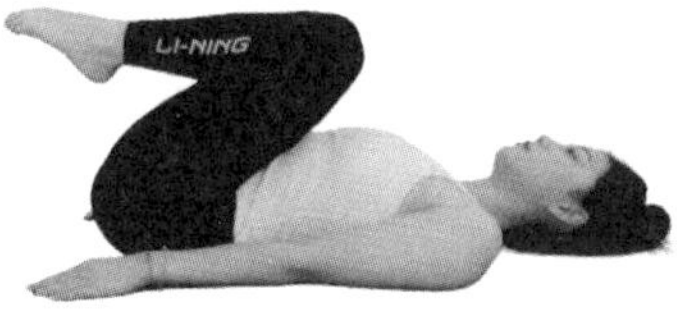

① ② ③ 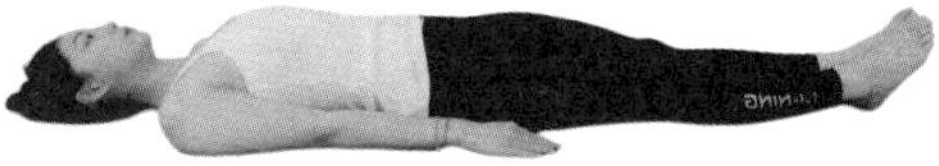 ④

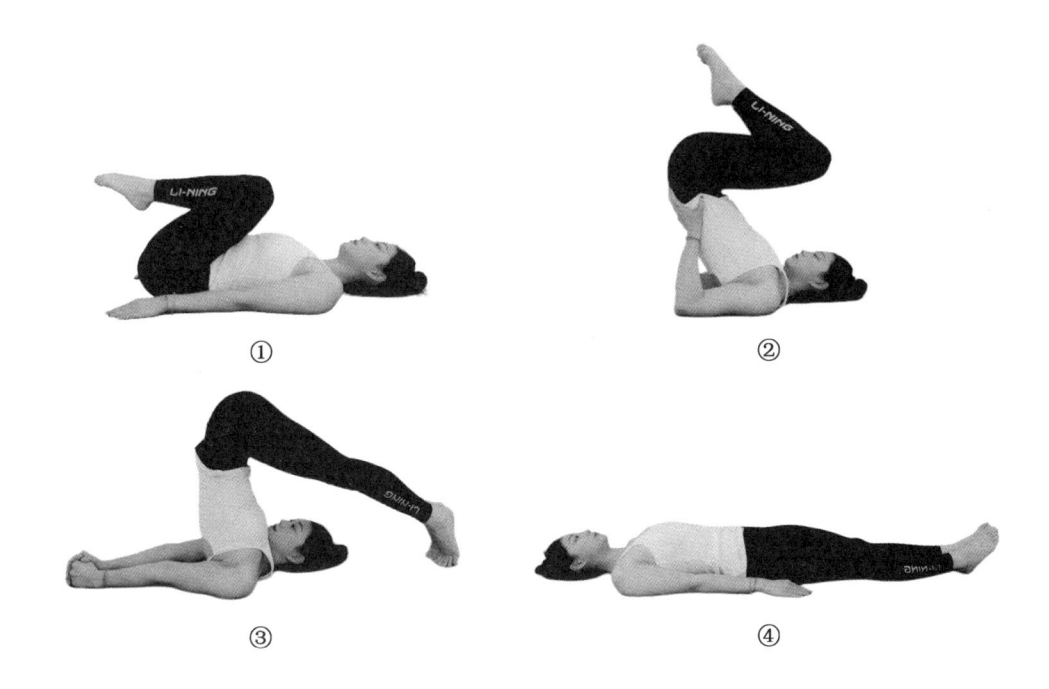

动作要点：颈部舒展，双肩外旋，手肘内收；背部延展，臀部垂直于地面，在肩膀的正上方，坐骨上提，骨盆保持中立；大腿后侧肌肉收紧上提，膝关节伸展，腹部内收，核心稳定，双腿并拢，大腿内旋，脚跟向后向下蹬，脚尖点地，眼睛看向肚脐。

辅助练习：双手撑在背部，可在肩膀下垫瑜伽毯，防止颈椎过度屈曲（见图4-181）；背部过于紧张时，可以将双脚贴墙，双手放在地面上，掌心朝下，保持双腿与地面平行（见图4-184）。

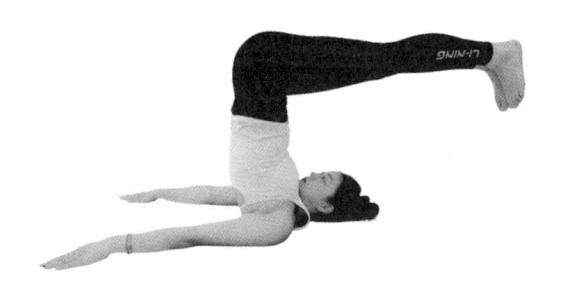

图4-184 双脚贴墙的犁式辅助练习

练习功效:按摩腹部器官,促进脊柱血液循环,缓解头痛;缓解腰背部疼痛,活络副交感神经。

(八)单腿肩倒立式(Eka Pada Sarvangasana)

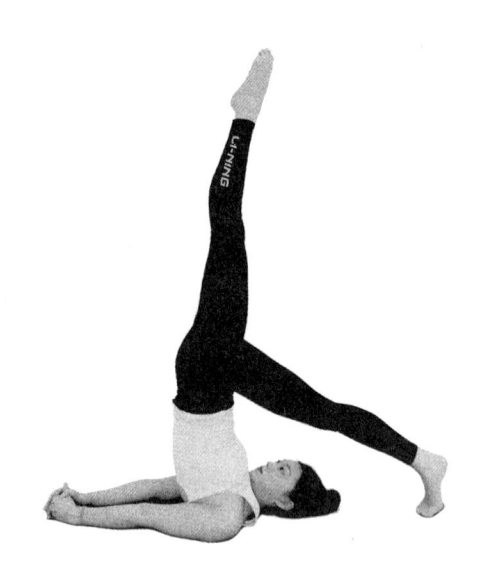

图4-185　单腿肩倒立式

单腿肩倒立式(见图4-185)是肩倒立式的变体,一条腿像犁式一样放在地面上,另一条腿则与躯干一起与地面垂直。

练习方法:①进入肩倒立式,保持呼吸;②呼气,右腿落在头前方,前脚掌点地,双手握拳,手臂伸直压向地面,保持右腿收紧,左腿伸直,右脚尖朝向头部的方向,在这里停留3-5次呼吸,呼气,抬起右腿回到肩倒立式,然后左腿放下,保持3-5次呼吸,呼气,回到肩倒立式;③双腿屈膝,双手松开,使脊柱一节一节回到地面,平躺放松。

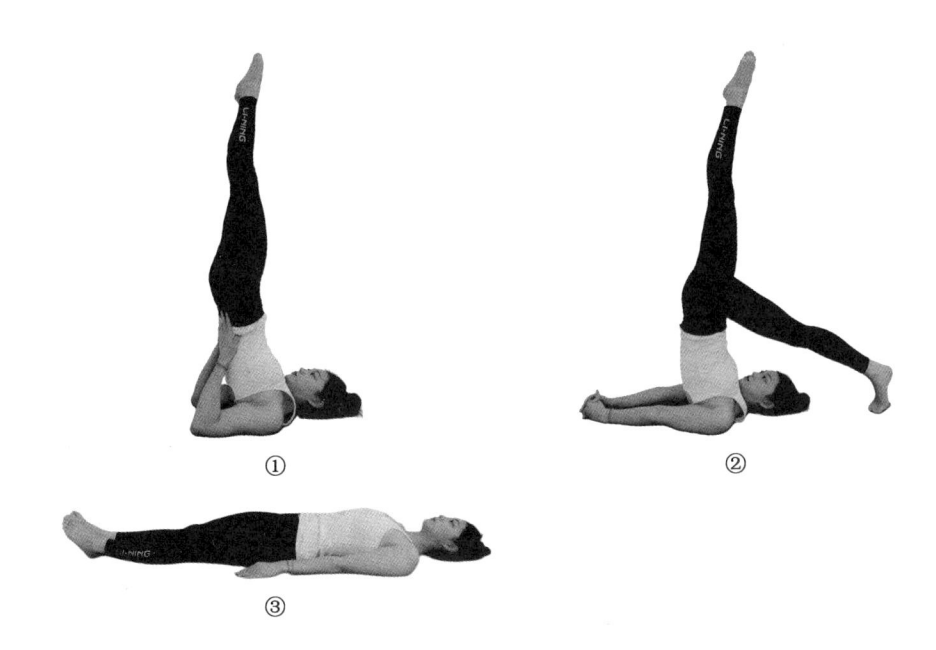

动作要点：肩关节外旋，手肘内收不超过肩宽，上抬腿的髋关节伸展、内收，下方腿的髋关节屈曲；骨盆保持中立，坐骨上提，躯干伸展；膝关节伸展，下方腿的大腿后侧肌肉收紧上提，脚跟向后向下蹬，也可将上方腿的脚尖回勾，脚趾伸展。

辅助练习：大腿后侧肌肉紧张或背部肌肉紧张时，可将下方脚贴墙，保持腿部与地面平行（见图4-186）。

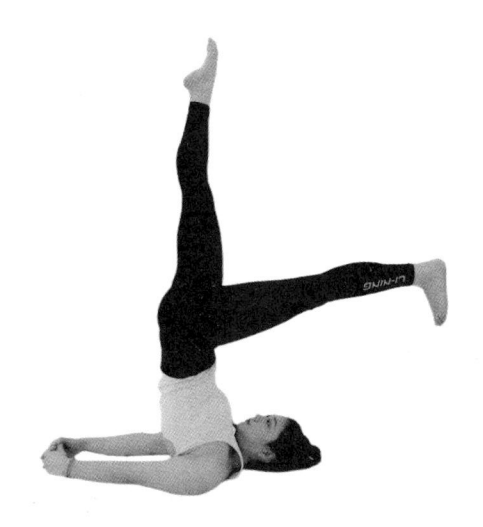

图4-186　贴墙辅助的单腿肩倒立式

练习功效:增强腿部肌肉,扩展胸腔。

(九)侧犁式(Parsva Halasana)

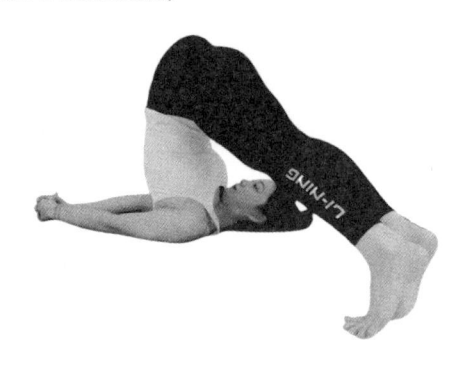

图 4-187　侧犁式

侧犁式(见图 4-187)是犁式的变体,结合了倒立、扭转及背部运动链伸展等动作。

练习方法:①进入犁式准备;②呼气,双腿分开,双脚与双肩在一条直线上,在这里保持呼吸,呼气,左脚走向右脚,双脚并拢,与右肩在一条直线上,始终保持大腿后侧肌肉收紧上提,在这个位置停留3-5次呼吸;③呼气,左脚慢慢回到左肩外侧,保持呼吸,然后右脚再慢慢走向左脚,双腿并拢,在这里停留3-5次呼吸;④呼气,回到犁式,屈膝,双手松开,让脊柱一节一节放回地面,平躺放松。

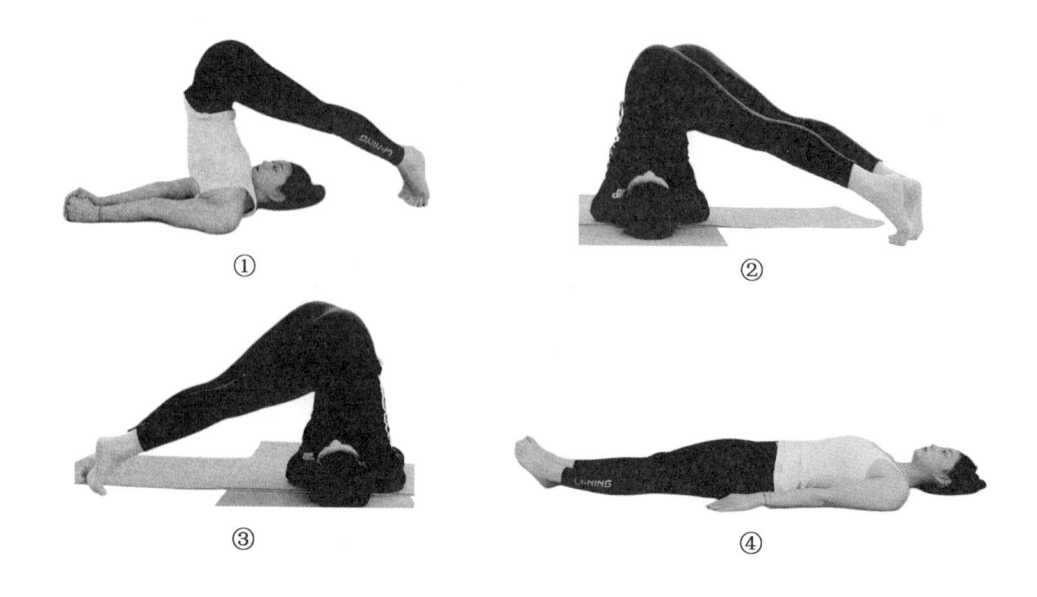

①

②

③

④

动作要点：收缩腰肌，髋关节屈曲，骨盆中立，脊柱伸展；颈部舒展，肩关节外旋，双肘压实地面，脚移动的时候保持稳定；膝关节伸展，大腿后侧肌肉收紧上提，前侧肌肉收缩，脚尖点地，脚跟向后向下压。

辅助练习：扭转的角度可适度减小。

练习功效：缓解脊柱僵硬，伸展肩膀和脊柱；缓解压力和疲劳，活化脑细胞，按摩腹部器官。颈椎病、高血压人群不建议练习，经期不练习。

(十)膝碰耳犁式(Karnapidasana)

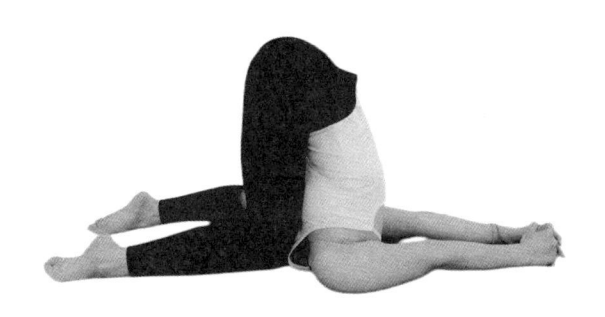

图 4-188　膝碰耳犁式

膝碰耳犁式(见图 4-188)是犁式的另一个变体，帮助脊柱进一步伸展。

练习方法：①进入犁式准备，保持呼吸；②呼气，左膝靠近左耳，右膝靠近右耳，尽量使双膝靠近地面，并按压双耳，脚背贴地，脚趾伸展，双脚踝关节伸展，使脚背和小腿在同一直线上，双手在肋骨后侧支撑后背(见图 4-180)，或者十指交叉锁住，双臂向后向下伸展，在这里保持 3-5 次呼吸；③最后一次呼气时，双手扶住背部，双脚离开地面，慢慢使脊柱一节一节放回地面，平躺放松。

①　②　③

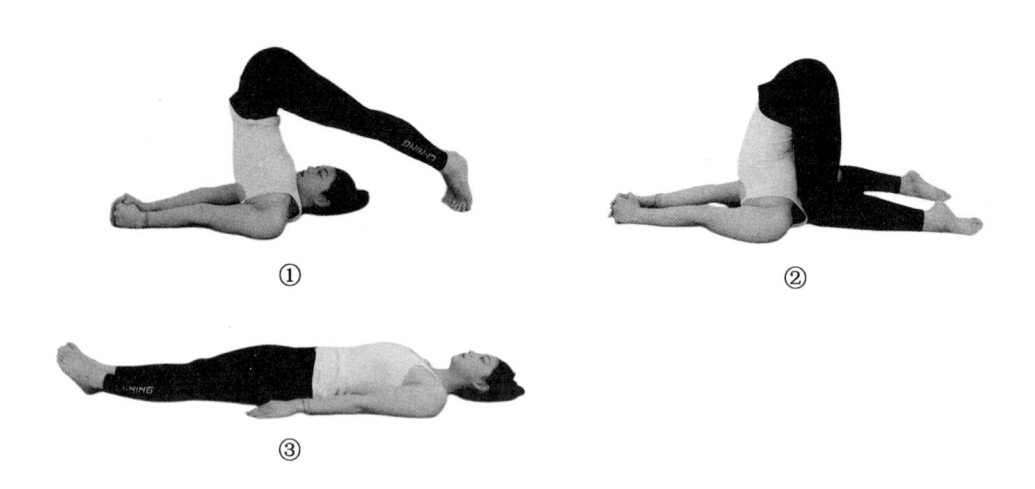

动作要点：肩关节外旋，肩膀下沉，手肘在肩后用力推地，把背部向上推高，坐骨上提，伸展脊柱；下巴微收，颈部舒展，腹部内收，核心稳定，肚脐向后找脊柱；小腿前侧用力压向地面，大腿收紧内旋。

辅助练习：可在肩膀下方垫瑜伽毯（见图 4-181），双脚无法落地时，可以垫砖或瑜伽抱枕（见图 4-189）。

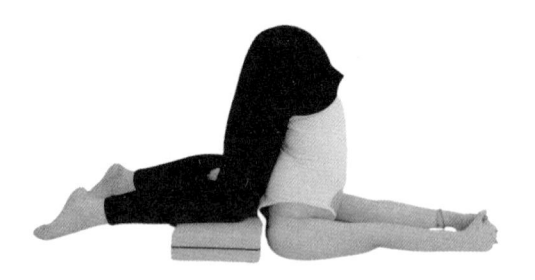

图 4-189　瑜伽砖辅助的膝碰耳犁式

练习功效：拉伸脊柱，缓解背部压力和疼痛；促进全身血液循环，按摩腹部器官，使躯干、心脏和双腿都得到休息。

三、恢复性体式

倒立体式会使中枢神经系统激活副交感神经，降低心率和血压。因此，做完倒立体式后，必须给心血管系统时间，以重新恢复平衡。从垫子上起身前，可做一些过渡动作，如婴儿跪趴式，以免出现头晕的现象。

（一）婴儿跪趴式

婴儿跪趴式，可以舒展腰背部，调整呼吸平静，能让人身心放松，缓解疲惫。如图4-190所示，屈髋，双膝外展，膝盖在躯干两侧；身体前弯，手臂前伸，掌心贴地；头部靠在垫子上，让竖脊肌和腰方肌放松。

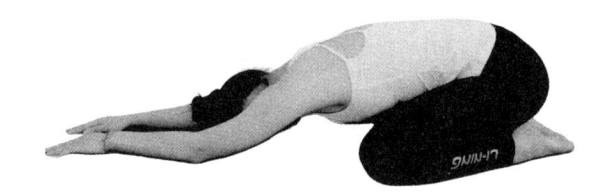

图4-190 婴儿跪趴式

（二）靠墙倒箭式

靠墙倒箭式见图4-45。

（三）大休息式

大休息式见图2-5。

第五节 流瑜伽

流瑜伽是一种融合了哈他瑜伽与阿斯汤加瑜伽元素的瑜伽练习方式，也是时下很流行的一种瑜伽。流瑜伽将体式一个又一个串联成连续的动作，形成一组流畅的练习，以流畅连贯的动作来加强身体的力量、柔韧性和耐力，同时对专注力也有很好的锻炼。它的风格是动态的、流动性的，其特点是将呼吸与一系列体式无缝连接，每个动作都与呼吸同步，使得体式之间的过渡如同行云流水一般流畅，因此得名"流瑜伽"。流瑜伽的体式安排相对阿斯汤加瑜伽而言较柔和、简单一些，但也具有一定的挑战性。流瑜伽适合不同的人群，可以是初学者，也可以是练习十年的高阶练习者，对身体素质的要求较低。练习流瑜伽比传统的哈他瑜伽体力消耗更大，它属于有氧瑜伽，会让练习者不断出汗，使肌肉通过新陈代谢产生热量，使身体表皮血管扩张，释放热量，并能排出毒素。

在流瑜伽练习中，基础动作会不断重复，每一次重复都比上一次的动作幅度有所加深，增加肌腱和韧带的柔韧性，增强关节的灵活性；在重复动作中，使肌肉得到交替收缩和舒张，肌肉中的血管也得到收缩和舒张，提高血液流量，也增加了心血管的血液流量。呼吸时，横膈膜有节律地收缩和放松，按摩腹部器官并增强它们的功能。呼吸与肌肉活动结合，可以将运动的效能最大化。由于在练习中会大量出汗，练习者要注意补充足够水分。本书主要介绍拜日式、站姿体式、前弯与开髋体式、后弯与扭转体式、手臂平衡与倒立体式、犁式与肩倒立体式六种流瑜伽的动作序列。

一、拜日式（Surya Namaskara）

拜日式又叫太阳致敬式，是古印度人为感激太阳赐予人类光明和能量而创造的一系列姿势。一般是伴随早上太阳升起之时进行练习，这是人体的阳气发生之时，顺天而为，效果会更好。拜日式是瑜伽的根基和热身，也有很多练习者会单独练习108遍拜日式，当我们在练习拜日式时，其实也是在向太阳汲取能量。

练习方法：

①山式站立。

②吸气，双手举过头顶，两手掌合十，十指用力指向天空，抬头看大拇指，进入展臂山式。

③呼气,身体从髋部折叠向前向下,双手落在双脚旁侧,腹部贴靠大腿,额头贴向小腿,进入**站立前屈式**。

④再次吸气,来到**一半的站立前屈式**,抬头,眼睛看向眉心,尾骨向上翘,脚跟踩实地面。

⑤呼气,双手掌心压在地面上,双脚分别向后撤一大步,来到**斜板式**。

⑥a. 初学者呼气,膝盖轻轻落地,屈肘,肘关节朝后夹紧后背,胸腔和下巴轻触地面,进入**八体投地式**;b. 高阶练习者可直接屈肘,来到**四柱式**。

⑦吸气,胸骨贴地前移,将身体放平在地面上,双手掌推地,背部上提,来到**眼镜蛇式**,背部收缩,胸腔上提,双肩下沉,远离耳朵,下颌微收。

⑧吸气,脚尖点地,呼气,骨盆上提,来到**下犬式**(在这里停留 3-5 次呼吸),双手虎口压实地面,大臂外旋,伸展手臂,收紧肋骨,眼睛看向双脚。

⑨吸气,双脚向前慢慢走到双手后侧,抬头,回到**一半的站立前屈式**。

⑩呼气,回到**站立前屈式**,额头去找小腿。

⑪吸气,双手从身体两侧慢慢举起,带动上身直立,双手举过头顶,掌心合十,抬头看向大拇指,回到**展臂山式**。

⑫呼气,双手慢慢落下,回到山式站立。

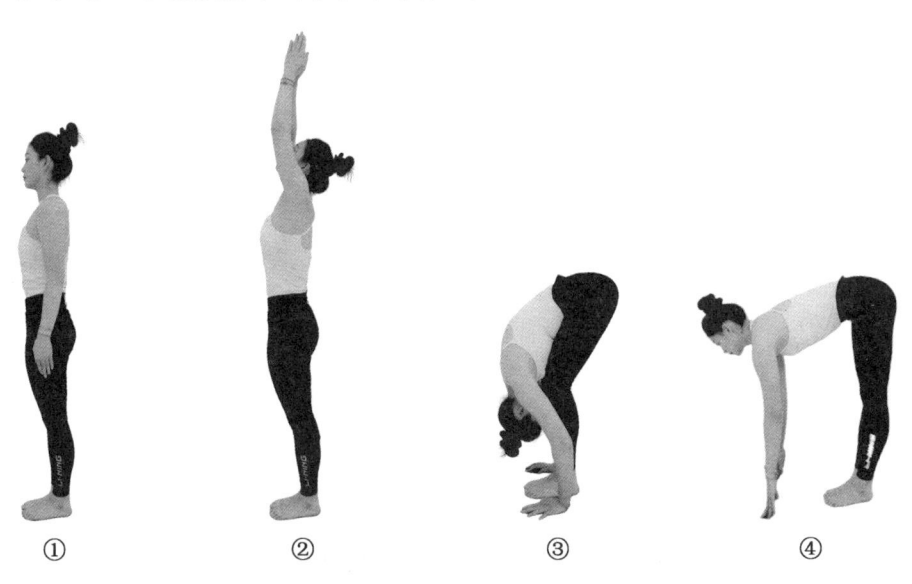

① ② ③ ④

⑤　　　　　　　　⑥a　　　　　　　　⑥b

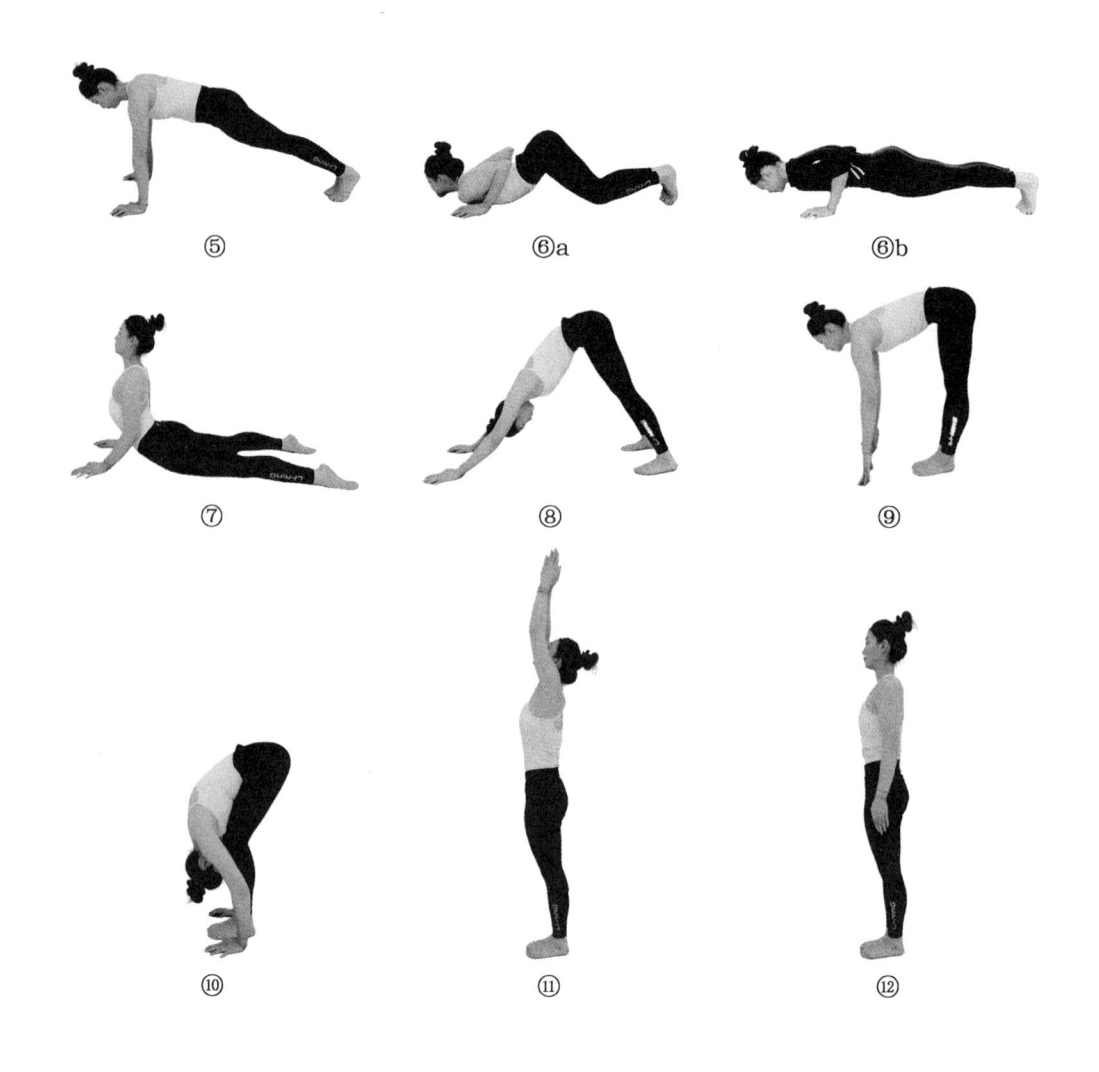

⑦　　　　　　　　⑧　　　　　　　　⑨

⑩　　　　　　　　⑪　　　　　　　　⑫

二、站姿体式

在站姿体式练习之前，先进行 5 轮的拜日式热身，这是流瑜伽的基础，然后将不同站姿体式融入流瑜伽中，平缓地从一个体式过渡到另一个体式，呼吸是动作连接的桥梁。

练习方法：

拜日式的①~⑧步骤；

⑨呼气，一只脚向前迈一步，进入**三角伸展式**，保持姿势，进行 5 次深呼吸；

⑩将双手放在前脚两侧,呼气,进入**斜板式**,深吸气,延展身体;

⑪呼气,膝盖落地,胸腔和下巴落地,进入**八体投地式**,或者直接进入**四柱式**;

⑫吸气,进入**眼镜蛇式**;

⑬呼气,进入**下犬式**;

⑭吸气,换另一只脚向前迈一步,进入反侧的**三角伸展式**;

⑮~⑱重复⑩~⑬的步骤;

⑲吸气,用走或跳的方式进入一半的**站立前屈式**;

⑳呼气,进入**站立前屈式**;

㉑吸气,双手从身体两侧慢慢举起,带动身体站直,双手举过头顶,掌心合十,进入**展臂山式**;

㉒呼气,双手从身体两侧落下,回到山式站立。

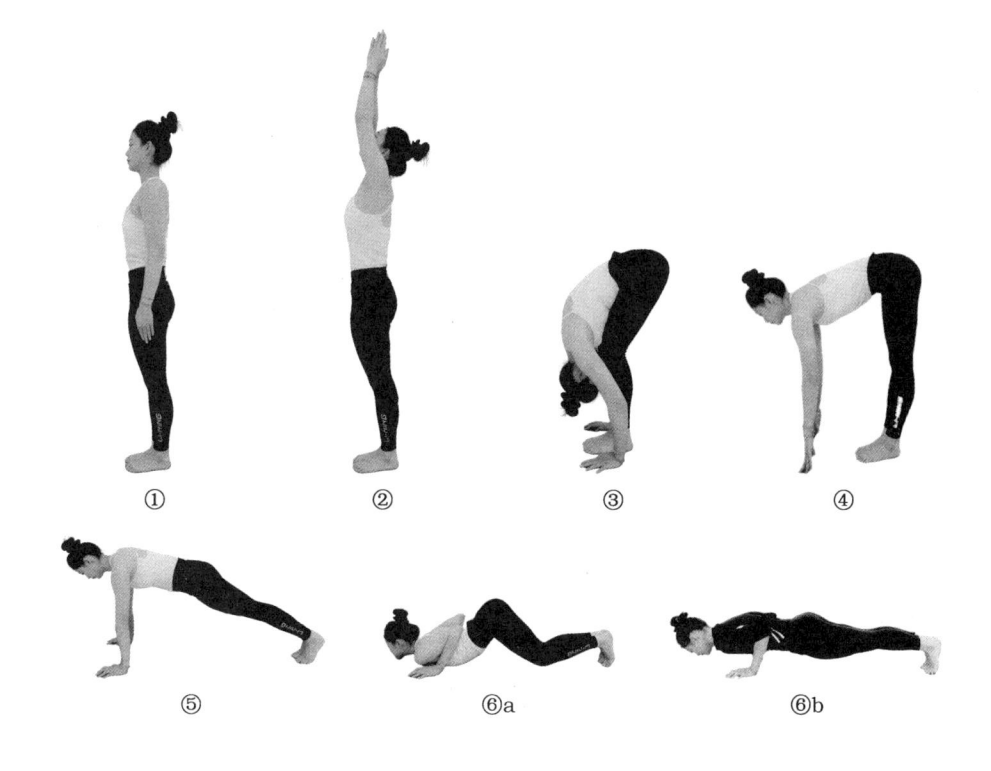

① ② ③ ④

⑤ ⑥a ⑥b

184 | 高校瑜伽教程

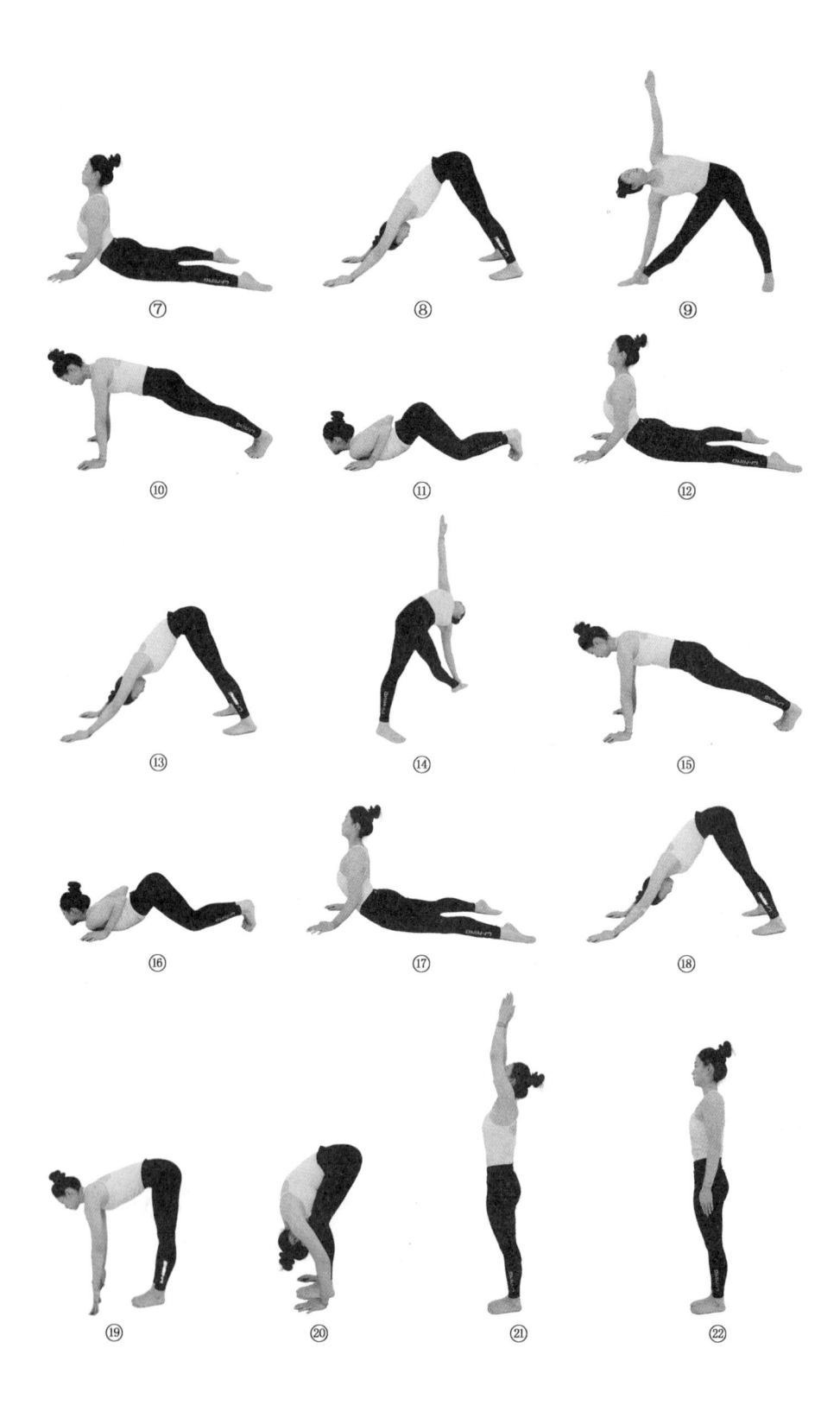

在站姿流瑜伽的练习中,初学者可以将单个站姿体式融合进去,重复该动作序列即可。练习一段时间之后,可以慢慢将更多动作加入序列之中,这一系列动作会唤醒骨盆的核心肌肉,帮助骨盆正位,一般来说,会以双角式结束站姿体式序列的练习。

三、前弯与开髋体式

在站姿体式序列练习之后,可以将前弯与开髋体式融入流瑜伽中,也可以将其作为一套单独的练习。在单独练习的时候,仍然要先进行几轮拜日式的热身,这是流瑜伽的基础。由于前弯与开髋动作是从坐姿开始的,因此在做串联动作之前,需要先以走或跳的方式进入手杖式。就像山式对于站姿体式的意义一样,手杖式是坐姿体式的基石。

练习方法:

①以下犬式进入,吸气,延展脊柱,呼气,向前走或跳,让双腿穿过双臂之间;

②进入手杖式,双手掌心下压,深吸气,胸腔上提;

③呼气,前弯,进入坐姿前弯式,在这里保持3-5次呼吸;

④吸气,坐直,进入手杖式;

⑤呼气,走或跳,双脚向后,进入斜板式;

⑥身体重心下降,进入四柱式;

⑦吸气,进入眼镜蛇式;

⑧呼气,回到下犬式,在这里保持5次深呼吸。

① ② ③
④ ⑤ ⑥
⑦ ⑧

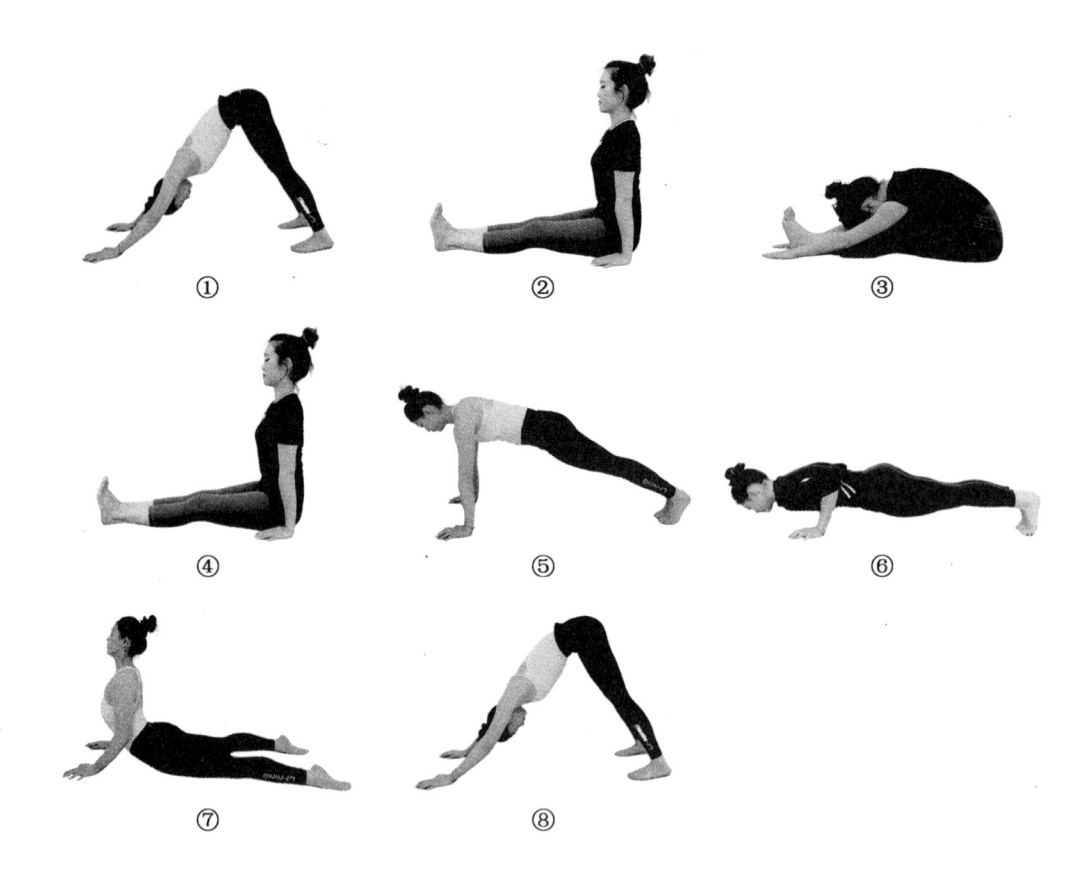

在该动作序列中,应该从前弯动作开始,以开髋动作结束(具体体式动作详见第四章第二节)。了解这些体式中收缩和拉伸的肌肉,将这些动作加入动作序列中,保持3-5次呼吸,参照上述坐姿前弯式动作序列。

四、后弯与扭转体式

后弯与扭转体式也是在地面上完成的,因此,采取同前弯与开髋体式动作序列一样的流程。当我们完成后弯时,有些体式中肩关节是伸展的(手臂向后远离身体),有些体式中肩关节是屈曲的(手臂向前上举越过头顶)。在此动作序列中,可以先从肩关节伸展的体式开始(例如桥式、反台式、弓式等),当背部肌肉完全被激活时,就可以加入轮式,该体式会屈曲肩关节,让手臂越过头顶,通过后弯和扭转激活躯干的肌肉和器官。

练习方法：

①以下犬式进入，吸气，延展脊柱，呼气，向前走或跳，让双腿穿过双臂之间；

②进入手杖式，双手掌心下压，深吸气，胸腔上提；

③仰卧，双腿屈膝，双脚踩实地面，两脚之间与髋同宽，脚尖朝向正前方，双手十指交叉握拳压向地面，手臂伸展，收缩臀部和下背部肌肉，双脚内侧向下压地，上提骨盆，进入桥式，在这里保持3-5次呼吸，再慢慢放下臀部；

④吸气，侧卧，坐直，进入手杖式；

⑤呼气，走或跳，双脚向后，进入斜板式；

⑥身体重心下降，进入四柱式；

⑦吸气，进入眼镜蛇式；

⑧呼气，回到下犬式，在这里保持5次深呼吸，重复这一流程，加入新的体式。

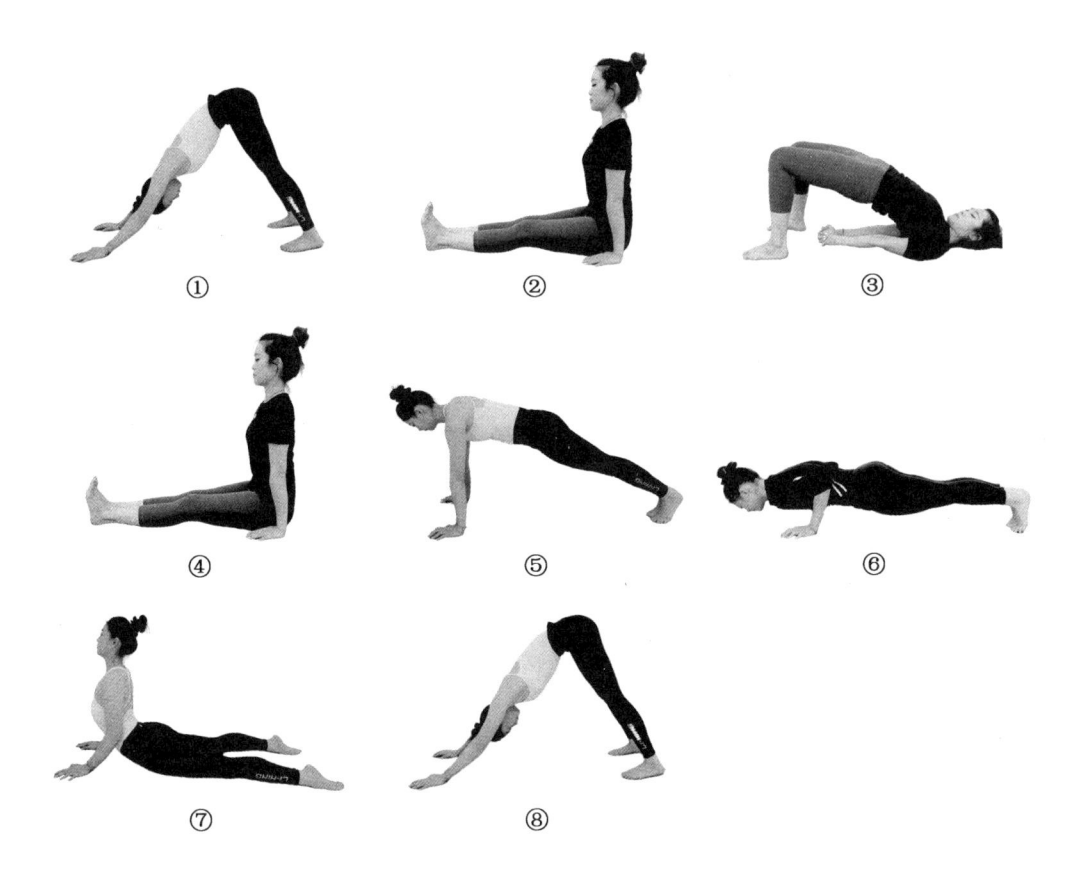

五、手臂平衡与倒立体式

手臂平衡与倒立体式可以按照站姿体式的序列进行，它们的呼吸顺序是一样的。在进行手臂平衡与倒立体式的练习时，手臂的感觉神经元和运动神经元会得到刺激，倒立体式会影响植物神经系统，增强副交感神经输出，暂时降低心率和血压，因此一般会将倒立体式安排在练习的最后。

练习方法：

①山式站立；

②吸气，双手举过头顶，两手掌合十，进入**展臂山式**；

③呼气，身体从髋部折叠向前向下，进入**站立前屈式**；

④再次吸气，抬头，尾骨向上翘，进入**一半的站立前屈式**；

⑤呼气，双手掌心压在地面上，双脚依次向后撤一大步，来到**斜板式**；

⑥屈肘，来到**四柱式**；

⑦吸气，进入**眼镜蛇式**；

⑧呼气，骨盆上提，进入**下犬式**；

⑨呼气，向前走或跳，将腿部绕过双臂，进入**脚交叉双臂支撑式**，手掌下压，双腿夹紧手臂，保持姿势，进行 5 次深呼吸；

⑩呼气，双脚向后走或跳，进入**斜板式**；

⑪呼气，屈肘，进入**四柱式**；

⑫吸气，进入**眼镜蛇式**；

⑬呼气，进入**下犬式**，在这里保持 5 次深呼吸；

⑭吸气，用走或跳的方式进入**一半的站立前屈式**；

⑮呼气，进入**站立前屈式**；

⑯吸气，双手从身体两侧慢慢举起，带动身体站直，双手举过头顶，掌心合十，进入**展臂山式**；

⑰呼气，双手从身体两侧落下，回到**山式站立**，在这里休息一下，开始新的一轮流瑜伽，并融入新的体式。

第四章 瑜伽体式详解 | 189

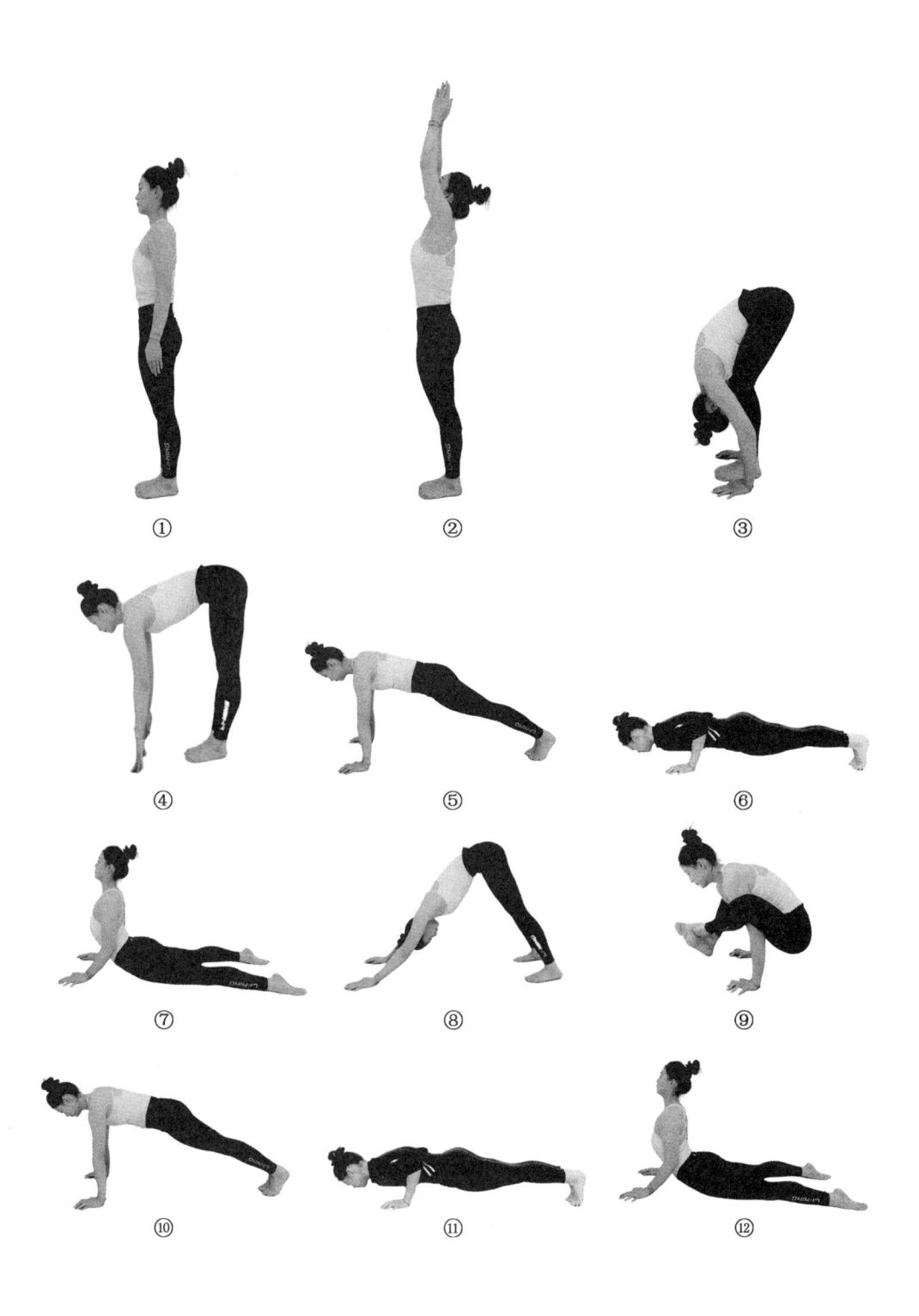

① ② ③
④ ⑤ ⑥
⑦ ⑧ ⑨
⑩ ⑪ ⑫

⑬　　　　　　　　⑭　　　　　　　　⑮

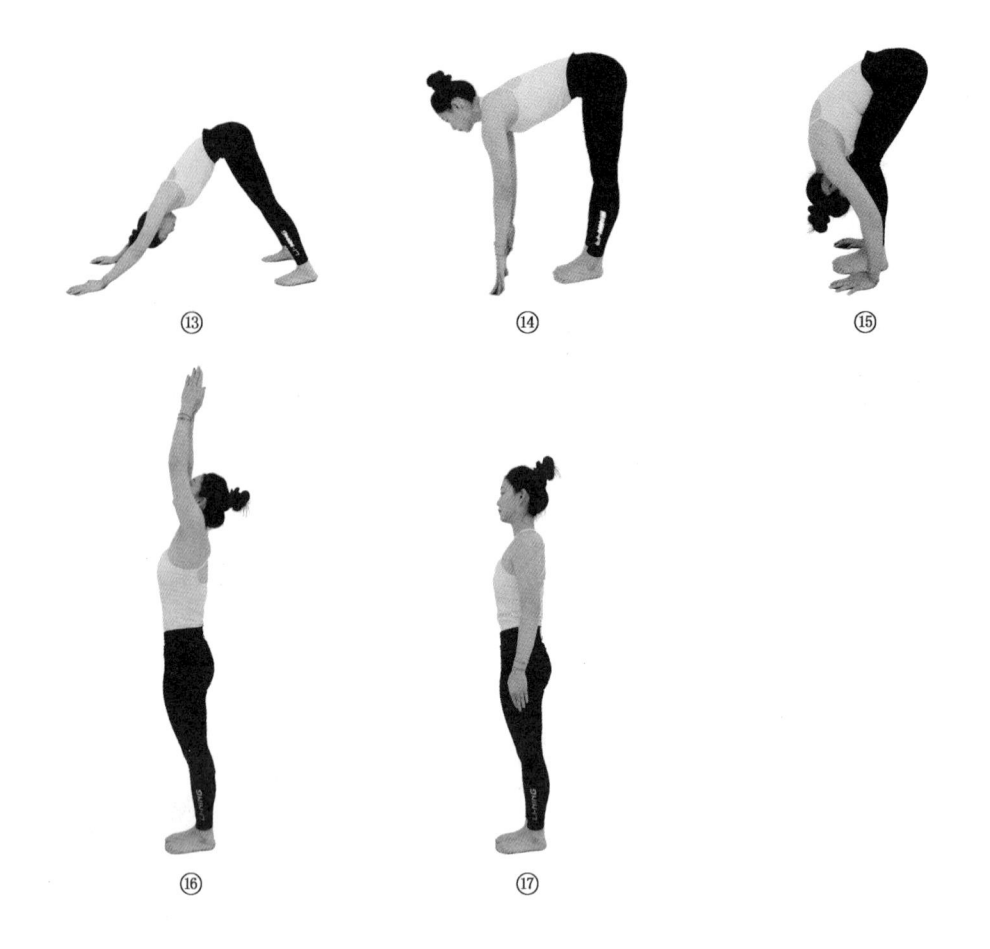

⑯　　　　　　　　⑰

六、犁式与肩倒立体式

与其他倒立体式一样,犁式与肩倒立体式通过刺激主动脉和颈动脉上的压力感受器,影响自主神经系统,暂时降低心率和血压。犁式与肩倒立体式对身心都有镇定作用,帮助练习者在最后的大休息中更深地放松做好准备。犁式与肩倒立体式需要躺在垫子上完成,因此,采取同前弯与开髋体式动作序列一样的流程。

练习方法:

①以下犬式进入,吸气,延展脊柱,呼气,向前走或跳,让双腿穿过双臂之间;

②进入手杖式,双手掌心下压,深吸气,胸腔上提;

③呼气,躺下后双腿向后卷,进入犁式,双臂向中间靠拢,并向后伸展,两手握拳用力压向地面,背部向上伸展,向前打开胸腔,并支撑腰椎,在这里保持3-5次呼吸;

④呼气,身体向前滚动,坐直,进入手杖式,深吸气,上提并扩展胸腔;

⑤呼气,走或跳,双脚向后,进入斜板式;

⑥身体重心下降,进入四柱式;

⑦吸气,进入眼镜蛇式;

⑧呼气,回到下犬式,在这里保持5次深呼吸,然后重复该序列,加入下一体式。

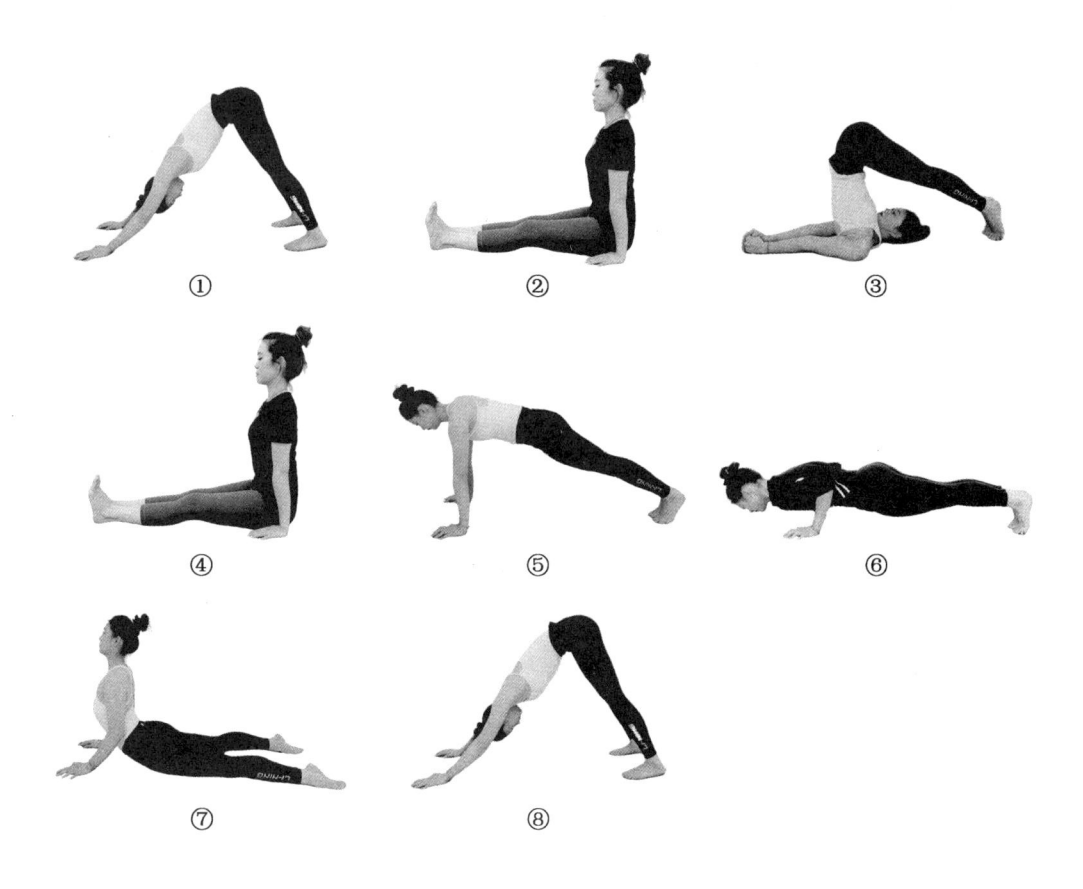

七、小结

在流瑜伽的练习中有以下注意事项：

1. 练习之前要确定练习的主题，例如开肩、开髋、后弯或者倒立。

2. 练习的原则是从简单到复杂、循序渐进，一般来说，从站姿体式开始，然后是坐姿体式、前弯体式、扭转体式。这四类体式练习都完成了，就可以尝试倒立及后弯体式。

3. 使用正确的呼吸方式——启动膈肌。

4. 练习要对称，例如左右两侧的平衡，做了关节外旋动作就需要再做内旋动作。

拜日式a、拜日式b
和站姿体式流瑜伽

第五章

瑜伽的教学与实践

第一节 瑜伽教师必备的素质

瑜伽教师不仅是瑜伽知识的传授者,更是瑜伽精神的传播者。在大学瑜伽教学中,瑜伽教师扮演着至关重要的角色。因此,一名优秀的瑜伽教师应当具备以下素质:

一、扎实的瑜伽专业基础

瑜伽教师需具备深厚的瑜伽理论知识和丰富的实践经验,包括对瑜伽哲学、体式、呼吸法、冥想等内容的深入理解和熟练掌握。只有具备扎实的专业基础,才能在教学中准确引导学生,确保学生安全、有效地进行瑜伽练习。

二、良好的教学能力和沟通技巧

瑜伽教师应具备清晰、准确的表达能力,能够用简洁明了的语言讲解瑜伽知识和技巧。同时,他们还需具备良好的沟通技巧,善于倾听学生的需求和困惑,及时给予反馈和指导。通过有效沟通,瑜伽教师可以更好地了解学生的学习情况,调整教学策略,提高教学效果。

三、优美的示范能力和敏锐的观察力

瑜伽教师需具备优美的示范能力和敏锐的观察力。他们应能够准确、流畅地展示瑜伽体式,让学生直观地感受到瑜伽的魅力。同时,他们还需在教学过程中密切关注学生的动作和表情,及时发现并纠正学生的错误姿势,确保学生在安全的环境下进行练习。

四、高度的耐心和责任心

瑜伽教师需具备高度的耐心和责任心。面对不同基础、不同需求的学生,瑜伽教师应保持耐心,细心指导,鼓励学生克服困难、坚持练习。同时,他们还需对学生的学习进度和身心健康负责,确保学生在瑜伽练习中取得实质性的进步。

五、持续学习的能力

瑜伽是一门不断发展的学科,新的瑜伽理念和教学技术不断涌现。因此,瑜伽教师应具备持续学习的能力,不断更新自己的知识和技能。通过参加培训、阅读相关书籍和文献、与同行交流等方式,瑜伽教师可以保持对瑜伽领域的敏锐洞察,为学生提供更优质的教学服务。

六、良好的心理素质和人格魅力

瑜伽教师还需具备良好的心理素质和人格魅力。他们应保持乐观、积极的心态,以身作则,传递正能量。同时,他们还需具备高尚的道德品质和良好的职业操守,为学生树立榜样,引导学生形成正确的价值观和人生观。

第二节 瑜伽课程设计

瑜伽课程设计是瑜伽教学中的重要环节,它直接关系到学生的学习效果和体验。一个合理、科学的瑜伽课程设计,应当考虑学生需求、教学目标、教学内容、教学方法和评估方式等多个方面。以下是一个瑜伽课程设计的框架:

一、课程目标设定

1. 总体目标:明确瑜伽课程的总体目标,如提高学生的身体素质、培养学生的心理素质、了解瑜伽哲学文化等。

2. 具体目标:根据总体目标,设定具体的课程目标,如掌握一定数量的瑜伽体式、学会正确的呼吸方法、增强肌肉力量或是关节灵活性等。

二、学生需求分析

1. 基础水平:了解学生的瑜伽基础水平,包括是否接触过瑜伽、练习频率、身体状况等。

2. 兴趣与需求:调查学生对瑜伽的兴趣点和需求,如增强身体素质、改善体态、缓解压力、提高睡眠质量等。

3. 学习风格:了解学生的学习风格,如视觉型、听觉型、动手型等,以便在教学中采用合适的教学方法。

三、教学内容选择

1. 瑜伽体式:根据课程目标和学生需求,选择合适的瑜伽体式序列进行教学,通过体式的学习,达到教学目的,满足学生的需求。

2. 呼吸与冥想:教授学生正确的呼吸方法和冥想技巧,帮助他们放松身心,提高专注力。

3.瑜伽哲学与文化：介绍瑜伽的哲学思想和文化背景，加深学生对瑜伽的理解和认识。

四、教学方法与策略

1.讲解与示范：采用讲解与示范相结合的方法，使学生了解瑜伽体式的基本要领和注意事项。

2.分组练习：将学生分成小组进行练习，鼓励他们相互观察、纠正和鼓励。

3.个别指导：针对学生的个体差异和需求，进行个别指导，帮助他们解决练习中的困难。

4.互动与反馈：鼓励学生提问和分享练习感受，及时给予反馈和指导。

五、课程评估与反馈

1.课堂表现：观察学生在课堂上的表现，如参与度、练习质量等。

2.作业与测试：布置适量的作业和测试，检查学生对瑜伽知识的掌握情况。

3.学生反馈：收集学生的反馈意见，了解他们对课程的满意度和改进建议。

4.持续改进：根据评估结果和学生反馈，不断调整和优化课程设计，提高教学效果。

六、课程时间安排

合理安排课程时间，确保每个教学环节都有足够的时间进行。同时，留出适当的休息时间，让学生放松身心，避免过度疲劳。

第三节　瑜伽教学的实践与建议

瑜伽教学不仅是理论知识的传授，更重要的是通过实践来巩固和提升学生的学习效果。以下是一些瑜伽教学的实践策略和建议,旨在帮助瑜伽教师更好地指导学生进行瑜伽练习。

一、实践策略

1. 创设良好的练习环境:瑜伽练习需要一个安静、舒适、充满正能量的环境。教师应努力营造一个温馨、和谐的课堂氛围,让学生在轻松愉快的环境中进行练习。上课之前,检查教室的环境、温度是否适宜。

2. 注重个体差异:每个学生的身体条件、柔韧性、力量等方面都存在差异。因此,教师在教学过程中应充分考虑学生的个体差异,利用教学辅具,如瑜伽砖、瑜伽带,帮助学生体会正确的发力。

3. 教学方法:正确地示范体式非常重要,同时细心观察并进行指导和纠正。观察学生普遍存在的缺点,反复进行示范并讲解。

4. 鼓励自主学习:鼓励学生自主探索瑜伽的世界,培养他们的自主学习能力和创新精神。教师可以提供一些瑜伽学习资源,如书籍、视频等,供学生课后自主学习。

5. 强化实践环节:瑜伽是一门实践性很强的学科。教师应注重实践环节的教学,增加学生的练习时间和机会,让他们在实践中不断巩固和提升瑜伽技能。

二、教学建议

1. 保持耐心和同理心:瑜伽练习需要时间和耐心。教师在教学过程中应保持耐心,关注学生的感受和需求,给予他们足够的支持和鼓励。同时,教师应具备同理心,理解学生在练习过程中可能遇到的困难和挑战。

2. 注重细节和纠正:瑜伽体式的正确性对于练习效果至关重要。教师在教学过程中应注重细节,及时纠正学生的错误姿势和动作,在帮助学生、触碰并纠正身体时,要先取得学生的同意,或者使用工具进行触碰和纠正。同时,也要鼓励学生相互观察和纠正,培养他们的自我反思和评估能力。

3.关注身心健康:瑜伽练习不仅关注身体的柔韧性、力量等方面,还注重身心健康。教师在教学过程中应关注学生的身心健康状况,及时给予指导和建议。对于有特殊健康状况的学生,教师应给予更多的关注和照顾。

4.鼓励学生之间相互交流:在练习的过程中,相互帮助完成体式对于学生理解并记住动作要点具有促进作用。在教学中,可以将学生分组,相互找出动作中的错误并进行纠正,也可以让练习得不错的学生做模特。

5.持续学习与发展:瑜伽教师自身也应保持持续学习和发展的态度。通过参加培训、阅读相关书籍和文献、与同行交流等方式,不断提升自己的专业素养和教学能力。

6.在教授新体式之前,让学生的身体和大脑都做好准备,主要是头、颈、脊柱、手臂、腿等的状态。

7.在教学过程中,口令要清晰、有力,讲解要浅显易懂,让学生清楚需要动用的身体部位、肌肉和关节,适当的时候要对术语进行解释(如腹股沟、股骨)。

8.观察并确保学生整节课都保持正常呼吸,确保学生没有屏息。除非鼻塞,不要让学生用嘴呼吸。

9.强调体式的进入和退出技巧,起点正确,才能正确进入最终体式。根据学生的能力安排教学,初学者的体式保持时间不应该超过 10－20 秒,不要让学生在任何体式中感到疲惫。

第四节　女性经期和产后的练习

一、经期可以练习的体式

- 山式
- 展臂山式

- 树式
- 幻椅式
- 手杖式
- 束角式
- 坐角式
- 坐姿前弯式
- 单腿头碰膝式
- 圣哲玛里琪第一式
- 仰卧手抓脚趾伸展式 B
- 仰卧束角式
- 反台式
- 桥式
- 大休息式

二、产后可以练习的体式

产后的前两个月，需要按照以下方法谨慎练习。两个月之后，就可以进行常规练习了。

1. 产后第一个月：大休息式和呼吸控制法练习。

2. 产后第二个月：

第一周：

- 山式
- 展臂山式
- 树式
- 三角伸展式
- 战士二式

- 侧角伸展式
- 犁式
- 桥式
- 倒箭式
- 大休息式

第二周：

- 山式
- 展臂山式
- 树式
- 三角伸展式
- 战士二式
- 侧角伸展式
- 站立前弯式
- 下犬式
- 双角式
- 靠墙支撑的肩倒立式
- 犁式
- 桥式
- 倒箭式
- 大休息式

第三周：

- 山式
- 展臂山式
- 树式
- 三角伸展式

- 侧角伸展式
- 站立前弯式
- 下犬式
- 双角式
- 单腿头碰膝式
- 半英雄前屈伸展坐式
- 坐姿前弯式
- 桥式
- 犁式
- 倒箭式
- 大休息式

第四周：

- 山式
- 展臂山式
- 树式
- 三角伸展式
- 侧角伸展式
- 站立前弯式
- 下犬式
- 双角式
- 单腿头碰膝式
- 半英雄前屈伸展坐式
- 坐姿前弯式
- 船式
- 仰卧上举腿式

- 桥式
- 犁式
- 倒箭式
- 大休息式

参考文献

[1][印]B.K.S.艾扬格著.瑜伽之光[M].王晋燕译.北京:当代中国出版社,2017.

[2][法]卡莱·热尔曼著.瑜伽运动解剖书[M].韩梓沂译.北京:北京科学技术出版社,2020.

[3][印]B.K.S.艾扬格,吉塔·S.艾扬格著.瑜伽教师基础指南[M].田燕,王春明,付静,欧梅,游泽霞译.浙江:浙江大学出版社,2017.

[4][美]瑞隆著.精准瑜伽解剖书[M].牟延晨译.北京:中国华侨出版社,2017.

[5][美]大卫·凯尔著.功能性瑜伽解剖学[M].李诗源译.北京:北京科学技术出版社,2021.